Psychotherapie

Chancen erkennen und mitgestalten

Autor

Priv.-Doz. Dr. Ralf Dohrenbusch, Diplom-Psychologe, Psychologischer Psychotherapeut und Supervisor für Psychologische Psychotherapie und Psychologische Schmerztherapie, Leiter der Psychotherapeutischen Hochschulambulanz des Instituts für Psychologie der Universität Bonn. Nach dem Studium der Psychologie 1984 und universitärer Tätigkeit zunächst klinischer Psychologe an der Rheumaklinik Aachen, seit 1998 in verschiedenen Funktionen an der Universität Bonn. Ralf Dohrenbusch ist seit über 20 Jahren als psychologischer Sachverständiger und Fachvertreter zu Fragen der klinischen und rechtlichen Begutachtung psychischer Störungen und psychosozialer Krankheitsfolgen tätig.

Immer aktuell
Wir informieren Sie über wichtige Aktualisierungen zu diesem Ratgeber. Wenn sich zum Beispiel die Rechtslage ändert, neue Gesetze oder Verordnungen in Kraft treten, erfahren Sie das unter
www.vz-ratgeber.de/aktualisierungsservice

4. Auflage, April 2017

© Verbraucherzentrale NRW, Düsseldorf

ISBN 978-3-86336-079-5

Printed in Germany, gedruckt auf 100 % Recyclingpapier

Einführung

Nach wissenschaftlichen Schätzungen benötigen mindestens fünf Prozent der Bevölkerung psychotherapeutische Behandlung. In Großstädten wird der Bedarf sogar mit etwa acht Prozent veranschlagt, etwa jede zwölfte Person ist hier betroffen. Vielleicht haben auch Sie schon einmal überlegt, ob Psychotherapie für Sie infrage kommen könnte, unter welchen Bedingungen Ihnen eine Therapie helfen könnte oder was Sie tun müssen, um mit einer solchen Behandlung zu beginnen. Die im April 2017 geänderte Psychotherapie-Richtlinie definiert neue Leistungsangebote und soll die Erreichbarkeit von Psychotherapeuten für Patienten erleichtern. Mehr dazu ab Seite 43.

Wenn Sie sich für Psychotherapie interessieren, aber noch keine direkten Erfahrungen damit gemacht haben, dann kann Ihnen dieser Ratgeber helfen, einen Einstieg zu finden. Er vermittelt ein Bild von den Möglichkeiten und Grenzen psychotherapeutischer Methoden und soll Sie dabei unterstützen, sich auf dem Psychomarkt zu orientieren.

Dabei möchten wir Sie mit der Vorstellung vertraut machen, Psychotherapie als eine Art von Dienstleistung anzusehen. Von dieser Dienstleistung werden Sie umso mehr profitieren, je besser Sie die Prozesse und die verschiedenen Möglichkeiten kennen und selbst abschätzen können, welche Chancen und welche Risiken sie enthalten.

Wir haben bewusst darauf verzichtet, Ihnen viele verschiedene Therapieverfahren eingehend zu erläutern. Sollten Sie sich für ausführlichere Darstellungen interessieren, finden Sie Literaturhinweise ab Seite 172 f.

Mitunter können herausgehobene Unterschiede der verschiedenen therapeutischen Vorgehensweisen die Sicht auf die Gemeinsamkeiten verstellen. Wir möchten Ihren Blick schärfen für allgemeine, „therapieschulenübergreifende" Merkmale von Psychotherapie (⸱⸱⸱⸳ Therapieschulen, Seite 73): für die Art und Weise, wie Patienten und Therapeuten miteinander umgehen, wie Veränderungen optimal vorbereitet und erreicht werden können, wie sich therapeutische Wirkungen verbessern lassen und dafür, welchen Beitrag Sie in einer Therapie selbst leisten können und sollten.

Grundlage der Hinweise und Empfehlungen in diesem Ratgeber sind wissenschaftliche Erkenntnisse, vor allem aus der Psychotherapieforschung. Diese sollten Ihnen helfen, Chancen, Wirkmechanismen und Risiken von Psychotherapie zu kennen, um sich nicht auf unnötige oder wenig wirksame Prozeduren einzulassen.

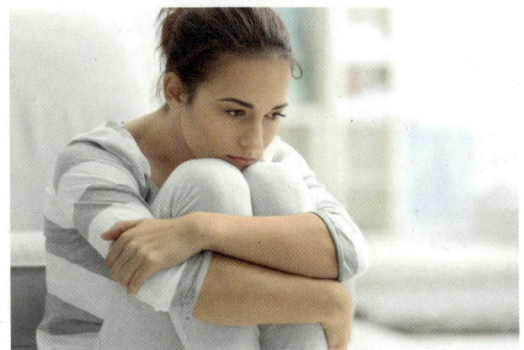 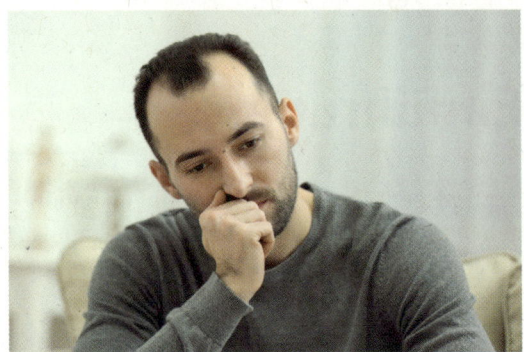

Inhalt

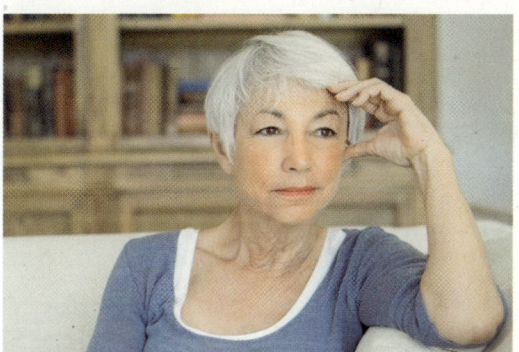
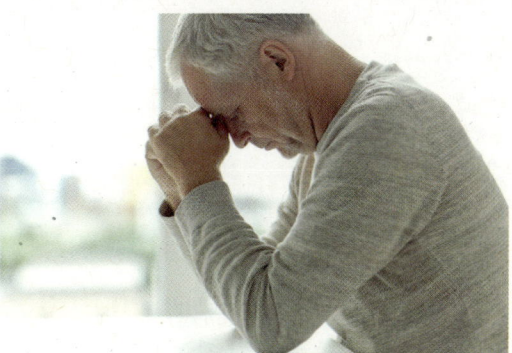

Die wichtigsten Fragen und Antworten

Auf den folgenden Seiten finden Sie eine Auswahl grundsätzlicher Fragen, die sich stellen können, wenn eine Psychotherapie hilfreich erscheint. Die Antworten sind als erste Orientierungshilfe gedacht. Wenn Sie sich weiter mit einem bestimmten Aspekt befassen möchten, helfen die Seitenverweise, gezielt die eingehenderen Passagen im Buch zu finden.

Wann kommt eine Psychotherapie infrage?

Eine Psychotherapie kann bei Personen infrage kommen, die dauerhaft an psychischen Symptomen oder sozialen Problemen leiden und diese Probleme nicht aus eigener Kraft überwinden können. Die Probleme müssen zu spürbaren Beeinträchtigungen im Alltag führen. Außerdem müssen sie „krankheitswertig" sein, das heißt, aufgrund der beklagten Beschwerden und Symptome muss nach den aktuellen medizinischen Klassifikationskriterien eine Diagnose gestellt werden können.
···┊ Seite 34

Gibt es bei psychischen Problemen Alternativen zur Psychotherapie?

Ja. Bei leichteren psychischen Problemen oder zum besseren Verständnis der psychischen Probleme können Literatur zur Selbsthilfe und Ratgeber für Betroffene Hilfestellungen geben ···┊ Seite 30 und 172 ff.. Wenn Sie vor allem soziale Schwierigkeiten, allgemeine Lebensprobleme oder Erziehungsprobleme haben, kann „Beratung" die geeignete Alternative für Sie sein ···┊ Seite 32. Schließlich ist bei psychischen Störungen zumindest in Deutschland die häufigste Alternative zur Psychotherapie die Behandlung mit Psychopharmaka. Sie wird ausschließlich durch Ärzte durchgeführt.
···┊ Seite 22 und 33

Wer kann mir sagen, welche Psychotherapie für mich geeignet ist?

Konkrete Auskunft über individuellen Behandlungsbedarf können Beratungsstellen, Fachärzte für Psychiatrie, Psychotherapie und Psychosomatische Medizin sowie Psychologische Psychotherapeuten geben. Es ist sinnvoll, sich dazu Informationen von verschiedenen Quellen zu holen, um sich selbst ein Bild von den Vorgehensweisen und Wirkungen zu machen.
···> **Seite 21**

Wie sind Psychotherapeuten qualifiziert?

Es gibt verschiedene Berufsgruppen, die Psychotherapie im Sinn von „Heilkunde" anbieten. Dies sind Ärzte, Psychologische Psychotherapeuten, Psychotherapeuten für Kinder und Jugendliche sowie Heilpraktiker. Diese Berufsgruppen verfügen über unterschiedliche Voraussetzungen und unterscheiden sich auch in den psychotherapeutischen Methoden, die sie bevorzugen.
···> **Seite 81 f.**

Was ist „Beratung"?

Beratung wird von Psychotherapie unterschieden. Beratung können Sie in einer Beratungsstelle bei Beziehungsproblemen, Familien- und Erziehungskonflikten oder Leistungsschwierigkeiten/ Schulproblemen von Kindern in Anspruch nehmen. ···> **Seite 38 ff.** Im Zusammenhang mit Leistungsproblemen und Schwierigkeiten am Arbeitsplatz sprechen Beraterinnen und Berater auch gern von „Coaching". Der Begriff „Beratung" (bzw. Coaching) ist nicht gesetzlich geschützt und setzt keine spezielle Ausbildung voraus.

Wie finde ich heraus, ob ein Therapeut für mich geeignet ist?

Psychotherapie im Rahmen der gesetzlichen Krankenversicherung sieht zu Beginn jeder Behandlung offene Sprechstunden sowie meist fünf probatorische Sitzungen (Probesitzungen) vor. Insbesondere in den probatorischen Sitzungen sollte Ihnen das geplante Vorgehen in der Therapie weitgehend klar werden. Zugleich sollen Sie prüfen, ob Ihnen der Therapeut kompetent und das Behandlungskonzept plausibel erscheinen ···> **Seite 92**. Die Frage nach der Eignung des Therapeuten und der „richtigen" therapeutischen Strategie kann sich in jeder Phase der Therapie neu und unter anderen Gesichtspunkten stellen. ···> **Seite 143**

Brauche ich eine ärztliche Überweisung, bevor ich einen Psychotherapeuten aufsuche?

Nein. Einen kassenzugelassenen Psychotherapeuten können Sie direkt mit Ihrer Versicherungskarte aufsuchen. Allerdings müssen Sie im zeitlichen Rahmen der Beantragung psychotherapeutischer Leistungen einen Arzt aufsuchen.
···⋗ **Seite 45**

Wie wirkt eine psychotherapeutische Behandlung?

Wirkungen entstehen innerhalb einer therapeutischen Beziehung ···⋗ **Seite 14** und beinhalten meist die Anwendung bestimmter therapeutischer Techniken ···⋗ **Seite 15.** Therapeutische Wirkungen werden meist dadurch angestrebt, dass bestimmte Wirkfaktoren in der Therapie umgesetzt werden.
···⋗ **Seite 16 f.**

Kann ich den Therapeuten wechseln, wenn ich nicht zufrieden bin?

Die meisten Krankenkassen schränken einen Therapeutenwechsel innerhalb von zwei Jahren ein. Es ist aber möglich, auch innerhalb der zwei Jahre zwischen verschiedenen Behandlungsrichtungen (zum Beispiel psychoanalytische Therapie – Verhaltenstherapie) ···⋗ **Seite 55 ff.** zu wechseln. Wenn die Vertrauensbasis zwischen Ihnen und Ihrem Therapeuten fehlt oder zerbrochen ist ···⋗ **Seite 145 ff.** und weiterhin dringender Behandlungsbedarf besteht, dann darf Ihnen die Krankenkasse den Fortgang der Therapie bei einem anderen Therapeuten nicht verweigern. Haken Sie dann bei Ihrer Krankenkasse nach!

Wie wirksam sind psychotherapeutische Behandlungen?

An der Wirksamkeit von Psychotherapie besteht heute kein Zweifel mehr. Die Wirkung selbst hängt von verschiedenen Einflüssen ab, etwa von der Art und Schwere der Störung, der Behandlungsmethode und der aktiven Mitarbeit der Patienten. Trotz guter Erfolge wird aber meist nicht von „Heilung" gesprochen. Als erfolgreich gilt eine Therapie schon dann, wenn die Auswirkungen der psychischen Probleme auf den Alltag verringert und die Lebensqualität verbessert werden können. Dies gelingt – je nach Störungsbild – bei bis zu 80 Prozent der Behandelten.
···⋗ **Seite 20**

Was kann ich tun, wenn mir ambulante Gespräche nicht ausreichen?

Psychotherapeutische Angebote gibt es in unterschiedlicher Qualität und Intensität. Wenn die Beschwerden und Beeinträchtigungen extrem werden, kann ein stationärer Aufenthalt in einer Klinik notwendig werden ···> Seite 24. Je nach Störungsbild kann eine psychiatrische, eine psychosomatische oder eine Klinik für Sucht- und Abhängigkeitserkrankungen geeignet sein.

Wie lange dauert eine Therapie?

Die Dauer hängt ab vom Störungsbild und vom Behandlungsverlauf, aber auch von der gewählten Behandlungsmethode. Eine durchschnittliche Therapie dauert zwischen 45 und 70 Sitzungen und erstreckt sich auf einen Zeitraum von neun Monaten bis zu eineinhalb Jahren.

Was sollte ich über psychotherapeutisches Vorgehen wissen?

Sie sollten nicht unvorbereitet in eine Therapie gehen, sondern eine Vorstellung davon haben, was auf Sie zukommt und worauf Sie sich einlassen. Informieren Sie sich vorab über die Ausrichtung der verschiedenen Therapieschulen, über deren unterschiedliche Zielsetzungen, Vorgehensweisen und Methoden ···> Seite 73. Bevor Sie eine Psychotherapie beginnen, sollte Ihr Therapeut Ihnen das konkrete Vorgehen anschaulich erklären können (probatorische Phase. ···> Seite 92

Wie unterscheiden sich medizinische Behandlung und Psychotherapie?

Der wohl wichtigste Unterschied besteht darin, dass Psychotherapie in aller Regel eine höhere Bereitschaft erfordert, aktiv mitzuarbeiten und sich für Veränderungen zu öffnen. Es geht hier nicht nur darum, ärztliche Empfehlungen (zum Beispiel zur Einnahme von Medikamenten) zu befolgen, sondern darum, gemeinsam mit der Therapeutin oder dem Therapeuten neue Wege zu entwickeln.
···> Seite 21 ff.

Wie verläuft eine Therapie?

Der Verlauf einer Therapie kann von vielen Einflüssen abhängen, etwa von der fachlichen Ausrichtung des Therapeuten, von den verwendeten Techniken und von der Beziehung zwischen Ihnen und dem Therapeuten. Eine Therapie kann in verschiedene Phasen eingeteilt werden: die Kontaktaufnahme, die Probesitzungen, die eigentliche Therapiephase und die Abschlussphase. Die Phasen sind durch unterschiedliche Aufgaben und Anforderungen gekennzeichnet. ···⫶ Seite 89 ff.

Wer trägt die Kosten?

Die Kosten für psychotherapeutische Leistungen werden nach vorheriger Prüfung von den Krankenkassen übernommen. Wenn Sie gesetzlich krankenversichert sind, muss der Therapeut als Kassenpsychotherapeut zugelassen sein ···⫶ Seite 45. Die meisten privaten Krankenkassen übernehmen die Kosten unabhängig davon, ob die Therapeutin oder der Therapeut durch die gesetzlichen Krankenkassen anerkannt (approbiert) ist. Sie fordern aber die Ausbildung in einem wissenschaftlich anerkannten Psychotherapieverfahren („Richtlinienverfahren", ···⫶ Seite 55).

Welche Entscheidungen darf ich im Verlauf einer Therapie treffen?

Sie können und sollten alle relevanten Entscheidungen in Ihrer Therapie selbst oder gemeinsam mit dem Therapeuten treffen. Sie entscheiden, ob, wann und wie Sie mitarbeiten, ob Sie sich einlassen auf die Ziele und Methoden der Therapie und auf den Stil Ihres Therapeuten. Sie dürfen natürlich auch die Therapie auf eigenen Wunsch vorzeitig beenden. ···⫶ Seite 100

Was sind „wissenschaftlich anerkannte" Psychotherapieverfahren?

Als wissenschaftlich anerkannt gelten zurzeit die Verhaltenstherapie, die tiefenpsychologisch fundierte Therapie und die psychoanalytische Therapie. ···⫶ Seite 45

Es besteht aber kein Zweifel, dass psychische Störungen auch mit anderen Therapien wirksam behandelt werden können. Wissenschaftliche Anerkennung einer Therapiemethode ist insofern zurzeit eher ein Verwaltungsbegriff, der anzeigt, welche Therapien im Rahmen des Versorgungsangebots derzeit bezahlt werden.

Wie erkenne ich ungeeignete Therapieangebote?

Es gibt keine Wunder in der Psychotherapie, entsprechend zurückhaltend sollten Sie gegenüber „Therapie"-Angeboten sein, die auf wundersame, geheimnisvolle oder esoterische Wirkungen setzen. Skeptisch sollten Sie werden, wenn Therapeuten Ihnen unrealistische Heilungsversprechen machen, wenn sie keine offizielle psychotherapeutische Qualifikation nachweisen können, wenn sie ihre Behandlungsmethode nicht plausibel beschreiben und begründen können oder wenn es Ihnen im Behandlungsverlauf dauerhaft schlechter geht.
···꘡ Seite 145

Kann ich zu alt sein für Psychotherapie?

Nein. Von Psychotherapie kann, sofern behandlungsbedürftige psychische Störungen vorliegen, jeder Mensch profitieren – unabhängig vom Alter. Allerdings überwiegen bei Älteren häufig die medikamentösen, scheinbar einfacheren und vermeintlich billigeren Lösungen, das heißt, es werden sehr häufig Psychopharmaka zur Lösung von Spannungen oder zur Verringerung von Symptomen eingenommen. ···꘡ Seite 135

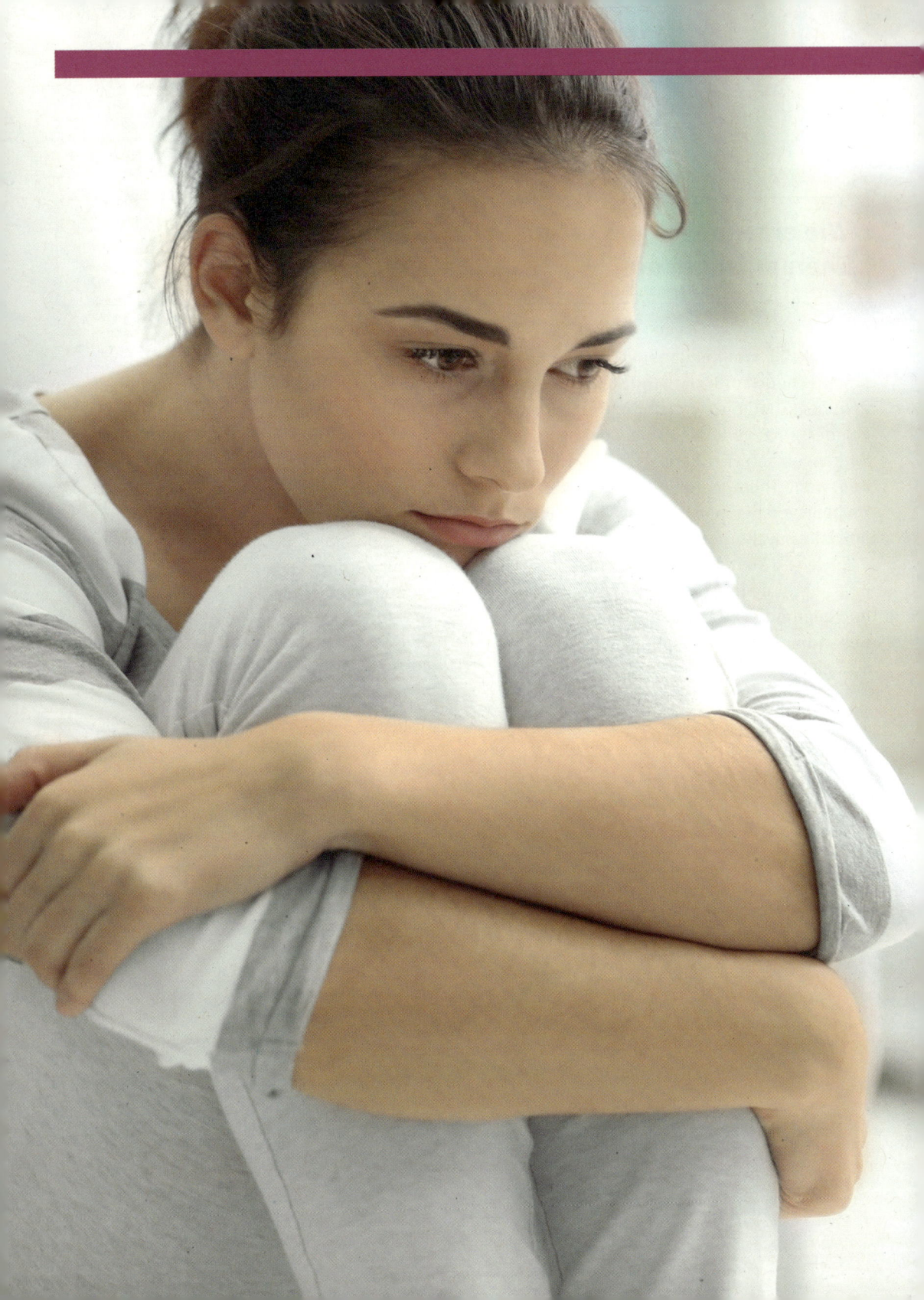

Stichwort „Psychotherapie"

Unser Leben ist voller Gespräche über emotionale oder soziale Konflikte und Probleme, die uns helfen, im Alltag klarzukommen. Psychotherapie im engeren Sinne ist das aber nicht.

Psychotherapie – was ist das eigentlich?

Psychotherapie ist ein Sammelbegriff für eine Reihe von Gesprächs- und Verhaltensmethoden, die zur Behandlung andauernder körperlicher, psychischer oder zwischenmenschlicher Probleme eingesetzt werden. Nach den Vorgaben des Psychotherapeutengesetzes aus dem Jahr 1998 ist Psychotherapie „jede mittels wissenschaftlich anerkannter psychotherapeutischer Verfahren vorgenommene Tätigkeit zur Feststellung, Heilung oder Linderung von Störungen mit Krankheitswert, bei denen Psychotherapie indiziert (angezeigt) ist." Im Einzelnen bedeutet das:

■ Es handelt sich um einen bewussten und geplanten Prozess, also nicht nur um zufällige Gespräche zwischen Bekannten oder Freunden.
■ Wer Psychotherapie in Anspruch nimmt, der muss an einer behandlungsbedürftigen psychischen Störung leiden.

■ Ziel der Therapie ist es, entweder die psychische Störung zu heilen (also die Symptome wieder verschwinden zu lassen), oder wenigstens das Leiden daran zu verringern. Es kann also auch schon ein Behandlungserfolg sein, wenn Sie durch die Therapie lernen, besser mit den Beschwerden umzugehen, auch wenn diese weiterbestehen.
■ Psychotherapie schließt auch Maßnahmen ein, die dazu beitragen, die psychischen Probleme zu erkennen und zu benennen (zum Beispiel durch den Einsatz von Fragebögen oder psychologischen Testverfahren).
■ Grundlage der Psychotherapie sind anerkannte wissenschaftliche Theorien, die geeignet sind, psychische Störungen zu erklären und das therapeutische Vorgehen zu begründen. Persönliche Ideen oder Vermutungen der behandelnden Therapeutinnen und Therapeuten oder unwissenschaftliche (zum Beispiel esoterische) Theorien liefern

keine ausreichende Grundlage für eine Psychotherapie.

■ Die Wirkungen der therapeutischen Methoden müssen wissenschaftlich nachgewiesen sein. Das bedeutet, es muss eine ausreichende Zahl an Vergleichsstudien durchge-

führt worden sein, in denen die Wirksamkeit der Methoden belegt wurde.

■ Psychotherapie darf nur von Personen ausgeübt werden, die dafür qualifiziert sind und eine entsprechende Ausbildung absolviert haben (⸻⟩ Seite 81 ff.).

Wie wirkt Psychotherapie?

Wenn Sie darüber nachdenken, ob Sie Psychotherapie in Anspruch nehmen wollen, dann sollten Sie auch eine Vorstellung von den Wirkmechanismen haben. Sie werden mit größerer Wahrscheinlichkeit von einer Therapie profitieren, wenn Sie wissen, wie therapeutische Wirkungen entstehen und auf welche der Mechanismen Sie selbst achten können und sollten.

Zwar gibt es über die Art und Weise, wie Psychotherapie wirkt, recht unterschiedliche Vorstellungen (Therapieschulen, ⸻⟩ Seite 73). Die meisten Expertinnen und Experten sind sich aber einig, dass psychotherapeutische Wirkungen immer auf zweifacher Grundlage erzielt werden:

■ zum einen auf der Grundlage einer therapeutischen Beziehung, die zwischen Patient und Therapeut im Therapieverlauf entsteht.

■ zum anderen auf der Grundlage bestimmter Techniken oder Übungen, die Sie als Patientin oder Patient während der Therapie neu lernen und dann gegebenenfalls auch außerhalb der Therapie anwenden können.

Was ist eine „therapeutische Beziehung"?

Psychotherapeuten gehen davon aus, dass die besondere Beziehung, die Sie zu einer Therapeutin oder einem Therapeuten entwickeln, notwendig ist, um dauerhafte Veränderungen zu bewirken. Wer sich nur durch ein Buch über die eigenen psychischen Probleme informiert und die gelesenen Empfehlungen im Alltag umsetzt, der macht im engeren Sinn keine Psychotherapie, sondern betreibt Selbsthilfe.

Die folgenden Merkmale gelten als charakteristisch für therapeutische Beziehungen:

■ Patient und Therapeut nehmen sich gegenseitig ernst, sie hören einander genau zu und nehmen das, was der andere sagt, auch wichtig. Das hört sich einfach an, ist aber nicht selbstverständlich, weil viele Alltagsgespräche genau das nicht leisten. Ernst und wichtig nehmen bedeutet, nicht zur zuzuhören, sondern das Gehörte oder Wahrgenommene auch tatsächlich aufzunehmen, zu versuchen, den anderen zu verstehen, das Gesagte neu zu interpretieren, gedanklich weiterzuführen und daraus schließlich Entscheidungen oder Konsequenzen abzuleiten.

■ Weiterhin sind das Vertrauen des Patienten in den Therapeuten und das Wohlwollen des Therapeuten gegenüber dem Patienten wesentliche Merkmale der Beziehung. Sie dürfen grundsätzlich davon ausgehen, dass Ihr Therapeut „auf Ihrer Seite steht" und sich um eine Verbesserung Ihrer Beschwerden bemühen wird. Er wird sich in Ihre Probleme eindenken oder einfühlen und versuchen, diese aus Ihrer Sicht zu verstehen.

■ Zugleich ist eine therapeutische Beziehung aber nichts Statisches, Unveränderliches. Wie andere Beziehungen auch sind therapeutische Beziehungen in Bewegung. So kann es zu Brüchen oder Veränderungen in der Beziehung kommen. Dies sind aber nicht automatisch Rückschläge in der Therapie, sondern sie gehören ganz selbstverständlich zu jeder therapeutischen Beziehung dazu. Veränderungen und auch vorübergehende Konflikte machen deutlich, dass therapeutische Beziehungen ebenso wie andere zwischenmenschliche Beziehungen auch aus Widersprüchen bestehen. Diese Widersprüche können sich in entsprechenden Botschaften, also zum Beispiel in Wertschätzung und Kritik, Zustimmung und Ablehnung oder gezeigtem Änderungswillen und Angst vor Veränderung zeigen. Widersprüche bis zu einem gewissen Grad auszuhalten, ist Teil jeder therapeutischen Beziehung. Manche Therapeutinnen und Therapeuten sehen in diesen Prozessen eine Möglichkeit des „Nachreifens", das heißt einer erwachse-

nen, selbstbestimmten, gereiften Form des Umgangs mit Konflikten.

In einer therapeutischen Beziehung lassen Sie es zu, den Therapeuten an Ihren ganz persönlichen Entscheidungsprozessen zu beteiligen und ihm dabei einen besonderen Stellenwert zuzubilligen. Das werden Sie aber nur tun, wenn Sie sich in der Beziehung sicher fühlen und der Therapeut Ihnen das Gefühl gibt, dass er Sie stärkt und zu neuen Erfahrungen ermutigt, die Sie bisher vermieden haben.

Was sind therapeutische Techniken?

Therapeutische Techniken oder auch Behandlungstechniken sind konkrete erlernbare Methoden, deren Anwendung wahrscheinlich zum gewünschten Behandlungsergebnis führt.

Zum Beispiel können Angst- und Zwangsstörungen meist sehr erfolgreich mit Reizkonfrontationstechniken behandelt werden. Der Therapieerfolg ist dabei umso wahrscheinlicher, je häufiger ein Patient sich mit Angst auslösenden Situationen konfrontiert. Die Wirkung entsteht einfach durch die wiederholte Anwendung der Technik. Durch Übung können Sie neue Denk- oder Verhaltensweisen lernen und so Ihren Handlungsspielraum erweitern.

Therapeutische Techniken gibt es in großer Zahl. Bekannte Techniken sind zum Beispiel bestimmte Denk- und Verhaltensempfehlungen, Maßnahmen zur kontrollierten Selbstbeobachtung des eigenen Verhaltens, das Aufzeigen oder Einführen von positiven oder negativen Konsequenzen für erwünschte oder unerwünschte Verhaltensweisen, Übungen zur Verbesserung zwischenmenschlicher Fähigkeiten, Entspannungs- oder Vorstellungsübungen, körperliche Trainings, die Arbeit mit Vereinbarungen oder Verträgen oder das Erstellen von Plänen. Auch bestimmte Deutungen von Denk- oder Verhaltensweisen, Kommunikationsmuster oder Gesprächsstile (zum Beispiel einfühlsames oder provokatives Gesprächsverhalten) gelten als Techniken.

In der Regel kommen in einer Behandlung mehrere Techniken zum Einsatz. Zum Beispiel kann eine Essstörung mithilfe von Selbstbeobachtung, Protokollieren des Essverhaltens, Konfrontation mit Situationen, die gestörtes Essverhalten auslösen, und mit dem Einüben neuer Verhaltensweisen behandelt werden.

Therapeutische Wirkfaktoren

Die Entwicklung der psychotherapeutischen Praxis hat sich in den letzten Jahrzehnten immer mehr von der Vorstellung gelöst, dass Behandlungsmethoden allein aus den vermuteten Ursachen für eine Störung abgeleitet werden müssten und dass man diese Ursachen kennen müsse, um Veränderungen in Gang zu bringen. Tatsächlich können psychische Störungen auch wirksam behandelt werden, ohne die vermuteten „eigentlichen Ursachen" zu kennen.

Als entscheidend gilt heute der gemeinsame Nenner aller Therapieansätze: die Kommunikation. Damit ist die Art und Weise gemeint, wie Patient und Therapeut miteinander reden, wie sie aufeinander reagieren („interagieren"), wie sie sich gegenseitig beeinflussen und eine gewünschte Veränderung herbeiführen.

Ob sich Patienten und Therapeuten eher mit den Problemen und ihren möglichen Ursachen oder eher mit der Lösung der Probleme und zukünftigen Entwicklungen beschäftigen, scheint für den Therapieerfolg zwar auch wichtig, aber nicht entscheidend zu sein. Das bessere „Verstehen" der Probleme und die aktive Auseinandersetzung mit ihnen und ihren Ursachen (**Problemorientierung**) können ebenso wirksam sein wie die schrittweise Annäherung an erwünschte Zustände (**Lösungsorientierung**). Problem- und Lösungsorientierung können gleichermaßen als „Wirkfaktoren" verstanden werden, die zu therapeutischem Erfolg führen.

Wichtige psychotherapeutische Wirkfaktoren

- Ausrichtung auf konkrete, benennbare Probleme: Problemorientierung
- Schrittweise Annäherung an spürbare oder sichtbare Veränderung: Lösungsorientierung
- Aufbau von Erwartungen und Klärung der Motivation zur Veränderung
- Ausrichtung an Fähigkeiten und Stärken: Ressourcenorientierung

---

Entscheidender als die Frage, worüber gesprochen wird (Probleme oder Lösungen), scheint es zu sein, wie darüber gesprochen wird und welche Rolle die **Motivation** dabei spielt. Motivation scheint tatsächlich ein zentraler Faktor für den Therapieerfolg zu sein. Sie wirkt sich in allen Phasen einer Therapie (⟶ Seite 89 ff.) und in allen Therapierichtungen (⟶ Seite 55 ff.) auf den Behandlungserfolg aus. Die Motivation, also der Wille zur Veränderung, die Bereitschaft, sich Anreize zu setzen, die Lust an der Mitarbeit und das Interesse an einer gesundheitlichen Verbesserung, wirkt in alle

Veränderungsprozesse hinein. Es ist deshalb für Sie entscheidend, wie gut es Ihrer Therapeutin oder Ihrem Therapeuten gelingt, Ihre Motivation zu fördern und Sie zu notwendigen Denk- und Verhaltensänderungen zu ermutigen.

Eine wesentliche Hilfe ist dabei die Konzentration auf sogenannte **Ressourcen**. Dies ist ein weiterer wichtiger Wirkfaktor der Psychotherapie und bedeutet: Die Therapie sollte sich daran ausrichten, was noch gut funktioniert, also etwa an positiven Fähigkeiten oder Fertigkeiten, an persönlichen Vorlieben oder Stärken.

Ressourcenorientiert verhält sich Ihr Therapeut dann, wenn er Ihre Stärken und Fähigkeiten sucht, fördert und zur Veränderung nutzt. Ihre Ressourcen können zum Beispiel Ihr Aussehen, Ihr Erscheinungsbild, Ihre Intelligenz, Ihre Schlagfertigkeit oder Eigenschaften wie Humor, Zähigkeit, Begeisterungsfähigkeit, körperliche Kraft und Ausdauer, Fürsorglichkeit, Freundlichkeit, Kreativität, Zielstrebigkeit usw. sein. Mit anderen Worten: Fast alles kann im therapeutischen Zusammenhang eine

Ressource sein und entsprechend genutzt werden. Die therapeutische Kunst besteht darin, persönliche Ressourcen auch als solche zu erkennen. So können in der Therapie eines humorvollen Patienten Humor, witzige Deutungen oder originell überspitzte Darstellungen genutzt werden, um ihm neue Sichtweisen zu vermitteln oder ihn zu neuen Verhaltensweisen anzuregen. Selbst Symptome können zur Ressource umgedeutet werden, wenn zum Beispiel der Therapeut Müdigkeit oder Desinteresse des Patienten auch als Fähigkeiten ansieht, sich die eigenen Kräfte gut einzuteilen und sich nicht zu überfordern.

Fazit: Gute Therapeutinnen und Therapeuten sollten immer auch Kommunikations- und Motivationskünstler sein. Sie sollten gute Fähigkeiten haben, ihr therapeutisches Vorgehen an den genannten Wirkfaktoren auszurichten. Fast immer bedeutet das, dass sie sich an den Stärken ihrer Patientinnen und Patienten orientieren und diese zur Motivierung nutzen. Betroffene mit einer psychischen Störung sollten dazu angeregt werden, alles in ihrer Kraft Stehende zu tun, um ihren gesundheitlichen Zustand zu verbessern.

Wie wirksam ist Psychotherapie?

Es wird heute in Fachkreisen nicht mehr bezweifelt, dass eine professionell durchgeführte Therapie wirksam ist: wirksamer als keine Therapie, wirksamer als Gespräche mit Freunden oder Angehörigen und auch wirksamer als eine unprofessionell durchgeführte Therapie.

Beispielsweise konnte für Angststörungen gezeigt werden, dass über 80 Prozent der Patientinnen und Patienten mit plötzlich auftretenden Angst- und Panikgefühlen durch eine verhaltensorientierte Psychotherapie erfolgreich behandelt werden konnten. Dabei zeigte sich der Erfolg nicht nur in der Verringerung der Ängste, sondern auch in einer Reihe anderer positiver Veränderungen: Die Betroffenen nahmen weniger Medikamente, suchten weniger Ärzte wegen ihrer Beschwerden auf, sie konnten wieder aktiver am Leben teilnehmen und ihrer Arbeit nachgehen und waren seltener krankgeschrieben.

Diese hohe Quote an Therapieerfolgen bei Angstpatienten ist zwar nicht auf alle psychischen Störungen übertragbar. So sind zum Beispiel chronische Depressionen, Zwangsstörungen, psychosomatische Störungen oder Sucht- und Abhängigkeitserkrankungen in der Regel zäher und schwerer zu behandeln. Trotzdem gilt auch für diese Störungen, dass Therapien, die die genannten Wirkfaktoren einsetzen, zumindest bei der Mehrzahl der Betroffenen spürbar positive Wirkungen erzielen.

Psychotherapie ist bei vielen psychischen Störungen einer nur medikamentös ausgerichteten Behandlung überlegen. Insbesondere leichtere psychische Störungen (zum Beispiel belastungsabhängige Ängste oder Stimmungsschwankungen, Verhaltensstörungen) und Depressionen sollten nicht einseitig pharmakologisch (etwa mit Beruhigungsmitteln oder Antidepressiva) behandelt werden, sondern in Kombination mit Psychotherapie. Auf diese Weise verstärkt sich die therapeutische Wirkung und bleibt mit größerer Wahrscheinlichkeit über einen längeren Zeitraum stabil.

Dieses Ergebnis ist auch deshalb bemerkenswert, weil die Hoffnung, psychische Störungen könnten irgendwann von allein wieder verschwinden, meist trügerisch ist. Einfach abwarten hilft häufig nicht.

Das Zentralinstitut für seelische Gesundheit in Mannheim hat im Rahmen einer Studie Menschen mit psychischen Störungen über einen langen Zeitraum beobachtet und festgestellt, dass sich nur bei einer Minderheit der Zustand ohne professionelle therapeutische Hilfe besserte. Bei den meisten bestanden die psychischen Beschwerden auch noch nach mehr als zehn Jahren fort.

Offenbar ziehen sich problematische psychische Entwicklungen durch Abwarten oft erst recht in die Länge. Die vielleicht häufigste Form der Selbstbehandlung: „Pause machen und dann weiter wie bisher", löst viele Probleme eben doch nicht.

Wirkungsbreite von Psychotherapie

Wirksame Psychotherapie sorgt nicht nur dafür, dass Symptome verschwinden oder sich verringern. Sie trägt auch dazu bei, dass die psychischen Probleme im Alltag insgesamt weniger Raum einnehmen, das eigene Befinden besser wird und das Leben im Alltag weniger beeinträchtigt ist. Die Breite der Wirkungen in unterschiedlichen Lebensbereichen gilt heute als ein wichtiger Gradmesser für die Wirksamkeit einer Therapie.

Schließlich spiegelt sich der Nutzen von Psychotherapie auch in geringeren Krankheitskosten. Durch Kosten-Nutzen-Analysen konnte gezeigt werden, dass für jeden Euro, der für eine stationäre Psychotherapie aufgewendet wird, langfristig etwa 3,50 Euro eingespart werden.

Bei ambulant durchgeführter Psychotherapie beträgt die Ersparnis sogar bis zu 9 Euro pro investiertem Euro. Denn nach ihrem Abschluss gehen nicht nur die Arzt- und Medikamentenkosten deutlich zurück, sondern auch die Ausgaben für stationäre Behandlungen und Krankschreibungen.

Ihre Anteile am Therapieerfolg

Die Wirksamkeit Ihrer Therapie hängt nicht nur von der Behandlungsmethode, der Umsetzung der Wirkfaktoren, sondern auch wesentlich von Ihrer Mitarbeit ab. Mindestens zwei Voraussetzungen sollten Sie in eine Erfolg versprechende Therapie mitbringen: möglichst realistische Erwartungen an den Therapieerfolg und die Bereitschaft, aktiv mitzuarbeiten.

Realistische Erwartungen

Manche Menschen haben zu hohe Erwartungen an eine Psychotherapie. Mitunter erscheint sie als „letzte Rettung", weil andere Hilfen versagt haben. Bekanntlich steigt aber bei zu hohen Erwartungen das Risiko, enttäuscht zu werden.

Gerade bei psychischen Schwierigkeiten, die schon längere Zeit andauern, gelingt eine

vollständige „Heilung" eher selten. Ein jahrelanger Ehekonflikt, der von Ängsten und Schlafstörungen begleitet ist, wird nicht durch wenige Sitzungen aus der Welt geräumt. Psychosomatische Beschwerden verschwinden häufig nicht vollständig, sondern treten immer wieder auf, oft aber abgeschwächt und in längeren Abständen (⇢ Kasten Nebenwirkungen, Seite 23). Suchtverhalten kann zwar verringert oder auch aufgegeben werden, dennoch kann das Rückfallrisiko lebenslang erhöht bleiben. Gerade die Vielschichtigkeit psychischer und zwischenmenschlicher Probleme macht es oft schwierig, spektakuläre Behandlungserfolge in kurzer Zeit zu erzielen. Erfolgsgarantien wird Ihnen da niemand geben.

Ohne Ihre aktive Mitarbeit geht nichts

Unabhängig von der Art der Therapie sollten Sie bereit sein, aktiv mitzuarbeiten. Das gilt auch für Therapiemethoden, bei denen der Therapeut besonders aktiv ist, wie zum Beispiel bei einer Hypnosebehandlung. Erwarten

» *Vor meiner Therapie hoffte ich, dass durch sie alles besser würde. Vielleicht war das ein bisschen naiv. Ich dachte: Die Therapeutin wird das schon richten. Wie das ablaufen sollte und worauf es hinauslaufen würde, darüber habe ich mir keine Gedanken gemacht.*

Heute denke ich, es wäre besser gewesen, wenn ich mir vorher klarer gemacht hätte, was ich eigentlich von der Behandlung erwarte, welche Veränderungen realistisch sind und welche eben auch nicht. Einige Überraschungen und teilweise auch Enttäuschungen hätte ich mir dadurch vielleicht erspart ... «

Patientin, 25 Jahre, Ess- und Brechzwang

Sie also nicht, dass allein das Verhalten Ihrer Therapeutin oder Ihres Therapeuten zu Veränderungen führt. Psychotherapeuten sind keine Wunderheiler, keine Zauberkünstler, sie haben auch keine Patentrezepte. Sie schaffen nur einen äußeren und inneren Rahmen, der geeignet ist, Ihnen hilfreiche Erkenntnisse und Erfahrungen zu vermitteln. Diese laufen bei seriösen Therapeuten in der Regel darauf hinaus, dass Sie lernen, sich selbst zu helfen. Dazu gehört auch, dass Sie alles – Bedenken, Unsicherheiten, Kritik, Ärger, Verliebtheit etc. – aussprechen und davon ausgehen dürfen, dass der Therapeut darauf eingeht und professionell damit umgeht.

Diese Wirkungen können und sollten Sie erwarten

Auch ohne Erfolgsgarantien sollten Sie einschätzen können, welche Erwartungen an die Wirksamkeit der Therapie realistisch sind und mit welchen Veränderungen Sie rechnen sollten. Allgemein gilt, dass Sie bei angemessener Behandlung in absehbarer Zeit (innerhalb von 20 bis 50 Sitzungen) spürbare Veränderungen erreichen sollten.

☑ **Checkliste:**
Merkmale einer erfolgreichen Therapie

☐ **Psychische oder körperliche Beschwerden lassen nach.**

Leichte psychische oder körperliche Symptome können im Einzelfall schon nach wenigen Behandlungskontakten abklingen oder auch ganz verschwinden. Häufiger bilden sie sich aber erst im Verlauf der therapeutischen Arbeitsphase (⤳ Seite 95 ff.) wieder zurück.

Es ist auch möglich, dass die Beschwerden im Verlauf einer Behandlung vorübergehend zunehmen. Dies kann geschehen, wenn bestimmte Gefühle ausgelöst werden, die vorübergehend für zusätzliche psychische Belastung sorgen.

☐ **Sie sehen Ihre Beschwerden in einem neuen Licht.**

Viele Patienten gewinnen durch Psychotherapie ein neues Verständnis von ihren Beschwerden, viele erkennen die Funktion und Wirkung ihrer Symptome besser oder lernen, ihre Symptome als Signale und Hinweise des Körpers zu interpretieren. Solche Umdeutungen und Neuinterpretationen können sogar dazu führen, dass Sie Ihren Problemen oder Symptomen etwas Positives und eigentlich Hilfreiches abgewinnen.

☐ **Sie werden Entscheidungen treffen.**

Sie werden lernen, aus einem neuen Verständnis für Ihre Symptome oder Probleme Konsequenzen zu ziehen. Viele therapeutische Prozesse laufen darauf hinaus, dass Patienten Entscheidungen treffen: für oder gegen die Fortsetzung des Gewohnten, für oder gegen die Umsetzung neuer Erkenntnisse oder Ideen in den Alltag, für oder gegen den bekannten Umgang mit sich selbst oder mit anderen. Sie können daher erwarten, dass es in der Therapie um mehr geht als nur um stützende oder klärende Gespräche. Angesagt sind Entscheidungen, die Ihre Zukunft betreffen.

☑ **Checkliste** (Fortsetzung):
Merkmale einer erfolgreichen Therapie

☐ **Sie entwickeln neue Gewohnheiten.**

Spürbare dauerhafte Veränderungen stellen sich meist erst dann ein, wenn Sie sich und Ihren Körper an neue Denk-, Fühl- oder Verhaltensmuster gewöhnen. Jeder starke Raucher weiß, dass es nicht damit getan ist, sich gegen die Zigarette zu entscheiden. Entscheidend ist die Veränderung der Rauchgewohnheiten, der vertrauten Rituale und begleitenden Gefühle. Dies gilt auch für die meisten psychischen Störungen. Es kann ein wichtiger Gradmesser für die Qualität der Behandlung sein, in welchem Umfang Sie tatsächlich neue Gewohnheiten entwickelt und so psychische Symptome zurückgedrängt oder „aufgelöst" haben.

☐ **Qualitätsmerkmal Wirkungsspektrum:**
Sie spüren die Wirkung in verschiedenen Lebensbereichen.

Manche Therapien wirken sich allein auf die Symptomatik (etwa die Intensität oder Häufigkeit von Panikattacken) aus, andere reichen weiter und zeigen eine breitere Wirkung: auf das allgemeine Befinden und die Lebenszufriedenheit, auf Beziehungen zu Freunden oder zum Partner, auf Persönlichkeitseigenschaften, auf Freude und Leistungsfähigkeit im Alltag oder die Belastbarkeit am Arbeitsplatz. In der Psychotherapieforschung wird eine breite Wirkung der Therapie normalerweise als Merkmal für die Qualität der Behandlung angesehen. Bewerten Sie die Qualität Ihrer Behandlung also selbst, indem Sie verschiedene Lebensbereiche aufmerksam beobachten.

Psychotherapie – Unterschiede zu medizinischer Behandlung

Wie Sie aus eigener Erfahrung wissen, erfolgt der Besuch bei einem Arzt normalerweise nach einem bestimmten Muster. Er erkundigt sich nach Ihren Beschwerden und untersucht Sie körperlich, stellt eine Diagnose und schlägt Ihnen konkrete Maßnahmen vor, die er vielleicht auch gleich durchführt. Aktiv ist dabei vor allem der Arzt: Er stellt die Fragen, wählt die Untersuchungsinstrumente aus, stellt die Diagnose, verordnet Medikamente oder veranlasst die weitere Behandlung.

Im Vergleich dazu sind in einer Psychotherapie die Rollen und Anforderungen anders verteilt. Zunächst ist meist nicht so klar festgelegt, worin genau das zu behandelnde Problem besteht. Auch die Ziele der Therapie und das genaue Vorgehen werden meist erst im Verlauf der Sitzungen entwickelt. Nicht selten geht es um mehrere Probleme gleichzeitig. Wenn Sie zum Beispiel Angst vor anderen Menschen haben, dann kann das auch beinhalten: Schwierigkeiten am Arbeitsplatz, ungewollte

» *Meine Ärztin hatte ja auch schon mit mir geredet. Sie nahm sich immer ziemlich viel Zeit, bestimmt 20 Minuten oder so. Ich kannte das so nicht, und ich dachte, das wäre Psychotherapie.* «

Patient, 55 Jahre, Erschöpfungszustände
und Medikamentenabhängigkeit

Isolation, depressive Verstimmungen, innere Unruhe, Partnerschaftskonflikte oder Ähnliches.

Da viele Einflüsse an der Entstehung und Behandlung einer psychischen Störung beteiligt sind, gibt es in der Psychotherapie auch nur selten einen Fahrplan, der alle Behandlungsschritte im Vorhinein genau festlegt.

Ihre Rolle in der Psychotherapie ist daher meist aktiver als in einer medizinischen Behandlung. Psychotherapie ist in diesem Sinn tatsächlich Arbeit. Es bedeutet für Sie, sich mit ausgewählten Themen oder Aufgaben aktiv auseinanderzusetzen, Entscheidungen zu treffen und Konsequenzen zu ziehen. Ganz gleich, welcher therapeutischen Richtung Therapeuten verpflichtet sind, in einem Punkt sind sich alle einig: Die Patientinnen und Patienten selbst müssen die Erfolge erringen. Sie müssen die Kraft aufbringen, Schwierigkeiten anders und effektiver als bisher zu bewältigen. Psychotherapeuten leisten in diesem Sinn vor allem Hilfe zur Selbsthilfe.

Auch Sympathie und Vertrauen spielen in der Psychotherapie meist eine größere Rolle als in der Medizin. Bei der Auswahl von Medikamenten oder bei Operationen ist es in der Regel nicht wichtig, ob Ihnen ein Arzt sympathisch ist oder nicht. Wenn Ihnen ein Psychotherapeut hingegen von Beginn an unsympathisch

ist, kann dies die Vertrauensbasis schwächen. Wer wird sich schon auf Anregung eines unsympathischen fremden Menschen auf schwierige und gewagte Veränderungen in seinem Privatleben einlassen?

Sind Psychopharmaka eine Alternative zur Psychotherapie?

Psychopharmaka sind Medikamente, die auf das Bewusstsein, den Schlaf, auf Gedanken, Gefühle und Verhaltensweisen einwirken können. Sie werden häufig eingesetzt, um psychische Störungen zu beeinflussen. Ob Schlafstörungen oder innere Unruhe, Angstzustände oder Depressionen, Müdigkeit oder Antriebsschwäche – viele Medikamente versprechen hier rasche und unkomplizierte Hilfe. Nicht ganz grundlos sind sie aber in den Verdacht geraten, vorschnell und mitunter unangemessen zur Bewältigung psychischer Probleme eingesetzt zu werden. Zum Beispiel sind Nutzen und Wirksamkeit der meisten dieser Mittel wesentlich besser bei schweren psychischen Störungen nachgewiesen. Verordnet und eingenommen werden sie aber vor allem bei leichteren Störungen, also in Fällen, in denen Psychotherapie eher besser wirken könnte.

Aktuelle Statistiken belegen, dass zum Beispiel die Einnahme von Antidepressiva innerhalb von etwa zehn Jahren um nahezu

100 Prozent zugenommen hat. Auch dies wirft dringende Fragen zur Angemessenheit der Verschreibungspraxis auf.

Mitunter führen die ärztliche Verschreibungspraxis und das Bedürfnis vieler Patienten nach schneller und einfacher Hilfe zum Missbrauch von Psychopharmaka. Statt zu lernen, den eigenen Körper, das eigene Denken und die eigene Stimmung selbst zu regulieren, riskieren Betroffene die Nebenwirkungen der Medika-

mente und eine wachsende Abhängigkeit von ihnen. Problematisch ist dieser leichtfertige Umgang mit Psychopharmaka besonders dann, wenn man glaubt, durch diese Medikamente sei bereits das Wichtigste zur Behandlung der psychischen Störung getan. Dies trifft aber in den meisten Fällen nicht zu. Denn heilen im eigentlichen Sinn können Psychopharmaka in aller Regel nicht. Daher sollte ihre Einnahme nach Möglichkeit mit psychotherapeutischen Maßnahmen kombiniert werden.

Tipp

Nebenwirkungen

Nennen Sie Ihrem Therapeuten die Medikamente, die Sie regelmäßig einnehmen! Nicht nur Psychopharmaka, sondern auch andere Medikamente haben häufig unerwünschte Wirkungen. Beispielsweise können verschiedene Arten von Psychopharmaka, aber auch Betablocker (zur Behandlung von Herz-Kreislauf-Erkrankungen), Cholesterinsenker, Schmerzmittel und harntreibende Medikamente (Diuretika) den Nachtschlaf und die Erholungsfähigkeit stören. Schlafstörungen wirken sich häufig negativ auf die Stimmung, den inneren Antrieb, das körperliche Befinden und die Belastbarkeit im Alltag aus. Ebenso sind unerwünschte Wirkungen der genannten Medikamentengruppen auf die

Sexualität nachgewiesen, dies kann Betroffene und deren Partnerschaften erheblich belasten. Wenn Sie solche Medikamente einnehmen, sollten Sie die Notwendigkeit der Einnahme regelmäßig mit Ihrem Arzt oder Ihrer Ärztin abstimmen. Manchmal kann auch ein Medikamentenwechsel oder das Ausschleichen (Absetzen) nicht mehr wirklich notwendiger Medikamente für mehr Wohlbefinden sorgen. Mehr zu den unerwünschten Nebenwirkungen finden Sie auch auf der unabhängigen, werbefreien Plattform der Gesundheitszeitschrift für Verbraucher „Gute Pillen – Schlechte Pillen" (http://gutepillen-schlechtepillen.de/; zum Beispiel in Heft 2/2015: und Heft 1/2017).

Ambulante oder stationäre Psychotherapie?

Oft bietet eine ambulante Therapie bei einem Therapeuten in Ihrer Nähe die beste Behandlungsmöglichkeit, weil sie sich ohne großen zusätzlichen Aufwand in den gewohnten Alltag

einfügt. Manchmal kann es aber notwendig sein, Abstand zum Alltag herzustellen, um auf diese Weise bessere Voraussetzungen für therapeutische Erfolge zu schaffen. Wer im

» *Die Klinik war nichts für mich. Das war zu sehr wie im Krankenhaus. Erholen konnte ich mich da nicht, ich habe immer an zu Hause gedacht.* «

Patientin, 42 Jahre, andauernde Schlafstörungen

» *In der Klinik war die Situation entspannter als zu Hause. Wir hatten eine nette Gruppe, auch wenn es nicht immer nur lustig war. Manchmal wünschte ich, wir würden uns noch mal hier bei mir versammeln, einfach nur zum Quatschen. Ich denke noch oft an die.* «

Patient, 29 Jahre, Alkohol- und Nikotinmissbrauch

Alltag ständig unter Druck und Anspannung steht und selbst nachts nicht mehr zur Ruhe kommt oder wer problematische Verhaltensgewohnheiten (zum Beispiel ständigen Alkoholkonsum) entwickelt hat, die fest im Alltag verankert zu sein scheinen, für den kann eine stationäre Therapie eine sinnvolle Alternative sein. Möglich ist dann zum Beispiel die Therapie in einer psychosomatischen Klinik, in einer Spezialklinik für Abhängigkeitserkrankungen oder für Essstörungen, einer psychiatrischen Klinik oder in einem Krankenhaus mit speziellen Angeboten für Menschen mit psychischen oder psychosomatischen Problemen.

Den Einstieg in eine stationäre Behandlung finden Sie durch Ihren behandelnden Arzt. Er kann Ihnen eine psychosomatische Kur oder stationäre Rehabilitation vorschlagen, wenn Sie längere Zeit an psychischen oder psychosomatischen Beschwerden gelitten haben und ambulante Maßnahmen nur begrenzt wirksam waren. Nicht selten wird wiederholte Arbeitsunfähigkeit wegen psychischer Probleme zum Anlass für einen Aufenthalt in einer psychoso

matischen Klinik oder einer Klinik für Sucht- und Abhängigkeitserkrankungen.

Die Kosten stationärer Maßnahmen werden meist von der Kranken- oder der Rentenversicherung getragen. In der Regel schlägt Ihnen der Kostenträger eine bestimmte Klinik vor. Sie haben aber auch die Möglichkeit, sich selbst zu informieren und dem Kostenträger beziehungsweise Ihrer Versicherung eine aus Ihrer Sicht geeignete Klinik vorzuschlagen.

Stationäre Therapien bieten Vor- und Nachteile. Am besten bilden Sie sich dazu selbst ein Urteil.

Was spricht für eine stationäre Behandlung?

Sie finden entfernt vom Alltag leichter Abstand zu belastenden Bedingungen und können sich so vielleicht besser auf sich selbst konzentrieren.
Dies kann dann wichtig sein, wenn Alltagsbelastungen ein wichtiger Teil Ihrer psychischen Probleme sind.

Sie lernen andere Betroffene kennen.
Die Chance zum gegenseitigen Kennenlernen ergibt sich bei der stationären Behandlung meist sehr viel leichter: Gruppentherapie oder gemeinsames Essen oder Unternehmungen abends nach den Behandlungen. Viel häufiger und intensiver als sonst kommen Sie mit Menschen ins Gespräch, die vielleicht ähnliche Probleme haben wie Sie. Sie lernen, wie andere ihre Schwierigkeiten meistern, oder geben vielleicht selbst anderen Hilfestellung oder Anregungen.

Stationäre Einrichtungen sind häufig spezialisiert.
Sie finden dort eher Behandlungsangebote, die auf Ihre Problemlage (wie psychosomatische Beschwerden, Essstörungen oder Alkoholerkrankung) zugeschnitten sind.

Kliniken bieten oft Behandlungsmethoden an, die so und in der Kombination ambulant nicht angeboten werden, wie zum Beispiel Musik-, Mal-, Ergo- und Bewegungstherapie.

Mögliche Schwierigkeiten bei einer stationären Behandlung

Stationäre Rahmenbedingungen können auch Probleme mit sich bringen, die Sie bei ambulanter Therapie so meist nicht vorfinden. Die wichtigsten haben wir zusammengestellt.

Sie können sich einem Behandlungsansatz, der Ihnen nicht zusagt, nur bedingt entziehen.
Oft arbeitet eine Klinik nach einem bestimmten therapeutischen Konzept, ist also zum Beispiel entweder tiefenpsychologisch oder verhaltenstherapeutisch ausgerichtet (⸺➔ Seite 55 ff.). Wenn diese Ausrichtung Ihren

Stichwort „Psychiatrie"

Der Aufenthalt in einer psychiatrischen Abteilung oder Klinik kann notwendig werden, wenn eine schwere psychische Störung vorliegt oder sich eine psychische Krise dramatisch zuspitzt. Meistens steht in solchen Einrichtungen zunächst die medikamentöse und weniger die psychotherapeutische Behandlung der psychischen Störung im Vordergrund.

Eine Möglichkeit, den Übergang von der stationären in die ambulante Behandlung zu erleichtern, bieten Tages- oder Nachtkliniken, in denen Patienten jeweils den Tag oder die Nacht verbringen, die restliche Zeit jedoch zu Hause leben oder einer Berufstätigkeit nachgehen.

Viele Menschen denken beim Stichwort Psychiatrie an „weggeschlossen werden" oder an Zwangsmaßnahmen. Dabei hat sich das Bild der psychiatrischen Kliniken in den letzten Jahrzehnten positiv verändert, und zahlreiche Verbesserungen sind umgesetzt worden.

Betroffene, die aus eigener Initiative eine solche Einrichtung aufsuchen beziehungsweise sich von ihrem Arzt dort einweisen lassen, haben ein Recht darauf, jederzeit wieder entlassen zu werden. Selbst bei Zwangseinweisungen, die nur dann möglich sind, wenn jemand sich oder andere gefährdet, bestehen klare rechtliche Regelungen, die davor schützen, in einer psychiatrischen Einrichtung gegen den eigenen Willen festgehalten zu werden.

Bedürfnissen oder Interessen widerspricht, kann dies ihre Therapiemotivation ungünstig beeinflussen. Informieren Sie sich also rechtzeitig vor der Antragstellung über das Konzept der Klinik.

Andere Patienten können unter Umständen mit ihren eigenen Problemen für Sie zur Belastung werden, wenn Sie sich schlecht abgrenzen können.
In einer Klinik ist die Chance höher, dass Sie nicht nur sich selbst und Ihre eigenen Schwierigkeiten näher kennenlernen, sondern auch die Ihrer Mitpatientinnen und -patienten. Vielleicht fühlen Sie sich dadurch zusätzlich belastet und ziehen sich immer mehr zurück. Umgekehrt können Sie aber auch versuchen, die Situation zu nutzen, indem sie in den Begegnungen mit anderen lernen, sich besser abzugrenzen.

Die Umsetzung der Klinikerfahrungen in den Alltag ist manchmal nicht leicht.
Wer sich vom Alltag vorübergehend verabschiedet, der muss auch wieder dahin zurück. Erst dann zeigt sich, inwiefern sich die gegebenen Hilfen und Anregungen weiter bewähren. Zumindest erfordert die stationäre Therapie eine zusätzliche Umgewöhnung in den Alltag, die Sie bei ambulanter Therapie so nicht haben. Im Einzelfall kann dies mit zusätzlichen Risiken verbunden sein, Rückschläge sind leichter möglich. Eine ambulante Anschlusstherapie kann daher sinnvoll sein.

Einige Fachbegriffe im Überblick

Viele Begriffe aus Psychologie und Psychotherapie sind längst Teil unserer Alltagssprache geworden. Begriffe wie „psychosomatisch", „neurotisch" oder „psychotisch" gehören heute zum allgemeinen Sprachgebrauch. Fachleute verwenden solche Begriffe jedoch nur in einem ganz bestimmten Sinn. Wie, das wird für einige zentrale Begriffe kurz erläutert.

Psychische Störung – psychiatrische Erkrankung – seelische Krankheit
Der Begriff **psychische Störung** soll zum Ausdruck bringen, dass die Beschwerden („Symptome") nicht durch eine einzelne und erkennbare Ursache (zum Beispiel einen Virus oder eine körperliche Verletzung) erklärt werden können. Vielmehr wirken sich verschiedene Einflüsse auf das Auftreten und den Verlauf der Störung aus. Psychische Störungen erkennt man eher an ihrem Erscheinungsbild (bzw.

ihren Auswirkungen) als an ihren Ursachen (beispielsweise Angststörungen, depressive Episoden, Essstörungen, Persönlichkeitsstörungen). Der Begriff „Krankheit" wird dagegen vor allem gebraucht, wenn eine bestimmte körperliche Krankheitsursache (etwa ein Virus, eine Verletzung, ein körperlicher Schaden) nachgewiesen werden kann. In der Praxis ist der Begriff „psychische Störung" bei fehlendem Nachweis einer körperlichen Ursache dem Begriff der „psychischen/psychiatrischen Krankheit" vorzuziehen.

Psychosomatische Erkrankungen – Somatoforme Störungen
Psychosomatische Erkrankungen sind körperliche Erkrankungen, bei denen das Zusammenspiel von Gefühlen, Gedanken und Verhaltensweisen einerseits und körperlichen Prozessen andererseits eine besondere Rolle

spielt. Fachleute gehen davon aus, dass intensive und länger anhaltende psychische Belastungen zu dauerhaften körperlichen Fehlfunktionen führen können, zum Beispiel Asthma, Bluthochdruck, Spannungskopfschmerzen, Herzerkrankungen.

Dauerhafte körperliche Beschwerden, bei denen der Arzt keine körperliche Schädigung nachweisen kann, werden auch als **somatoforme Störungen** („soma" bedeutet „Körper") bezeichnet. Diese Beschwerden sind zwar dem Anschein nach körperlich, sie können aber besser durch psychologische Faktoren, also durch das Zusammenspiel von Gefühlen, Gedanken und Verhaltensweisen, erklärt werden. Somatoform bedeutet nicht, dass die Betroffenen diese Symptome vortäuschen oder sich einbilden.

Neurose – Psychose

Neurose und Psychose sind zwei klassische Begriffe zur Kennzeichnung zweier Gruppen psychischer Störungen. Als **Neurose** wird eine Gruppe von Störungen bezeichnet, die vor allem durch intensive (übertriebene) und scheinbar unbegründete Ängste gekennzeichnet sind. Beispiel: Jemand hat panische Angst davor, über eine sichere Autobahnbrücke zu fahren. Menschen mit solchen „neurotischen" Ängsten wissen, dass diese „im Grunde unsinnig" sind. Doch das Wissen hilft nicht, das Angstgefühl zu unterdrücken. Auch körperbezogene Ängste, Zwänge und Belastungsstörungen zählen zu Neurosen.

Als **psychotisch** wird eine Person dann bezeichnet, wenn sie den Bezug zur Realität vorübergehend oder dauerhaft verloren hat,
zum Beispiel durch schizophrenes oder manisch/depressives Verhalten oder durch eine Hirnerkrankung, Medikamenten- oder Drogenkonsum. Ihr Verhalten und Erleben ist für andere Menschen dann nur schwer oder gar nicht nachvollziehbar. Beispiel: Eine Person äußert die feste Überzeugung, dass die eigenen Gedanken von anderen mitgehört würden. Vernünftigen Argumenten sind psychotische Personen in der aktiven („floriden") Phase der Erkrankung nicht mehr zugänglich. Betroffene mit derartigen Problemen sind häufig nicht mehr in der Lage, ihr Leben ohne fremde Hilfe zu meistern. Bei solchen schweren psychischen Störungen ist eine medikamentöse Behandlung fast immer sinnvoll.

Depression – affektive Störung

Depressionen werden den affektiven Störungen zugeordnet, also den Störungen der Stimmung und des Antriebs. Bei unkontrollierbar erhöhter Stimmung und gesteigertem Antrieb (Handlungsdrang, Unruhe) kann eine manische Phase oder eine Manie vorliegen, bei gedrückter Stimmung und vermindertem Antrieb kann es sich um ein depressives Störungsbild handeln. Man unterscheidet heute verschiedene Typen, Schweregrade und Verlaufsformen depressiver Störungen (zum Beispiel kurze depressive Episoden, wiederholt auftretende depressive Episoden, dauerhafte depressive Verstimmung, Wechsel zwischen manischen und depressiven Phasen, Depressionen nach einem belastenden Ereignis usw.). Es gibt also nicht „die" Depression. Als besonders charakteristische Symptome gelten die depressive Verstimmung, der Verlust von Interesse und Freude an normalerweise angenehmen Tätigkeiten und eine erhöhte Müdigkeit.

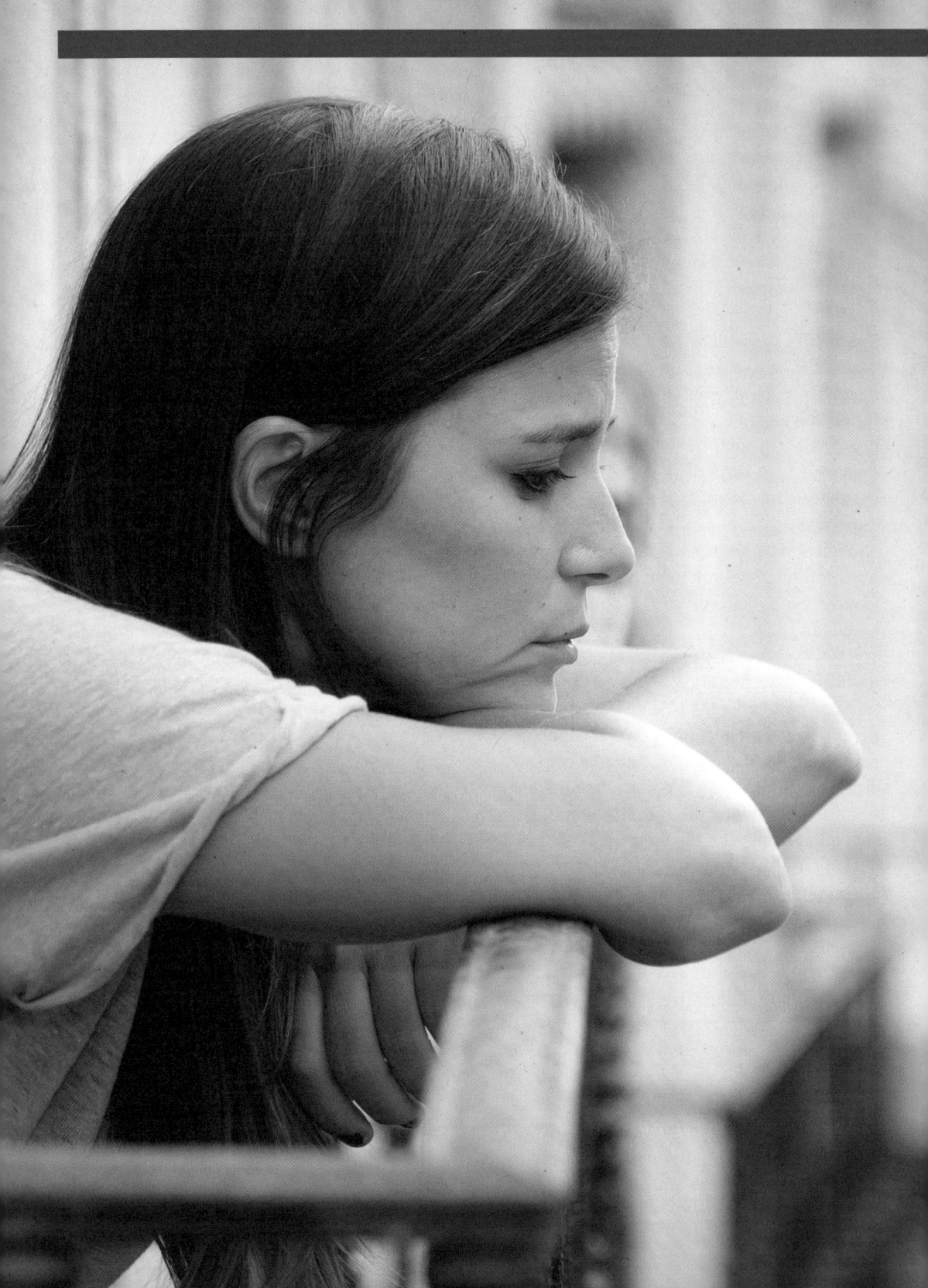

Wann sollten Sie an eine Psychotherapie denken?

Niemand beginnt leichtfertig eine Psychotherapie. Meist gehen bestimmte Erfahrungen einer Entscheidung zur Psychotherapie voraus. Die folgenden Hinweise können Ihnen helfen, Ihre eigene Situation klarer zu sehen.

Die psychischen Beschwerden behindern Sie in Ihrem Alltag

Mit kleineren Störungen und Beeinträchtigungen im Alltag kommen wir normalerweise zurecht. Wenn sie aber gewichtiger werden und immer mehr Lebensbereiche betreffen, dann sind wir irgendwann zum Handeln gezwungen. Eng wird es meist dann, wenn durch die Beschwerden das Leben im Alltag, die Beziehungen zu anderen Menschen oder unsere Arbeitsfähigkeit eingeschränkt sind. Wer zum Beispiel an einer Agoraphobie leidet und Angst hat, ohne Begleitung die eigene Wohnung zu verlassen, der kann sich nicht mehr problemlos selbst versorgen und muss andere um Hilfe bitten. Je mehr der Alltag durch psychische Störungen beeinträchtigt ist, umso eher sollten Sie eine psychotherapeutische Behandlung erwägen.

Sie haben wiederholt versucht, Ihr Problem zu ignorieren

Damit haben Sie sich so verhalten wie die meisten Menschen mit psychischen Störun-

» Lange Zeit dachte ich, das wäre normal, diese entsetzliche Stimmung, dieses leere Gefühl, diese Müdigkeit. Eine Bekannte von mir hatte das ja auch. Wenn es ganz schlimm wurde, habe ich diese Tabletten genommen. Niemand hat mich darauf gebracht, eine Psychotherapie zu beginnen. Mein Arzt hat mir einfach immer wieder die Tabletten verschrieben. «

Patientin, 46 Jahre, Depressionen

gen. Viele versuchen zunächst, ihre Schwierigkeiten zu ignorieren oder deren Bedeutung herunterzuspielen. „Das gibt sich schon wieder", „Werde ich schon mit fertig", „Hat sicher nichts zu bedeuten." – Solche Gedanken bringen oft einfach nur die Hoffnung zum Ausdruck, die Probleme würden von selbst wieder verschwinden. Wenn sie aber andauern und zunehmen, dann spricht das nicht für den Erfolg dieser Strategie.

Sie haben sich informiert

Mittlerweile gibt es fast zu jedem gesundheitlichen Problem ausführliche Informationen im Internet oder in Form von Literatur: Erfahrungsberichte von Betroffenen, Anleitungen zur Selbsthilfe, Ratgeber usw. (⤏ Kasten „Ratgeberliteratur – Vor- und Nachteile" und Seite 30). Sie können sich mit diesen Informationen einen Überblick über Störungen und Behandlungsmöglichkeiten verschaffen. Ein besseres Verständnis allein ist aber bei behandlungsbedürftigen psychischen Störungen meist nicht ausreichend, vor allem dann nicht, wenn Sie die neuen Erkenntnisse nicht in die Praxis beziehungsweise in konkretes Verhalten umsetzen.

Sie haben es mit Selbsthilfe versucht

Erfahrungsgemäß interessieren sich Personen dann für eine Psychotherapie, wenn schon mehrere Versuche, persönliche oder zwischen-

---

Achtung

Ratgeberliteratur – Vor- und Nachteile

Das Angebot von Ratgebern zu psychischen oder zwischenmenschlichen Problemen ist in den letzten Jahren erheblich angewachsen. Ihre Vorteile liegen auf der Hand: Ratgeber sind schnell zu haben, kosten wenig, die Informationen können bei Bedarf aufgefrischt und auch wieder weggelegt werden. Als Nutzer dieser Literatur Sie sind frei darin, was Sie davon aufgreifen und was nicht, niemand wird Sie fragen, ob und inwiefern Sie daraus Konsequenzen gezogen haben.

Den Vorteilen stehen aber auch Nachteile gegenüber:

■ Häufig muss der Text allgemein bleiben, weil die Thematik nicht auf Ihre persönlichen Interessen abgestimmt werden kann. So bleibt es Ihrer Fantasie und Vorstellungskraft überlassen, ob und was Sie aufgreifen und was nicht.

■ Die therapeutische Beziehung zu einer konkreten Person fehlt. Dies ist vielleicht der wichtigste Unterschied zu einer Psychotherapie, denn gerade die lebendige Beziehung zwischen Patient und Therapeut gilt als das wichtigste Hilfsmittel, um dauerhafte psychische Veränderungen voranzubringen. Über ein Buch werden Sie sich nicht wirklich ärgern, Sie werden sich nicht mit ihm streiten, es wird sich nicht über Sie wundern und nichts mit Ihnen vereinbaren. Es wird Sie wieder auf sich selbst zurückwerfen, jedoch anders, als dies in einer Therapie möglich wäre.

■ Ratgeber für Betroffene sind von unterschiedlicher Qualität. Überwiegend empfehlenswert sind Ratgeber, die von bestimmten Störungs- oder Krankheitsbildern ausgehen (zum Beispiel Depression, Angst, Zwangsstörungen) und dazu sachlich Hilfen zu vermuteten Ursachen und zu einem verbesserten Umgang mit den Beschwerden vermitteln. Eine Auswahl zu verschiedenen Störungsbildern finden Sie im Anhang auf Seite 172 ff.

menschliche Schwierigkeiten zu lösen, erfolglos verlaufen sind. Tatsächlich können sich psychische Probleme dadurch auch wieder zurückbilden.

Oft besteht der erste Schritt darin, sich mit dem Problem systematisch zu beschäftigen. Es kann hilfreich sein, wenn Sie herauszufinden versuchen, wann, wo, wie oft, wie lange und unter welchen Umständen Ihr Problem verstärkt auftritt. Viele Betroffene versuchen auch, die mit den Störungen verbundenen unangenehmen oder quälenden Gefühle bewusst zu unterdrücken, sie zu überspielen oder sich davon abzulenken. Andere haben ganz eigene Strategien oder Tricks entwickelt, wie sie psychische Probleme für sich erträglich machen können. Manche probieren Hilfsmittel oder Medikamente aus, ändern ihren Zigaretten- oder Alkoholkonsum, ihr Essverhalten oder andere Verhaltensweisen.

Selbsthilfe kann in eigener Regie, aber auch in organisierter Form im Rahmen einer Selbsthilfegruppe erfolgen. In einer Selbsthilfegruppe finden Sie Unterstützung durch andere Betroffene, durch Informationen und praktische Hilfen. Mittlerweile gibt es Selbsthilfegruppen für ganz unterschiedliche psychische Störungen. Informationen hierzu erhalten Sie bei Selbsthilfekontaktstellen, die es in den meisten größeren Städten gibt, oder auch bei NAKOS, der Nationalen Kontaktstelle für Selbsthilfegruppen (Seite 166 f.).

Andere haben Ihnen eine Psychotherapie empfohlen

Wenn sich Ihr behandelnder Arzt für eine Psychotherapie ausspricht, dann sollten Sie diese Möglichkeit ernsthaft erwägen. Das gilt auch, wenn dieser Arzt kein Facharzt für Nervenheilkunde, Psychiatrie, psychosomatische Medizin oder Psychotherapie ist.

Anders kann es aussehen, wenn Ihnen Freunde, Angehörige oder Ihr Partner eine Psychotherapie empfehlen. In diesen Fällen kann sich die Frage stellen: Warum empfiehlt Ihnen diese Person eine Psychotherapie? Worin liegen seine oder ihre Motive und Interessen? Meist mag das Interesse an Ihrem persönlichen

Beispiel 1

„Ich glaube, Du hast ein Problem.“

Eine Ehefrau, die ihren Ehemann immer wieder auffordert, wegen seiner Stimmungsschwankungen eine Therapeutin oder einen Therapeuten aufzusuchen, bringt damit auch zum Ausdruck: Du (und nicht ich) bist krank, ich aber kann dir nicht helfen, belaste mich also bitte nicht mit deinen Problemen! Die Möglichkeit, dass das Verhalten der Ehefrau vielleicht auch zur Labilität des Mannes beiträgt, tritt durch diese Empfehlung in den Hintergrund.

Beispiel 2

„Mach es so wie ich!“

Eine Frau, die ihrer Freundin sagt: „Ich habe bei Dr. X eine Therapie gemacht und seitdem bin ich angstfrei. Am besten, Du versuchst das mit Deinen Essstörungen auch mal“, hat vielleicht ein Interesse daran, ihre Therapieerfahrungen mit ihrer Freundin auszutauschen. Ob dies dann im Sinn und zum Nutzen der Freundin ist, ob auch die Freundin von dieser Art Therapie bei diesem Therapeuten profitieren wird, ist eine ganz andere Frage. Meist lassen sich individuelle Therapieerfahrungen nicht einfach auf andere Personen und andere Störungsbilder übertragen.

Wohlergehen im Vordergrund stehen, mitunter spielen aber bei Freunden und Angehörigen auch noch andere Motive mit hinein.

Fazit: Machen Sie sich selbst ein Bild, ob Psychotherapie für Sie eine Chance zur Ver- änderung sein könnte. Ein unverbindliches Erstgespräch mit einer Psychotherapeutin oder einem Psychotherapeuten oder eine Beratung können hier Aufschluss bringen.

Hilfe bei „Lebensproblemen": Beratung und Begleitung

Jeder Mensch in Deutschland kann bei see- lischen oder sozialen Schwierigkeiten Hilfe von psychologischen oder psychosozialen Beratungsstellen in Anspruch nehmen, auch wenn keine psychischen Störungen im enge- ren Sinn (⸺> Seite 34) vorliegen. Vorgesehen sind Beratungsstellen als Hilfe bei „normalen Lebensproblemen", also bei akuten Krisen, Erziehungsfragen oder familiären Konflikten. Genauso wie normale Lebensprobleme von be- handlungsbedürftigen psychischen Störungen nicht immer eindeutig abgegrenzt werden kön- nen, so gibt es in der Praxis fließende Über- gänge zwischen Beratung und Psychotherapie.

Psychosoziale Beratungsstellen bieten Hilfe und Unterstützung an bei der Bewältigung unterschiedlicher Lebens- und Problemsitu- ationen, zum Beispiel Beratung für Kinder, Jugendliche und Eltern:

- Ehe-, Familien- und Lebensberatung
- Schwangerschaftsberatung
- Sexualberatung
- Suchtberatung
- Beratung für chronisch Kranke
- Beratung zum Thema Gewalt

In Beratungsstellen arbeiten unterschiedliche Berufsgruppen wie Sozialarbeiter, Sozial- pädagogen und Psychologen. Die Beratungs- angebote sind meist kostenlos.

Adressen von Beratungsstellen in Ihrer Stadt finden Sie

- im Internet oder im örtlichen Telefon- buch unter „Beratung", „Beratungsstelle" oder einem anderen Stichwort („Sucht", „Frauen" o. Ä.).
- in der Tageszeitung unter Rubriken wie „Beratung und Hilfe", „Information und Beratung" oder „Termine".
- in Wegweisern oder Broschüren, die von vielen Städten herausgegeben werden (fragen Sie bei Ihrer Stadtverwaltung, zum Beispiel Gleichstellungsstelle der Stadt, Sozialamt, Jugendamt, nach oder schauen Sie online nach).
- bei der Deutschen Arbeitsgemeinschaft für Jugend- und Eheberatung e. V. (DAJEB) oder der Bundeskonferenz für Erziehungsbera- tung e. V. (BKE; Adressen ⸺> Seite 167).

Hilfe bei psychischen Störungen: Psychotherapie

Psychische Erkrankungen „boomen"

Es mag Sie überraschen, wie oft psychische Störungen auftreten: Fast die Hälfte der Bevölkerung in Deutschland ist im Laufe des Lebens mindestens einmal von einer psychischen Störung betroffen. Depressionen und Angststörungen sind dabei besonders häufig. Etwa 10 Prozent erleiden einmal oder mehrmals im Leben eine schwere depressive Episode und mehr als 15 Prozent eine Angststörung. Bei Frauen treten am häufigsten Depressionen, Angststörungen und psychosomatische Störungen auf, bei Männern überwiegt der Missbrauch oder die Abhängigkeit von Alkohol.

Nahezu ein Drittel aller Menschen, die wegen körperlicher Beschwerden einen Allgemeinarzt aufsuchen, leidet an einer behandlungsbedürftigen psychischen Störung.

Ärzte als häufigste Anlaufstelle

Dass so viele Menschen mit psychischen Störungen erst einmal zum Arzt statt zum Psychotherapeuten gehen, hat mit dem Erscheinungsbild der meisten psychischen Störungen zu tun. Denn sie haben fast alle auch eine körperliche Seite: bei Ängsten etwa starke körperliche Erregung, Herzrasen, Schwitzen oder Zittern, bei Depressionen oft Schlafstörungen, Erschöp-

» Gut sechs Jahre bin ich wegen ständiger Unterbauchbeschwerden zu Ärzten gelaufen. Natürlich war mir irgendwie klar, dass ich unter Stress stand, die Beziehung zu meinem Mann hatte sich abgekühlt.

Als er dann auszog, brach für mich alles zusammen, ich bekam auf offener Straße Erstickungsanfälle. Erst auf Drängen einer Freundin habe ich eine Therapie begonnen. Erst war es eine Überwindung, ein Eingeständnis, du schaffst es nicht allein. Dieses Gefühl hat sich aber schnell gelegt, als ich merkte, wie hilfreich die Sitzungen für mich wurden, dass ich mir meiner eigenen Kraft und Stärke immer mehr bewusst wurde.

Heute verstehe ich kaum noch, wie ich so lange warten konnte, mich selbst ernst zu nehmen. Die Beschwerden haben durch die Therapie deutlich nachgelassen. «

Patient, 29 Jahre, Alkohol- und Nikotinmissbrauch

fungsgefühle, geminderter Antrieb und verlangsamte Bewegungsabläufe trotz innerer Unruhe. Bei somatoformen Störungen stehen körperliche Beschwerden im Mittelpunkt der Klagen. Und auch Abhängigkeiten und Süchten sind häufig von körperlichen Spannungen, teilweise auch von körperlichen Schäden begleitet.

Der Weg zur richtigen Diagnose ...

Behandlungsbedürftige psychische Störungen werden häufig nicht rechtzeitig erkannt. In einer Studie der Weltgesundheitsorganisation (WHO) wurden vorhandene psychische Störungen bei fast der Hälfte der Patienten von den behandelnden Ärzten nicht festgestellt. Allerdings hat sich diese Quote in den letzten Jahren gebessert. So werden Ergebnisse aus den 1990er Jahren, denen zufolge Allgemeinärzte bei über 80 Prozent der Betroffenen eine bestehende psychische Störung nicht richtig erkannten, heute nicht mehr als gültig

angesehen. Ärzte sind heute im Durchschnitt aufmerksamer für psychische Störungen und diagnostizieren diese auch schneller und häufiger als früher.

Das wachsende Bewusstsein für psychische Störungen zeigt sich auch in den zunehmenden Wechselwirkungen zwischen psychischen Problemen und Arbeitsfähigkeit. Mehr als jeder Dritte Krankenversicherte wird heute wegen psychischer Störungen vom Arzt arbeitsunfähig geschrieben oder meldet sich wegen psychischer Probleme krank, fast jede zweite bis dritte krankheitsbedingte Frühberentung erfolgt aufgrund psychischer Störungen. Diese Zahlen zeigen, dass psychische Störungen in den letzten Jahren stärker ins Bewusstsein behandelnder Ärzte getreten sind. Mittlerweile wird verstärkt darüber nachgedacht, wie man dieser Inflation an psychischen Problemen in der Arbeitswelt begegnen kann.

Was sind psychische Störungen?

Eine psychische Störung liegt vor, wenn jemand an psychischen oder nicht eindeutig erklärbaren körperlichen Beschwerden leidet, die sich ganz oder teilweise seiner willentlichen Kontrolle und seinem Einfluss entziehen.

Gestört sein können: das Fühlen (wie Unruhe, Angst, Hilflosigkeit, Traurigkeit), das Denken (etwa durch immer wiederkehrende störende Gedanken oder Konzentrationsschwierigkeiten), das Verhalten (etwa gegenüber anderen Personen oder im Umgang mit sich selbst). Mitunter wundern sich die Betroffenen selbst über

ihre Symptome, weil diese scheinbar grundlos auftauchen. Zum Beispiel treten für jemanden, der an einer Angststörung leidet und sich den ganzen Tag offenbar übertriebene Sorgen über alles Mögliche macht, diese Sorgen „unwillkürlich", „scheinbar grundlos", „wie von selbst" auf. Hier reicht es nicht aus, sich „einfach klar zu machen", dass die Sorgen unvernünftig sind. Psychische Symptome können meist nicht einfach durch eine bewusste Entscheidung „abgestellt" oder „vergessen" werden, sie verfestigen sich leicht, so lange keine geeigneten Gegenmaßnahmen ergriffen werden.

Manchmal scheinen psychische Symptome oder Störungen auch auf etwas hinzuweisen, was im Leben der Betroffenen nicht optimal läuft, sodass angenommen wird, sie hätten eine bestimmte (Signal-)Funktion, einen bestimmten Nutzen für den Betreffenden. Zum Beispiel können psychosomatische Beschwerden ein Hinweis darauf sein, dass die Person sich ständig überfordert und den eigenen Körper quasi wie eine Maschine behandelt. Über die Symptome „wehrt sich der Körper" dann auf seine Weise. Eine solche Funktion psychischer Symptome ist nicht immer offensichtlich, sie zu erkennen kann aber Thema und auch das Ergebnis einer Psychotherapie sein.

Welche psychischen Störungen gibt es?

Eine Übersicht darüber, welche psychischen Störungen heute unterschieden werden, liefert die „Internationale Klassifikation der Krankheiten und gesundheitsbezogenen Probleme" der Weltgesundheitsorganisation (ICD-10). Diese Systematik enthält Kriterien für über 300 verschiedene psychische Störungen. Psychotherapeutisch am häufigsten behandelt werden Störungen der Stimmung und des Antriebs (v. a. Depressionen), Ängste und Zwänge, psychosomatische Störungen, Suchtprobleme sowie eine Reihe unterschiedlicher Verhaltensstörungen.

Die Klassifikation der Weltgesundheitsorganisation wird als vorläufig angesehen und ständig weiterentwickelt, da sich unser Verständnis von psychischen Störungen verändert und immer wieder neue Störungen dazukommen und andere an Bedeutung verlieren. Vereinfacht kann man sagen, dass nur diejenigen psychischen Störungen, die in der ICD-10 aufgelistet sind, als krankheitswertig und behandlungsbedürftig

gelten. Daher werden die Behandlungskosten durch die Krankenkassen auch nur für die dort aufgeführten Störungen übernommen.

Was gilt nicht als psychische Störung?

Als zumindest nicht psychotherapeutisch behandlungsbedürftig gelten allgemeine Lebensprobleme, die nur in engem Zusammenhang mit zwischenmenschlichen Konflikten oder Problemen auftreten und für die angenommen wird, dass ohne diese sozialen Bedingungen die Probleme nicht vorhanden wären: Konflikte mit Eltern, dem Partner, mit Kollegen oder Vorgesetzten, aber auch Ärger über politische Zustände oder gesellschaftliche Missstände, Stress durch Partnersuche, Arbeitsplatzbedingungen, Umzug, Kinderbetreuung und Kindererziehung, allgemeine Lebensunzufriedenheit oder psychische Probleme, die nach relativ kurzer Zeit wieder von selbst verschwinden (etwa Pubertät oder „Wechseljahre"). Sie alle sind kein wirklicher Grund für eine Psychotherapie, solange sich die damit verbundenen psychischen Symptome nicht verselbstständigt haben. Das bedeutet nicht, dass solche Probleme nicht auch das psychische Wohlbefinden stören oder beeinträchtigen können. Man hat sich aber darauf verständigt, dass solche Probleme nicht als Krankheiten gelten, die psychotherapeutisch behandelt werden müssen. Für solche sozialen Schwierigkeiten, die es auch nach erfolgreich abgeschlossener Therapie noch weiterhin geben kann, sind Beratungsstellen die richtige Anlaufstelle (⋯⟩ Seite 33 f.).

Bei diesen psychischen Störungen ist professionelle Hilfe angezeigt

Die folgende Checkliste gibt Ihnen eine Orientierungshilfe, wann eine behandlungs-

☑ Checkliste:
Hinweise auf psychotherapeutisch behandelbare Störungen

☐ Ist Ihre Stimmung sehr häufig oder ständig gedrückt? Erscheint Ihr Leben sinnlos? Haben Sie das Interesse an Dingen verloren, mit denen Sie sich früher gern beschäftigt haben? Empfinden Sie sich ständig oder phasenweise deutlich verstärkt immer wieder als unfähig, hilflos oder wertlos?

☐ Haben Sie ein traumatisches Ereignis erlebt und leiden seitdem unter andauernden Angstzuständen, Unruhe, Alpträumen oder blitzartig einschießenden belastenden Erinnerungen?

☐ Nehmen Sie häufig oder regelmäßig Schlafmittel, Beruhigungsmittel, Alkohol oder Schmerzmittel zu sich, obwohl Sie bereits wiederholt versucht haben, den Konsum einzuschränken?

☐ Ist Ihr Essverhalten gestört und leiden Sie darunter?

☐ Erleben Sie Ihr Sexualleben als gestört und leiden Sie darunter?

☐ Haben Sie dauernd erhebliche Schlafstörungen, für die es keine körperliche Ursache gibt?

☐ Leiden Sie wiederholt unter Angstzuständen oder unter starker innerer Unruhe, für die Sie eigentlich keine Erklärung haben?

☐ Befürchten Sie immer wieder, eine ernsthafte Krankheit zu haben, obwohl Ihnen bereits einige Ärzte versichert haben, dass Sie körperlich gesund sind?

☐ Leiden Sie daran, dass Sie manche Dinge oder Abläufe immer wieder kontrollieren, zählen oder überprüfen und sich immer wieder vergewissern müssen, ob alles in Ordnung ist?

☐ Leiden Sie daran, dass Ihnen immer wieder bestimmte störende, teilweise scheinbar ganz unsinnige Gedanken durch den Kopf gehen?

☐ Leiden Sie unter körperlichen Beschwerden oder Schmerzen, für die Ärzte keine befriedigende Erklärung finden, und vermuten Sie, dass diese mit früheren oder aktuellen Belastungen oder psychischen Konflikten zu tun haben könnten?

☐ Leiden Sie darunter, dass Sie Ihre Gefühle oder Ihr Verhalten nicht kontrollieren können, dass Sie aggressiv gegen sich selbst oder andere werden?

☐ Nehmen Sie Dinge/Geräusche/Stimmen wahr, die andere Leute nicht bemerken?

---

bedürftige („krankheitswertige") psychische Störung vorliegen kann.

Die Liste ist nicht vollständig und gibt nur erste Hinweise darauf, ob Sie an einer psychischen Störung leiden. Wenn Sie wenigstens eine Frage klar mit „ja" beantwortet haben, dann kann dies Anlass sein, sich ernsthafter mit den Möglichkeiten einer psychotherapeutischen Behandlung zu beschäftigen. Ob tatsächlich eine behandlungsbedürftige Störung vorliegt,

hängt außerdem auch von zeitlichen Merkmalen wie der Dauer oder dem Verlauf der Beschwerden ab.

Eine Psychotherapie sollten Sie erst dann in die engere Wahl ziehen, wenn Sie an psychischen Störungen leiden und Ihre Bemühungen, daran etwas zu ändern, erfolglos geblieben sind. Die folgende Checkliste kann Ihnen eine Entscheidungshilfe liefern.

10 Fragen für den Selbstcheck:
Könnte Psychotherapie eine Hilfe für mich sein?

1. Leiden Sie dauerhaft an körperlichen Beschwerden, für die Ärzte keine eindeutige Ursache gefunden haben?

   ☐ ja   ☐ unsicher   ☐ nein

2. Fühlen Sie sich durch psychische Störungen belastet, die immer wieder spontan und unwillkürlich auftreten (zum Beispiel Süchte, Depressionen, Ängste, Essstörungen, Zwänge, Spannungszustände, Konzentrations- und Gedächtnisstörungen, Schlaflosigkeit)?

   ☐ ja   ☐ unsicher   ☐ nein

3. Haben Sie dauerhaft erhebliche Probleme im Umgang mit anderen Menschen aufgrund von Ängsten, Zwängen oder scheinbar unkontrollierbaren Gefühlen oder Verhaltensweisen?

   ☐ ja   ☐ unsicher   ☐ nein

4. Wirken sich die körperlichen oder psychischen Symptome negativ auf Ihren Alltag, Ihre Arbeit oder auf Ihre Freizeit aus?

   ☐ ja   ☐ unsicher   ☐ nein

5. Haben Sie sich über die Hintergründe, Ursachen und über Behandlungsmöglichkeiten Ihrer Beschwerden informiert?

   ☐ ja   ☐ unsicher   ☐ nein

6. Haben Sie selbst wiederholt erfolglos versucht, die psychischen oder körperlichen Beschwerden aus eigener Kraft zu lindern?

   ☐ ja   ☐ unsicher   ☐ nein

7. Haben Sie einen Arzt oder andere medizinisch kompetente Personen befragt, wie Sie Ihre Beschwerden wirksam behandeln können oder sollten?

   ☐ ja   ☐ unsicher   ☐ nein

8. Haben Sie den Eindruck, dass Ihr Arzt Ihre psychischen Probleme nicht richtig versteht oder nicht angemessen behandelt?

   ☐ ja   ☐ unsicher   ☐ nein

9. Dauern Ihre psychischen Symptome trotz ärztlicher Behandlung (zum Beispiel ärztliche Beratungsgespräche oder Behandlung mit Psychopharmaka) an?

   ☐ ja   ☐ unsicher   ☐ nein

10. Sind Sie selbst bereit und motiviert zu einer Psychotherapie?

   ☐ ja   ☐ unsicher   ☐ nein

Auswertung

Wenn Sie mindestens **eine der ersten 4 Fragen** klar mit „ja" beantwortet haben, dann sollten Sie sich über Hilfsmöglichkeiten informieren. Wenn Sie abwarten und untätig bleiben, dann erhöht sich das Risiko, dass die Probleme nicht von selbst wieder verschwinden, sondern andauern und sich verselbstständigen.

Wenn Sie auch die **Fragen 5 und 6** bejaht haben, dann sollten Sie einen Experten hinzuziehen. Viele Betroffene wenden sich zunächst an einen Arzt oder eine Beratungsstelle.

Wenn Sie zudem die **Fragen 7 und 8** bejaht haben, dann sollten Sie eine Psychotherapie in die engere Wahl ziehen und sich über geeignete Methoden informieren.

Wenn Sie schließlich auch **den Fragen 9 und 10** zugestimmt haben, dann sollten Sie konkret Kontakt mit einer Psychotherapeutin oder einem Psychotherapeuten aufnehmen.

Psychotherapie für Kinder und Jugendliche

Kinder und Jugendliche bis 21 Jahre können eine Kinder- und Jugendlichenpsychotherapie erhalten. Für diese Gruppe gelten etwas andere rechtliche und organisatorische Rahmenbedingungen, auch sind die inhaltlichen Schwerpunkte der Therapie meist anders akzentuiert als bei Erwachsenen.

Normalerweise sind Kinder und Jugendliche durch die Einbindung in die Familie in einer anderen Situation als Erwachsene. Je jünger sie sind, umso eher müssen Sie als Elternteil Entscheidungen für Ihr Kind treffen. Dies betrifft auch die Entscheidung für oder gegen eine Psychotherapie.

Eltern denken häufig dann an eine psychotherapeutische Behandlung, wenn ihre Kinder Störungen oder Verhaltensauffälligkeiten zeigen, die das Leben des Kindes oder der ganzen Familie beeinträchtigen und nicht mehr als typisch pubertär bzw. vorübergehend „auszusitzen" sind. Die folgende Checkliste gibt dazu einige Hinweise.

Nicht selten werden Verhaltensauffälligkeiten wie zum Beispiel übermäßige Unruhe und geringe Konzentrationsfähigkeit (Hyperaktivität) auch medikamentös behandelt. In manchen Fällen können Medikamente eine wirksame Hilfe sein, um eine Veränderung zu unterstützen. Jedoch sollte auch hier die Regel gelten, Psychopharmaka keinesfalls leichtfertig bei Verhaltensstörungen einzusetzen. Grundsätzlich sollten medikamentöse Hilfen bei Kindern und Jugendlichen immer mit erzieherischen oder psychotherapeutischen Maßnahmen kombiniert werden.

> » *Er hatte sich sehr verändert in diesem Jahr, verhielt sich aggressiv in der Familie, aber auch gegenüber seinen früheren Freunden, er hielt sich einfach an keine Regeln mehr. Wir haben dann auch erfahren, dass er wohl an mehreren Diebstählen beteiligt war. Gespräche haben nichts gebracht, wir haben es oft versucht. Schließlich hatten wir überhaupt keinen Plan mehr, was wir mit ihm machen sollten.* «
>
> Mutter eines 11-jährigen verhaltensauffälligen Jungen

☑ **Checkliste:**
Hinweise auf psychotherapeutisch behandelbare Störungen bei Kindern und Jugendlichen

☐ Zeigt Ihr Kind häufig oder ständig Ängste vor Erwachsenen oder anderen Kindern?

☐ Wirkt Ihr Kind dauerhaft oder immer wieder auffällig traurig, niedergedrückt und antriebslos, ohne dass dies durch äußere Bedingungen erklärt werden kann?

☐ Konsumiert Ihr Kind Drogen oder Alkohol oder zeigt es andere Formen von selbst schädigendem Verhalten?

☐ Kapselt Ihr Kind sich stark von anderen Personen ab und beschäftigt sich dabei ausschließlich mit sehr wenigen ausgewählten Themen oder Gegenständen?

☐ Hat Ihr Kind erhebliche Probleme mit schulischen Anforderungen wie Lesen, Schreiben oder Rechnen?

☐ Hat Ihr Kind im Vergleich zu anderen gleichaltrigen Kindern ungewöhnlich große Probleme, sich sprachlich auszudrücken? Stottert Ihr Kind?

☐ Verhält es sich überwiegend oder ständig sehr unruhig und unaufmerksam?

☐ Verhält es sich häufig besonders aggressiv, d. h., bedroht, schlägt oder schädigt es häufig andere Personen, zerstört Gegenstände, quält Tiere, ignoriert Regeln usw.?

☐ Leidet es an Störungen der Nahrungsaufnahme (zum Beispiel zu viel essen oder Nahrungsverweigerung) oder der Ausscheidung (zum Beispiel Bettnässen)?

☐ Verhält sich Ihr Kind über lange Zeit hinweg auffällig trotzig, gereizt oder beleidigt?

»Bringen Sie unsere Tochter wieder in Ordnung, das ist alles, worum ich Sie bitte.«

Vater einer Tochter, sie hat Versagensängste
und große Schulprobleme

Die Liste ist nicht vollständig und die aufgeführten Verhaltensweisen oder Probleme müssen nicht in jedem Fall behandlungsbedürftig sein. Sie können aber Anlass sein, eine psychotherapeutische Behandlung in Betracht zu ziehen.

Merkmale der Psychotherapie für Kinder und Jugendliche

Wenn Sie mit Ihrem Kind zur Beratung oder Therapie gehen, wird sich die Therapeutin oder der Therapeut zunächst die Probleme aus Ihrer Sicht und der Sicht Ihres Kindes anhören. Wenn es sich um schulische Leistungsstörungen handelt, werden oft auch psychologische Tests durchgeführt. So kann beurteilt werden, inwiefern die geschilderten Auffälligkeiten als normal für die Altersgruppe Ihres Kindes gelten können oder ob Entwicklungsverzögerungen vorliegen.

Normalerweise spielen die Eltern oder nahe Bezugspersonen bei der psychotherapeutischen Behandlung von Kindern eine wichtige Rolle. Dies spiegelt sich auch in der Reform der Psychotherapie-Richtlinie von 2017, die ausdrücklich vorsieht, dass relevante Bezugspersonen aus dem sozialen Umfeld der Kinder

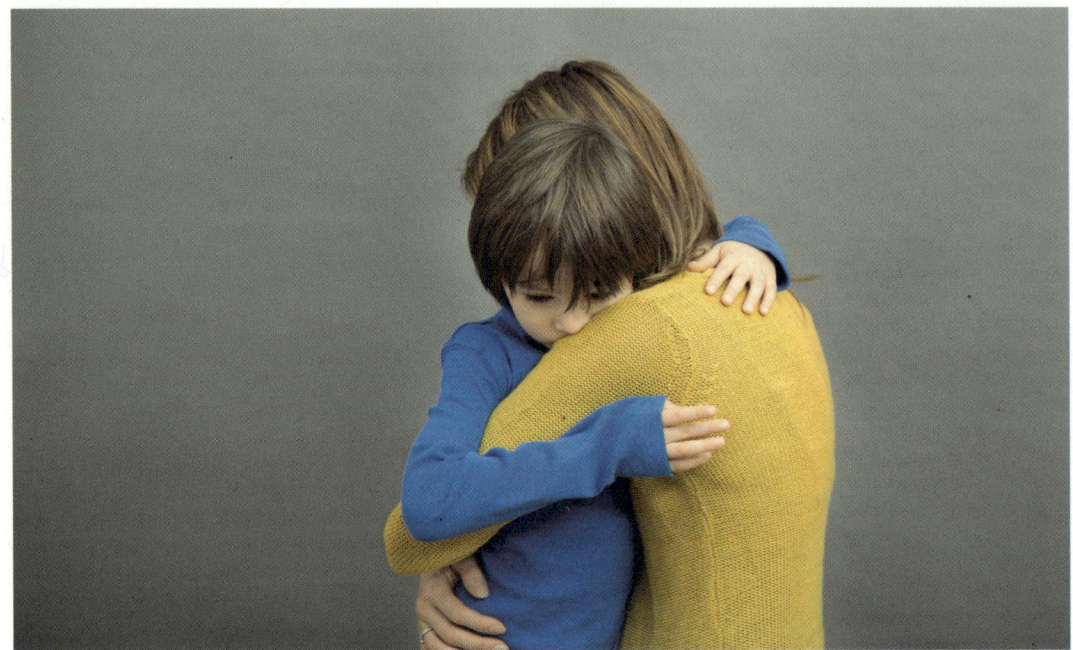

in die Behandlung einbezogen werden können. Dies können neben Eltern auch Erzieher oder Lehrer sein. Viele Therapeuten für Kinder und Jugendliche gehen von familientherapeutischen (systemtherapeutischen) Behandlungsansätzen aus (⸺› Seite 67 ff.) und versuchen, die Eltern oder die ganze Familie in die Behandlung des Kindes einzubeziehen. Dieser Praxis liegt die Annahme zugrunde, dass das Kind oder der Jugendliche durch sein Verhalten einen Konflikt in der Familie oder eine Störung in der Beziehung zu anderen Menschen zum Ausdruck bringt.

Wenn zum Beispiel ein Kind die Erfahrung macht, dass seine Eltern nur noch dann miteinander sprechen, wenn es Gegenstände in der Wohnung zerstört oder versteckt, dann wird es – um den Kontakt der Eltern zueinander zu erhalten – seine problematischen Verhaltensweisen fortsetzen, solange die Eltern ihr gestörtes Gesprächsverhalten ebenfalls beibehalten. Der Erfolg einer Psychotherapie hängt dann wesentlich von der Bereitschaft der Eltern ab, sich selbst aktiv an der Behandlung ihres Kindes zu beteiligen. Manche Eltern scheuen diese Einbindung in die Therapie. Einige befürchten, hinterher als „die Schuldigen" entlarvt zu werden, weil es so aussehen könnte, als seien sie allein für die Probleme ihrer Kinder verantwortlich. Solche Befürchtungen führen nicht selten dazu, dass notwendige Veränderungen lange hinausgeschoben werden.

Einige Eltern kommen zur Beratung oder Therapie mit den Worten: „Unser Kind hat diese und jene Probleme. Bitte tun Sie etwas mit dem Kind, damit das bald wieder verschwindet!" Diese Worte spiegeln die Hoffnungen oder Vorstellungen mancher Eltern wider, die Schwierigkeiten ihrer Kinder könnten gelöst werden, ohne dass sie selbst sich daran beteiligen. Meist ist ihre Mitwirkung aber dringend erforderlich.

Wenn Sie für Ihr Kind eine systemische oder verhaltenstherapeutische Behandlung aufsuchen (---> Seite 55ff.), dann wird der Therapeut wahrscheinlich versuchen, Sie als Eltern(-teil) in die Behandlung einzubeziehen. Ihre Beteiligung wird in der Regel umso wichtiger sein, je jünger Ihr Kind ist. Ihre Beteiligung kann so aussehen, dass die Therapeutin oder der Therapeut Ihnen bestimmte Vorschläge zum direkten Umgang mit Ihrem Kind macht oder Vereinbarungen mit Ihnen trifft. Wenn Sie als Elternteil diese aktive Rolle bei der Behandlung Ihres Kindes akzeptieren, dann tragen Sie entscheidend zum Gelingen der Therapie bei. Gemäß der 2017 geänderten Therapierichtlinie können auch Erzieher und Lehrer oder andere wichtige Personen des sozialen Umfeldes in die Behandlung von Kindern und Jugendlichen einbezogen werden.

Wo können Sie Hilfe und Beratung bekommen?

Bei Erziehungsproblemen und Verhaltensauffälligkeiten von Kindern und Jugendlichen bieten Beratungsstellen für Eltern, Kinder und Jugendliche ihre Hilfe an. Sie können sich aber auch an speziell ausgebildete niedergelassene Therapeuten für Kinder und Jugendliche wenden oder an Fachärzte für Kinder- und Jugendpsychiatrie und -psychotherapie.

Unabhängig davon, wen Sie zu Rate ziehen wollen, muss grundsätzlich die Frage geklärt werden, in welcher Form die Therapie durchgeführt werden soll: ob als Einzeltherapie des Kindes, etwa in Form von Verhaltenstherapie, Spieltherapie oder analytischer Kinderpsychotherapie, als Gruppentherapie für Kinder mit ähnlichen psychischen oder sozialen Problemen (zum Beispiel Gruppen für aggressive Kinder), als ausschließliche Beratung der Eltern, als Therapie der ganzen Familie oder als Kombination aus Einzel- und Familientherapie.

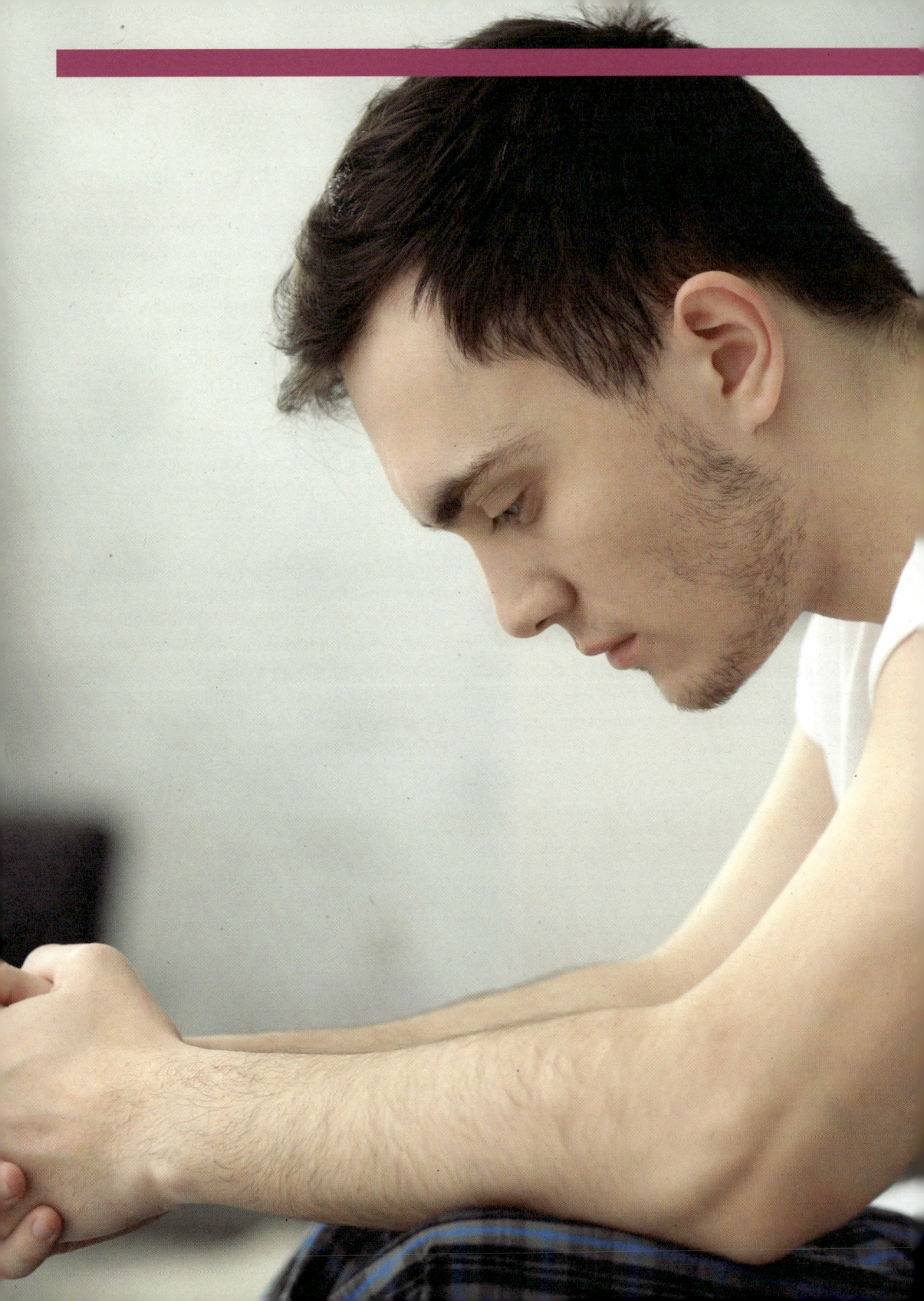

Organisation, Kosten, Datenschutz

Psychotherapie ist eingebettet in ein ganzes Netzwerk von Regelungen zur Vorbereitung, Organisation, Durchführung und Finanzierung der Maßnahmen. Im April 2017 wurden dazu teilweise neue Regelungen eingeführt. Die wichtigsten finden Sie hier beschrieben.

Welche Behandlungsangebote stehen Ihnen zur Verfügung?

Im Rahmen der gesetzlichen Krankenversicherung stehen Ihnen folgende Versorgungsangebote zur Verfügung:

■ **Sprechstunde.** Eine sogenannte Sprechstunde müssen Sie normalerweise vor Beginn jeder weiteren Behandlung aufsuchen. Hier soll geklärt werden, ob Sie eine Psychotherapie benötigen oder ob andere Hilfsangebote vielleicht besser geeignet sind. Jeder zur Richtlinienpsychotherapie berechtigte Arzt oder Psychotherapeut muss diese Sprechstunden entweder als offene Sprechstunde oder als Sprechstunde mit Terminvergabe zur Verfügung stellen. Sprechstunden (Behandlungsdauer jeweils mindestens 25 Minuten) können pro Patient insgesamt höchstens sechsmal (insgesamt bis zu 6 mal 25 = 150 Minuten) und bei Kindern und Jugendlichen höchstens 10 mal je Patient (insgesamt also bis zu 250 Minuten)

durchgeführt werden. Voraussetzung für eine weitergehende psychotherapeutische Behandlung ist eine Sprechstunde von mindestens 50 Minuten Dauer.

■ **Akutbehandlung.** Eine Akutbehandlung umfasst die Durchführung von bis zu 12 Behandlungsstunden (600 Minuten) nach einer mindestens einstündigen Sprechstunde, dabei müssen die Sitzungen („Behandlungseinheiten") mindestens 25 Minuten dauern. Sie ist angezeigt bei akuten Problemen oder in Krisensituationen, in denen schnelle und unbürokratische Hilfe erforderlich ist. Um den formalen Aufwand zu begrenzen, müssen Akutbehandlungen nicht mehr durch das sogenannte Gutachterverfahren genehmigt werden, sondern der Krankenkasse lediglich „angezeigt" werden, die dann die Kosten dafür übernimmt.

■ **Probatorik.** Probatorische Sitzungen (┄┄▸ Seite 92) gehen verpflichtend allen nachfolgend genannten Behandlungsangeboten (Kurzzeittherapie, Langzeittherapie) voraus. Die Sitzungen sollen auf die geplante Therapie vorbereiten und die Voraussetzungen für die Genehmigung der Behandlung durch Gutachter der Krankenkasse schaffen. Der zeitliche Umfang liegt bei 2 bis 4 Stunden (Behandlungsstunden werden immer mit 50 Minuten veranschlagt) für Erwachsene und bei 2 bis 6 Stunden für Kinder und Jugendliche.

■ **Kurzzeittherapie.** Dieses Angebot umfasst bis zu 12 Behandlungsstunden. Kurzzeittherapie ist wie eine Akutbehandlung nur anzeigepflichtig, das heißt, es ist nicht mehr erforderlich, die Behandlung vorab durch die Krankenkasse genehmigen zu lassen. Die Therapie gilt als bewilligt, wenn Sie drei Wochen nach Behandlungsbeginn nichts Gegenteiliges von Ihrer Krankenkasse gehört haben. Folgt eine Kurzzeittherapie auf eine Akutbehandlung, dann werden die bereits im Rahmen der Akutbehandlung erbrachten Leistungen auf die Kurzzeittherapie angerechnet.

■ **Langzeittherapie „Verhaltenstherapie (VT)"** (┄┄▸ Seite 55). Dabei handelt es sich um eine auf konkrete Veränderungen des Denkens und Handelns ausgerichtete Therapie im Umfang von zunächst bis zu 60 Sitzungen, die in einem zweiten Schritt noch einmal auf maximal 80 Sitzungen verlängert werden kann. Die Kostenübernahme durch die Krankenkasse ist für die ersten 60 Sitzungen daran gebunden, dass ein Gutachter der Krankenkasse die Notwendigkeit der Behandlung im vorgesehenen Umfang bestätigt. Es besteht insofern für dieses Behandlungsangebot Antrags- und Gutachterpflicht. Die Verlängerung auf bis zu 80 Sitzungen ist antragspflichtig, die Krankenkasse kann die Bewilligung jedoch nach eigenem Ermessen von einer weiteren gutachterlichen Bewertung abhängig machen.

■ **Langzeittherapie „Tiefenpsychologisch fundierte Psychotherapie (TP)".** Hier handelt es sich um eine etwas stärker auf die Arbeit mit unbewussten Konflikten und Motiven ausgerichtete Therapie im Umfang von zunächst bis zu 60 Sitzungen, die in weiteren Schritten auf maximal 80 beziehungsweise 100 Sitzungen verlängert werden kann. Die Antrags- und Genehmigungspflichten entsprechen denen der Verhaltenstherapie.

■ **Langzeittherapie „Analytische Psychotherapie (AP)".** Dies ist eine vorwiegend auf die Arbeit mit unbewussten Konflikten und Motiven ausgerichtete Therapie, die im Umfang von zunächst bis zu 160 Sitzungen antrags- und genehmigungspflichtig ist und die dann noch weiter auf bis zu maximal 300 Sitzungen verlängert werden kann.

■ **Stabilisierende Maßnahmen („Rezidivprophylaxe").** Gemeint sind Behandlungsstunden, die im Rahmen einer Langzeittherapie nicht in Anspruch genommen wurden. Sie können bis zu zwei Jahre nach Abschluss der Langzeittherapie genutzt werden, um Behandlungserfolge dauerhaft zu stabilisieren oder Rückfälle zu verhindern.

Kurzzeit- und Langzeittherapie können jeweils als Einzel- oder Gruppentherapie in Anspruch genommen werden. Entsprechend können bei der Gruppentherapie im ersten Schritt 60 Doppelsitzungen (bei Gruppentherapien sind Doppelsitzungen üblich) Verhaltenstherapie oder Tiefenpsychologisch fundierte Therapie beantragt werden. Bei der Analytischen Gruppenpsychotherapie bezieht sich der erste Bewilligungsschritt auf 80 Doppelsitzungen. Für Kinder- und Jugendliche gelten geringfügig abweichende Regelungen.

Die verschiedenen Behandlungsangebote spiegeln eine besser an den Behandlungsbedarf angepasste Versorgungsstruktur wider. Denn nicht jeder, der an psychischen Problemen leidet, benötigt auch eine Psychotherapie (⸺⸽ Sprechstunde), drängende psychische Krisen können schneller behandelt werden (⸺⸽ Akutbehandlung) und ein erhöhter Begutachtungsaufwand wird nur noch bei ⸺⸽ Langzeittherapien betrieben.

„Wer soll das bezahlen …?" – Die Kosten

In einer ambulanten Psychotherapie richten sich die Kosten vor allem nach der Anzahl der Behandlungsstunden. Der für eine Therapiestunde erstattete Betrag wird auf der Basis des sogenannten **Einheitlichen Bewertungsmaßstabs** (EBM) festgelegt.

Er liegt zurzeit bei etwa 87 Euro pro Sitzung für eine verhaltenstherapeutische, psychoanalytische, oder tiefenpsychologische Einzelsitzung (mindestens 50 Minuten), bei 43 Euro pro Teilnehmer für eine tiefenpsychologisch fundierte psychotherapeutische Gruppenbehandlung mit 5 bis 9 Teilnehmern, bei 43 Euro pro Teilnehmer für eine verhaltenstherapeutische Gruppenbehandlung mit 2 bis 4 Teilnehmern und 22 Euro bei einer verhaltenstherapeutischen Therapie in einer Gruppe von 5 bis 9 Mitgliedern.

Weitere Kosten können anfallen für diagnostische Leistungen (psychologische Tests, Fragebögen), für den Antrag auf Kostenübernahme für Psychotherapie an die Krankenkasse, für den Antrag auf Verlängerung einer bereits begonnenen Therapie sowie für Verwaltungsgebühren oder Berichte von anderen Gutachtern.

Wenn Sie gesetzlich krankenversichert sind

Die gesetzlichen Krankenkassen zahlen für die oben aufgeführten Behandlungen, sofern der Behandler in der kassenärztlichen beziehungsweise kassenpsychotherapeutischen Versorgung niedergelassen ist. Außerdem tragen die Krankenkassen unter bestimmten Bedingungen die Kosten für übende Verfahren (zum Beispiel Autogenes Training) oder für an bestimmte Störungsbilder angepasste therapeutische Methoden (etwa die sogenannte EMDR für Personen mit traumabedingten psychischen Störungen)

Den Antrag auf Kostenübernahme für Ihre Kurzzeittherapie stellt Ihre Therapeutin oder Ihr Therapeut relativ früh im Verlauf der probatorischen Sitzungen.

Beispiel

Antrag für eine verhaltenstherapeutische Psychotherapie für einen Patienten mit einer Angststörung

1. Beschwerden, Zeitpunkt und Anlass der Symptombildung

Herr X gab an, er leide seit etwa einem halben Jahr unter „plötzlich auftretenden Angstattacken" mit Herz- und Kopfdruck, Atemnot, Schwindel. Die größten Schwierigkeiten bereite ihm das Autofahren. Alle Situationen seien problematisch, in denen er sich eingeengt fühle (…).

2. Angaben zur Vorgeschichte

Herr X berichtet von einer gut behüteten Kindheit. Die Mutter wird als fürsorglich beschrieben, der Vater als strenger, wenig lebensfreudiger Einzelgänger, mit dem es oft Auseinandersetzungen gab (…). Als Kind habe er unter Asthma gelitten, das habe ihn sehr beängstigt. Er glaube, dass dort die Grundlage für seine Erstickungsängste liegen. Sein schulischer und beruflicher Werdegang seien „holprig" gewesen (…). Er sei seit 9 Jahren glücklich verheiratet (…).

3. Psychische Symptomatik und psychischer Befund

Im Kontakt wirkte Herr X freundlich, bewusstseinsklar und allseits orientiert. Keine Anzeichen für kognitive Defizite oder Denkstörungen. Hinweise auf starke Therapiemotivation. Testpsychologisch zeigten sich erhöhte Werte für Angst und Aggressivität (…).

4. Körperlicher Befund

Keine Hinweise auf körperliche Störungsursachen.

5. Verhaltensanalytische Problemdefinition

Situation: Herr X fährt auf der Autobahn, die Bahn verengt sich.

Organismus (vermittelnde Prozesse): ausgeprägte Aufmerksamkeit auf körperliche Veränderungen, hohe Erwartungsangst, allgemein erhöhtes Anspannungsniveau, Perfektionismus

Reaktion:
– Gedanklich: „Das geht mir zu schnell. Bloß schnell weg hier!"
– Emotional: Angst/Panik, Hilflosigkeit
– Physiologisch: Anspannung, Atemnot, Schwindel, Kopfdruck
– Motorisch: rasanter fahren, um der Situation zu entfliehen

Konsequenzen: kurzfristige Verstärkung des Fluchtverhaltens durch Nachlassen der Angst, Verfestigung der Angstsymptomatik durch zunehmenden Rückzug

6. Diagnose

Agoraphobie mit Panikstörung

7. Therapieziele und Prognose

Herr X möchte die Angstanfälle in den Griff bekommen und seinen Handlungsspielraum erweitern (…). Die Prognose ist aufgrund des Leidensdrucks und der Änderungsmotivation als günstig anzusehen.

8. Therapieplan

Die Therapie erfolgt in Anlehnung an das Therapieprogramm von xy und enthält eine Informationsphase, die gestufte Konfrontation mit angstauslösenden Situationen, die Umstrukturierung angstverstärkender Gedanken sowie Methoden zur Verbesserung der Stressbewältigung (…). Es werden 50 Sitzungen Verhaltenstherapie à 50 Minuten mit einer Sitzungsfrequenz von einer Sitzung pro Woche beantragt.

Zur Bewilligung einer Langzeit-Einzel- oder Gruppentherapie muss Ihr Behandler zusätzlich zum Antrag ein Gutachten an den Medizinischen Dienst der Krankenkasse erstellen. Dieses Gutachten ist anonymisiert (zum Datenschutz in der Psychotherapie ····⟩ Seite 51 ff.) und enthält Angaben zu Ihren Beschwerden, deren Ursachen, zum bisherigen Störungsverlauf, zur Diagnose, zum Therapieplan und zur Prognose. Einen Beispielantrag finden Sie in Auszügen auf Seite 46. Im Antrag muss der Therapeut begründen, warum in Ihrem Fall eine Langzeittherapie notwendig ist. Die Krankenkasse leitet diesen Bericht weiter an einen Gutachter. Wenn dieser die Psychotherapie befürwortet, übernimmt die Krankenkasse die Kosten.

Wenn eine Therapie verlängert werden soll, ist dies mit einer Erhöhung der Kosten verbunden. Verlängerungen müssen daher immer rechtzeitig bei der Krankenkasse beantragt werden.

Wenn die Krankenkasse Ihren Antrag auf Kostenübernahme ablehnt

Ausschlaggebend für eine Ablehnung können inhaltliche oder formale Gründe sein. Ein inhaltlicher Grund kann darin bestehen, dass der Medizinische Dienst der Krankenkasse Ihre Beschwerden als nicht behandlungsbedürftig oder das geplante Therapieverfahren als nicht wirksam beurteilt. Formale Einwände könnten sein, dass Ihr Therapeut nicht die notwendigen Qualifikationen mitbringt oder dass der formale Aufbau des Gutachtens Mängel aufweist. Die Gutachter können aber den Antrag auf Kostenübernahme nicht nur ablehnen, sie können auch bestimmte Details der Therapie (wie zum Beispiel die Dauer oder die konkrete Vorgehensweise) neu festlegen.

Wenn Sie gemeinsam mit Ihrem Therapeuten mit den Entscheidungen des Medizinischen Dienstes nicht einverstanden sind, dann können Sie Widerspruch gegen den Bescheid der Krankenkasse einlegen. Sollte dieser Widerspruch ebenfalls abgelehnt werden, können Sie Klage beim Sozialgericht einreichen, die für Sie kostenlos ist.

Kassenpsychotherapeutische oder kassenärztliche Zulassung

Die Krankenkasse trägt die Behandlungskosten dann, wenn die Therapeutin oder der Therapeut berechtigt ist, mit der Krankenkasse abzurechnen. Sie können dann problemlos direkt mit Ihrer Krankenversichertenkarte zum Therapeuten gehen. Dies gilt für ärztliche und psychologische Psychotherapeuten sowie für Kinder- und Jugendlichenpsychotherapeuten.

Die Kosten werden auch übernommen, wenn die Behandlungen an anerkannten Ausbildungsinstituten für Psychotherapeuten oder an Universitätsinstituten mit einer von der Kassenärztlichen Vereinigung ermächtigten Hochschulambulanz durchgeführt werden.

In „psychotherapeutisch unterversorgten" Regionen, in denen durch kassenzugelassene ärztliche und psychologische Therapeuten die Versorgung nicht sichergestellt werden kann (konkret: wenn zum Beispiel die Wartezeit auf einen Therapieplatz unzumutbar lang ist), können die Krankenkassen auch die Behandlungskosten bei Psychotherapeuten ohne Kassenzulassung erstatten. In diesem Fall rechnet der Therapeut nicht direkt mit der Krankenkasse ab, sondern stellt die Kosten der Therapie dem Patienten in Rechnung. Diese Rechnung wird bei der Krankenkasse

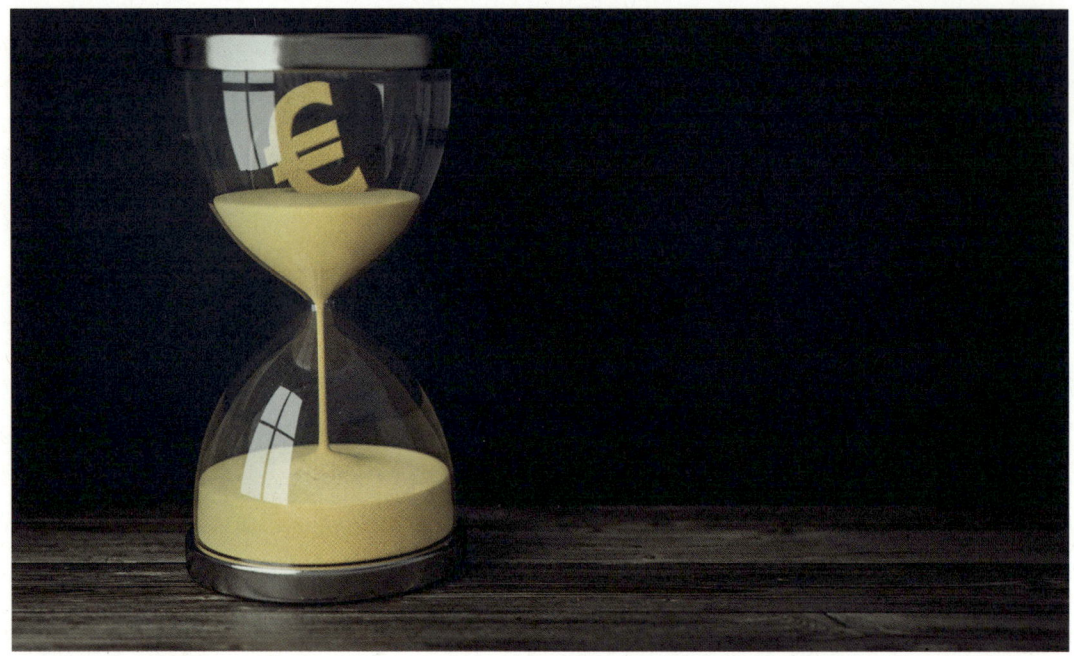

eingereicht und erstattet („Kostenerstattungsverfahren"). Solche Ausnahmeregelungen
werden in Zukunft jedoch vermutlich seltener
sein, weil immer größere Teile der Bundesre-
publik als hinreichend psychotherapeutisch
versorgt gelten. In manchen Großstädten besteht aus Sicht der Kassenärztlichen Bundes-
vereinigung bereits eine Überversorgung mit
Psychotherapeuten, sodass nur in wenigen,
gut begründeten Ausnahmefällen die Chance
besteht, dass die Behandlung durch einen
nicht kassenzugelassenen Psychotherapeuten
von der Krankenkasse vergütet wird.

Keine Zuzahlung bei kassenärztlich zugelassenen Psychotherapeuten

Kassenärztlich zugelassene Psychotherapeuten sind nicht berechtigt, von Ihnen zusätzliche Zahlungen für psychotherapeutische

Leistungen zu verlangen. Anders sieht es aus,
wenn Sie mit einem Therapeuten direkt einen
Vertrag schließen und sich das Behandlungs-
honorar hinterher von Ihrer Krankenkasse
erstatten lassen wollen. In diesem Fall kann
es sein, dass Ihre Kasse Ihnen nur einen Teil
der Summe erstattet, sodass Sie den Rest aus
eigener Tasche zahlen müssen.

Ausgefallene Therapiesitzungen

Wenn Sie zu einer vereinbarten Sitzung nicht
erschienen sind, kann Ihnen die Sitzung in
Rechnung gestellt werden, sofern Sie den
Termin nicht rechtzeitig abgesagt haben.
Voraussetzung ist allerdings, dass zu Beginn
der Behandlung die Zahlung eines konkreten
Ausfallhonorars zwischen Ihnen und dem
Therapeuten schriftlich vereinbart wurde. In
einem solchen Vertrag wird auch festgelegt,

was als „rechtzeitige Absage" anzusehen ist. Als „rechtzeitig" gelten meist „mindestens 24 Stunden vorher". Meist liegt das Ausfallhonorar etwas unter dem Satz, der für eine Behandlungsstunde in Rechnung gestellt wird.

Wenn Sie beihilfeberechtigt sind

In diesem Fall sollten Sie sich an Ihre Beihilfestelle wenden. Diese informiert Sie darüber, ob bei Psychotherapie ein Anspruch auf Beihilfe besteht und – wenn ja – in welcher Höhe. In aller Regel werden die Kosten nur dann übernommen, wenn in einem der Richtlinienverfahren behandelt wird und der Therapeut im Psychotherapeutenregister der örtlichen Kassenärztlichen Vereinigung eingetragen ist. Für Beamtinnen und Beamte übernimmt die Beihilfe im Allgemeinen etwa 50 Prozent der Kosten. Mit der Therapie sollten Sie auch hier erst beginnen, wenn Ihnen ein schriftlicher Bescheid über die Kostenübernahme vorliegt.

Psychische Störung durch Unfall am Arbeitsplatz

Für die Behandlung gesundheitlicher Schäden, die in der Schule oder am Arbeitsplatz oder auf dem Weg dorthin entstanden sind, kommt die gesetzliche Unfallversicherung auf. Dies betrifft auch psychische Störungen, die auf Unfälle zurückgeführt werden können. Die gezahlten Vergütungen für die Therapie sind meist etwas niedriger als die Krankenkassensätze. Die Behandlung muss nicht zwingend von Kassen-Psychotherapeuten durchgeführt werden, sondern kann – wie die Behandlung privat Versicherter – auch von Therapeuten ohne Kassenzulassung übernommen werden. Den Antrag auf Kostenübernahme für eine psychotherapeutische Behandlung stellen Sie in diesen Fällen bei der zuständigen Berufsgenossenschaft.

Wenn Sie ein geringes Einkommen haben

In bestimmten Fällen kann auch das Sozialamt die Kosten für eine Psychotherapie übernehmen. Wenn Sie sich in einer wirtschaftlichen Notlage befinden und kein anderer Kostenträger für die Finanzierung infrage kommt, sollten Sie diese beim Sozialamt beantragen.

Wenn Sie selbstzahlend sind

Wenn Sie – aus welchen Gründen auch immer – die Kosten für eine Psychotherapie selbst tragen, gilt für Sie wie für Privatversicherte die GOÄ beziehungsweise die GOP (---> Seite 49). Das heißt, Sie müssen damit rechnen, bis zum 2,3-fachen Satz für psychotherapeutische Leistungen zu zahlen.

Wenn Sie privat krankenversichert sind

Fast alle privaten Krankenversicherungen übernehmen die Kosten für Psychotherapie. Entscheidend ist aber, welchen Vertrag Sie mit Ihrer privaten Krankenversicherung geschlossen haben. Prüfen Sie also, was in Ihrem Versicherungsvertrag steht. Sollten psychotherapeutische Leistungen dort ausgeschlossen sein oder nur in sehr begrenztem Umfang oder nur in bestimmten Ausnahmefällen gewährt werden, können Sie mit Ihrer Krankenkasse gegebenenfalls verhandeln.

In aller Regel werden die Kosten von privaten Krankenversicherungen nur dann übernommen, wenn der von Ihnen ausgewählte Therapeut in einem der sogenannten Richtlinienverfahren (Verhaltenstherapie, tiefenpsychologisch fundierte Therapie oder psychoanalytische Therapie, ---> Seite 55) ausgebildet ist. Die Kostenzusage erhalten Sie schriftlich von Ihrer Krankenkasse.

☑ **Checkliste:**
Was Sie vertraglich regeln sollten

☐ Auftrag an den Therapeuten, eine bestimmte Art von Therapie beim Patienten durchzuführen. Die Therapie sollte konkret bezeichnet sein.

☐ Angaben zur Höhe der Vergütung

☐ eine Vereinbarung zur Schweigepflicht beziehungsweise zur Erlaubnis der Weitergabe der Informationen aus Ihrer Therapie an behandelnde Ärzte. Sie können frei entscheiden, ob überhaupt jemand (und wenn ja, wer) Angaben aus Ihrer Therapie zur Kenntnis erhalten darf.

☐ Angaben über besondere Leistungen, die der Therapeut bei Bedarf erbringen soll (zum Beispiel diagnostische Leistungen)Angaben über das Ausfallhonorar, falls Sie eine vereinbarte Sitzung nicht wahrnehmen oder den Termin nicht rechtzeitig vorher abgesagt haben.

Einige wenige Privatversicherungen verweigern strikt die Behandlung durch Psychologische Psychotherapeuten und kooperieren ausschließlich mit Ärzten.

Die Höhe des Honorars für Privatversicherte wird durch die Gebührenordnung für Ärzte (GOÄ) beziehungsweise die Gebührenordnung für Psychologische Psychotherapeuten und Kinder- und Jugendlichenpsychotherapeuten (GOP) geregelt. Der derzeitige einfache Gebührensatz für eine Behandlungsstunde von mindestens 50 Minuten Dauer bei Einzeltherapie beträgt 40,20 Euro für die tiefenpsychologisch fundierte Psychotherapie und die analytische Psychotherapie. Der einfache Gebührensatz für Verhaltenstherapie liegt bei 43,70 Euro. Der Psychotherapeut kann Ihnen bis zum

2,3-Fachen des einfachen Gebührensatzes in Rechnung stellen, also derzeit rund 92,50 Euro (tiefenpsychologisch fundierte und analytische Psychotherapie) beziehungsweise 100,50 Euro (Verhaltenstherapie). Der konkrete Vergütungsbetrag kann schwanken aufgrund regelmäßiger Anpassungen des Punktwertes, aus dem der Vergütungsbetrag berechnet wird.

Was sollten Sie bei einem privaten Behandlungsvertrag beachten?

Manche Psychotherapeuten schließen mit privat Versicherten einen eigenen Behandlungsvertrag, der die Rahmenbedingungen der Behandlung regelt und dem gegenseitigen Schutz der Vertragspartner dient. Er sollte die folgenden Punkte enthalten:

Es kann bei privaten psychotherapeutischen Behandlungsverträgen sinnvoll sein, die Ausgangsbedingungen (zum Beispiel Symptome) und die Behandlungsziele konkret zu formulieren. Dies kann die Entscheidung darüber erleichtern, ob beziehungsweise inwiefern die Behandlungsleistungen erbracht wurden.

Grundsätzlich sollten Sie keinen Vertrag unterschreiben, den Sie nicht in allen Einzelheiten verstanden haben. Da es sich um Privatvereinbarungen handelt, gibt es keine Standards, an die Sie sich einseitig anpassen müssen. Unterschreiben Sie erst, wenn Sie mit allen Details der Vereinbarung einverstanden sind.

Etwas Anderes ist ein sogenannter „Therapievertrag", den Sie als Patient im Verlauf einer Behandlung aus therapeutischen Gründen mit dem Therapeuten abschließen (zum Beispiel die Vereinbarung, bis zur nächsten Sitzung bestimmte Übungen durchzuführen, oder die

Vereinbarung, den Therapeuten anzurufen, bevor Sie sich selbst Schaden zufügen). Dieser Vertrag hat eher symbolische beziehungsweise motivierende Bedeutung und ist nicht rechtsverbindlich im engeren Sinn.

„Das geht sonst keinen etwas an" – Psychotherapie und Datenschutz

Psychotherapie ist ein sensibler Bereich, in dem es um persönliche und vertrauliche Themen geht. Die Zusicherung von Vertrauensschutz ist daher eine notwendige Voraussetzung für eine Therapie. Ohne die Sicherheit, dass Informationen nicht an andere weitergegeben werden, wären Gespräche dieser Art kaum möglich. Psychotherapeuten unterliegen daher der Schweigepflicht (nach § 203 des Strafgesetzbuchs), die es ihnen verbietet, persönliche Informationen über Patienten an andere weiterzugeben. Wenn Sie eine Therapie machen, sollten Sie wissen, was die Verpflichtung zur Verschwiegenheit beinhaltet und was nicht.

Schweigepflicht bedeutet nicht, dass ein Therapeut nie und unter keinen Umständen mit anderen über die Inhalte oder Probleme sprechen darf, die Sie ihm in der Therapie mitgeteilt haben. Schweigepflicht bedeutet, dass alle Angaben vermieden werden müssen, die Hinweise auf Ihre Person, also Ihren Namen oder Ihre Identität, geben könnten. Psychotherapeuten tauschen sich relativ häufig über ihre beruflichen Erfahrungen aus. Beispielsweise kann Ihr Therapeut in einer Supervisionsgruppe mit Fachkollegen über Probleme in der Therapie sprechen und sich fachliche Hilfestellung holen – natürlich ohne dabei Ihren Namen oder Ihre persönlichen Daten zu nennen.

》 *Vor Jahren habe ich mal Therapie auf eigene Kosten gemacht. Ich dachte, wenn das alles meine Krankenkasse und über die vielleicht mein Arbeitgeber erfährt, da zahle ich lieber selber. Heute denke ich, dass meine Ängste damals übertrieben waren. Für die Behandlungskosten hätte die Krankenkasse aufkommen müssen.* 《

Mutter eines 11-jährigen verhaltensauffälligen Jungen

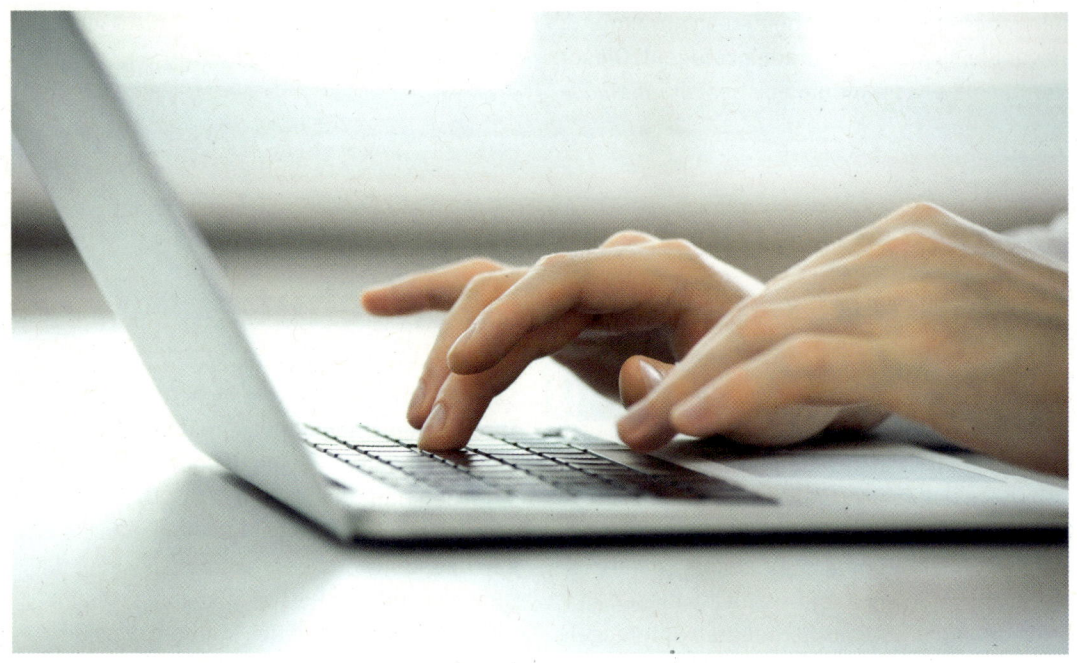

Datenschutz bei Ihrer Krankenkasse

Wenn ein Therapeut den Antrag auf Kostenübernahme an die Krankenkasse schickt,
dann wird zum Schutz Ihrer persönlichen Angaben eine ganz bestimmte Abfolge bei der
Bearbeitung des Antrags eingehalten. Dies
wird kurz dargestellt, damit Sie sich selbst ein
Bild davon machen können, ob und inwieweit
Ihnen dieser Datenschutz ausreicht.

Zunächst ist zwischen den Antragsunterlagen
und dem Bericht an den Gutachter zu unterscheiden. Der Antrag auf Kostenübernahme
enthält Angaben zu Ihrer Person, darunter
auch einen Code, der jede der bei Ihnen zu
behandelnden Erkrankungen oder Störungen
nach der Internationalen Klassifikation von
Erkrankungen und Gesundheitsproblemen
(ICD 10) verschlüsselt. Den Antrag erhält Ihr

Sachbearbeiter bei der Krankenkasse zur
Kenntnis, er oder sie weiß insofern auch, an
welcher psychischen Störung Sie leiden. Nä-
here Informationen zu Ihrer Person oder zu
Hintergründen und Bedingungen der Störung
enthält der Antrag aber nicht, diese sind ausschließlich im Bericht an den Gutachter enthalten (---> Beispielbericht, Seite 46). Allerdings
anonymisiert Ihr Therapeut den Bericht, es
tauchen also darin keinerlei Informationen auf,
aus denen der Gutachter auf Ihren Namen oder
Ihre Identität schließen kann.

Der Bericht wird in einem verschlossenen
Umschlag, der mit einer verschlüsselten Kennnummer versehen ist, an Ihre Krankenkasse
geschickt. Dort notiert sich der Sachbearbeiter
der Kasse die Nummer des Umschlags und
schickt diesen ungeöffnet weiter an einen

bestellten Gutachter. Erst hier wird der Brief geöffnet, gelesen und Ihr Problem begutachtet. Der Gutachter kennt durch die Prozedur Ihre Identität nicht. Er teilt dann seine Entscheidung für oder gegen die Kostenübernahme in Verbindung mit der Kennnummer dem Sachbearbeiter mit. So wird sichergestellt, dass der für Sie zuständige Sachbearbeiter Ihrer Krankenkasse, der Ihre Identität kennt, nichts Näheres über Ihre persönlichen Probleme erfährt.

Weniger sorgsam verfährt die Beihilfe für Beamte und Angestellte im öffentlichen Dienst mit dem Problem des persönlichen Datenschutzes. Hier enthält – anders als im üblichen Antragsverfahren der Krankenkassen – der Antrag auch weitergehende Informationen. Insofern bestehen hier Lücken in Bezug auf den Schutz persönlicher Daten. Daher befürchten beihilfeberechtigte Patienten erfahrungsgemäß häufiger, dass vertrauliche Informationen dem Arbeitgeber leichter zugänglich sind. Davon abgesehen gilt natürlich auch bei der Beihilfe „vom Grundsatz her", dass persönliche Daten unter Verschluss bleiben müssen.

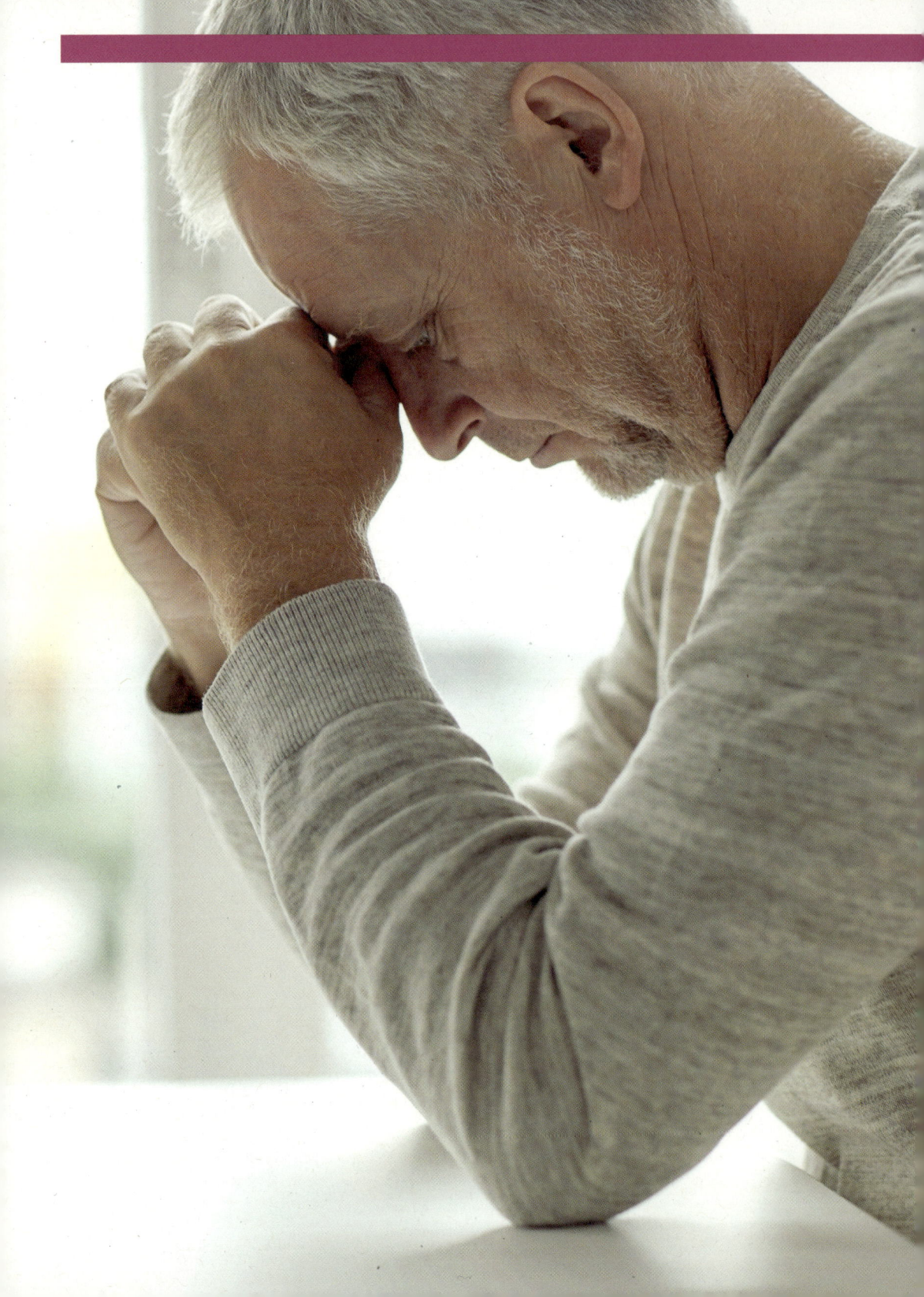

Die wichtigsten Verfahren

Es gibt viele psychotherapeutische Richtungen. Gesetzliche Regelungen grenzen die Therapievielfalt ein: Nur die Richtlinien-verfahren „Verhaltenstherapie", „Tiefenpsychologisch fundierte Therapie" und „Analytische Psychotherapie" werden von den Krankenkassen in der Regel bezahlt. Humanistische und system-/familientherapeutische Behandlungsansätze werden häufiger in Beratungsstellen angewendet.

Verhaltenstherapie und Kognitive Verhaltenstherapie –
Probleme verstehen und ändern lernen

>> *Es ist sicher schwierig, über belastende Themen zu sprechen. Oft ist es aber noch schwieriger, wirklich konkret etwas zu verändern. Da brauchen die Patienten von mir alle Unterstützung. Allerdings trauen sich auch viele aus Angst konkrete Veränderungen nicht so richtig zu, die wollen sich lieber nur aussprechen.* <<

Verhaltenstherapeut, 44 Jahre

Von welchen Annahmen gehen Verhaltenstherapeuten aus?

Verhaltenstherapeutinnen und -therapeuten betonen, dass unser Leben durch Lernvor-gänge und Gewohnheiten geprägt ist. Unser Wissen, aber auch unsere Gefühle, Einstellun-gen, Verhaltensweisen, selbst unsere körper-lichen Reaktionen haben wir im Lauf unseres Lebens erlernt. Das gilt auch für psychische Probleme und Störungen. Entsprechend kön-nen sie – so die Annahme der Verhaltensthe-rapie – durch neue Erfahrungen und Gewohn-heiten auch wieder verlernt werden. Der Begriff „Verhalten" wird dabei sehr weit gefasst:

Er bezeichnet unser Denken, Fühlen und Handeln, aber auch körperliche Prozesse. Vertreterinnen und Vertreter der „kognitiven Verhaltenstherapie" betonen in diesem Zusammenhang die Bedeutung unserer Wahrnehmung und unseres Denkens für die Entwicklung und Behandlung psychischer Störungen.

Verhaltenstherapie ist vor allem auf die Zukunft ausgerichtet. Sie setzt Zielpunkte und fragt: Was muss geschehen, damit jemand neue Erfahrungen mit sich oder seinem Problem machen kann? Sie geht davon aus, dass man durch eine Annäherung an Verhaltensweisen, die man bisher vermieden hat oder nicht kannte, Behandlungserfolge erzielen kann.

Welche Ziele verfolgt die Verhaltenstherapie?

In einer Verhaltenstherapie sollen Sie vor allem lernen, sich besser selbst zu steuern und Ihre Denk- und Verhaltensgewohnheiten neu zu regulieren. Dazu entwickeln Sie zunächst eine plausible Vorstellung von den Ursachen und der Veränderbarkeit Ihres Problems. Später zielt die Behandlung darauf ab, Ihr Denken, Fühlen, Ihre körperlichen Reaktionen und Ihr Verhalten so zu steuern, dass sich das Problem notgedrungen verändern muss. Angestrebt werden spürbare und sichtbare Veränderungen. Ihre neu erworbenen Fähigkeiten sollen Sie dann im Alltag in neue Denk- oder Verhaltensgewohnheiten umsetzen.

Wie verhalten sich Verhaltenstherapeuten?

Die wichtigste Aufgabe sehen Verhaltenstherapeuten darin, Sie anzuleiten und zu ermutigen, neue konkrete Erfahrungen im Umgang mit Ihrem Problem zu machen. Dazu werden immer wieder konkrete Informationen abgefragt, zum Beispiel: Wann, wo, unter welchen Umständen treten die Symptome in welcher Form, Häufigkeit und Ausprägung auf? Wer ist daran beteiligt? Wodurch werden die Beschwerden aufrechterhalten? Welche Konsequenzen ziehen sie nach sich?

Die **kognitive Verhaltenstherapie** interessiert sich vor allem für die Denkgewohnheiten, Überzeugungen und Einstellungen von Menschen. Für sie ist es entscheidend, wie Sie sich selbst und andere Menschen wahrnehmen und bewerten und ob Ihre gewohnten Einstellungen und Bewertungen plausibel und „vernünftig" sind.

Die Fragen der Verhaltenstherapeuten sind meist sehr konkret, entsprechend geben sie sich meist auch nicht mit vagen und ausweichenden Antworten zufrieden. Wenn Sie in der Therapie zum Beispiel sagen würden: „Ich bin manchmal irgendwie so depressiv", dann würde Ihr Therapeut vermutlich nachfragen, was genau Sie mit „manchmal", „irgendwie" und „depressiv" meinen. Ebenso würde er Sie dabei unterstützen, sich mit neuen Denk- oder Verhaltensweisen auseinanderzusetzen, die Sie bisher ausgeklammert haben. Schließlich würde er Sie fragen, was Sie im Hinblick auf Ihr Problem erreichen wollen, und Ihnen dann Wege vorschlagen, wie Sie dies schrittweise erreichen können. Verhaltenstherapeuten bevorzugen ein strukturiertes Vorgehen. Sie

» Ich verhalte mich nicht immer gleich. Manchmal arbeiten wir eng an Vereinbarungen, ich stelle dann sehr konkrete Fragen, manchmal provoziere ich auch. Es kann auch vorkommen, dass ich mich dumm stelle, einfach um zu zeigen, dass ich nicht für alles die Verantwortung übernehmen kann. «

Verhaltenstherapeut, 44 Jahre

fragen nach Problemen, Wünschen und Zielen, konkreten Methoden und nach der Umsetzbarkeit des neuen Verhaltens in den Alltag.

Nicht selten werden Sie nach Absprache mit der Therapeutin oder dem Therapeuten auch unmittelbar mit unangenehmen Situationen konfrontiert. Wenn Sie zum Beispiel übertriebene Ängste vor Spinnen haben, wird der Therapeut Sie darin unterstützen, sich einer Spinne schrittweise anzunähern. Dies kann erst nur in der Vorstellung geschehen und dann stufenweise mit einer echten Spinne. Dabei bestimmen Sie grundsätzlich immer die Geschwindigkeit der Annäherung.

Ein von Verhaltenstherapeuten ebenfalls oft eingesetztes Mittel ist die Arbeit mit Vereinbarungen. Sie können zum Beispiel vereinbaren, neue und therapeutisch notwendige Verhaltensweisen im Alltag auszuprobieren oder einzuüben. Zum Beispiel kann festgelegt werden, dass Sie bis zum nächsten Treffen ein Tagebuch führen, in das Sie Dauer und Häufigkeit und die äußeren Bedingungen Ihrer Beschwerden regelmäßig eintragen. Oder Sie vereinbaren, dass Sie sich zweimal bis zum nächsten Termin abends mit Freunden treffen, um Ihre Einsamkeitsgefühle zu überwinden.

Solche Vereinbarungen („Hausaufgaben") werden möglichst eng auf Ihr Symptomverhalten abgestimmt.

Was wird von Ihnen in einer Verhaltenstherapie erwartet?

Sie sollten grundsätzlich bereit sein, an Ihren konkreten Problemen zu arbeiten, die Sie in die Therapie geführt haben. Ohne die Motivation zu spürbaren Veränderungen im Denken, Fühlen oder Handeln sind Sie bei Verhaltenstherapeuten an der falschen Adresse. Um eine Entscheidung, was Sie in welchem zeitlichen Rahmen verändern (oder vielleicht auch beibehalten) wollen, werden Sie kaum herumkommen. Irgendwann im Therapieverlauf werden Sie sich festlegen müssen, was Sie erreichen und wie Sie dies versuchen wollen. Wenn Sie sich dann mit Ihrer Therapeutin oder Ihrem Therapeuten auf ein Ziel verständigt haben (zum Beispiel: „Ich möchte mich gegenüber meinen Arbeitskollegen besser durchsetzen können"), dann sollten Sie auch bereit sein, an der Umsetzung zu arbeiten (zum Beispiel mutigeres Verhalten ausprobieren).

Welche Schwierigkeiten kann es im Verlauf einer verhaltenstherapeutischen Behandlung geben?

Sie wollen weniger an Ihrem Verhalten etwas verändern, sondern einfach nur besser verstehen, warum Sie diese Probleme haben. In diesem Fall kann die Ausrichtung der Therapie auf konkrete Veränderungen selbst zum Problem werden. Überprüfen Sie daher vorher, inwiefern es Ihnen in der Therapie wirklich um spürbare und sichtbare Veränderungen geht.

Sie fühlen sich durch therapeutische Aufgaben in der Sitzung überfordert. Zum Beispiel können Sie sich überfordert fühlen, wenn Sie bei Angst vor engen Räumen versuchen, gemeinsam mit dem Therapeuten Aufzug zu fahren. Dabei lässt Sie bereits der Gedanke daran vor Angst zittern und schwitzen. Eigentlich sollte der Therapeut versuchen, die Aufgaben auf Ihre Möglichkeiten und Fähigkeiten abzustimmen, manchmal gelingt das aber nicht optimal. Eine gewisse Herausforderung ist häufig auch von Therapeuten gewollt und fachlich begründet. Scheuen Sie sich aber nicht, Ihr Gefühl der Überforderung anzusprechen; Therapeuten sind auf Ihre Rückmeldung angewiesen.

Sie haben das Gefühl, dass Ihnen auch nach der Lösung eines bearbeiteten Problems immer noch eine Menge anderer ungeklärter Schwierigkeiten bleiben. Wenn Sie sich schwer tun mit der Philosophie der „kleinen Schritte", dann ist dies ein Konflikt, der innerhalb einer Verhaltenstherapie immer wieder Schwierigkeiten erzeugen wird.

Sie halten sich nicht an Vereinbarungen, weil Sie vielleicht den Nutzen einer bestimmten Vereinbarung nicht erkennen. Klären Sie mit der Therapeutin oder dem Therapeuten, was Ihnen die Einhaltung so schwer macht und womit Sie Probleme haben. Wenn Sie unsicher sind, ob Sie überhaupt Vereinbarungen treffen wollen, sollten Sie Ihre Therapiemotivation für sich klären und gegebenenfalls auf eine andere Methode ausweichen.

»Auch wenn ich gegenüber meinen Arbeitskollegen sicherer auftrete, so gibt es doch immer noch unendlich viele Personen, gegenüber denen ich mich weiterhin unsicher fühle und mich auch so verhalte. Ich bin einfach ein ängstlicher Mensch!«

Patientin, 32 Jahre, ängstlich-vermeidende Persönlichkeitsstörung

Tiefenpsychologische Verfahren –
Auf der Suche nach den Hintergründen

> *» Manchmal verhindern Erfahrungen, die wir in der Jugend gemacht haben, dass wir uns zu reifen und selbstbewussten Menschen entwickeln. Unsere Jugend läuft uns lebenslang hinterher und ist so auch immer gegenwärtig. «*
>
> Psychoanalytiker, 51 Jahre

Von welchen Annahmen geht die Therapie aus?

Zu den von Krankenkassen anerkannten tiefenpsychologischen Verfahren zählen die Analytische Psychotherapie und die Tiefenpsychologisch fundierte Therapie. Beide werden auch unter dem Begriff „psychoanalytisch begründete Verfahren" zusammengefasst. Sie gehen davon aus, dass psychische Störungen ihre Ursachen in frühen lebensgeschichtlichen Erfahrungen haben. Wir wissen alle, dass jeder Mensch in der Kindheit und Jugend Konflikte erlebt, die er verarbeiten muss. Wenn man – aus welchen Gründen auch immer – nicht in der Lage war, diese Konflikte „angemessen" zu lösen oder zu bewältigen, dann bleibt aus psychoanalytischer beziehungsweise tiefenpsychologischer Sicht der Konflikt „unbewusst" im Gedächtnis erhalten und wirkt sich in Form von psychischen oder körperlichen Symptomen bis in die Gegenwart aus.

Vereinfacht gesagt entstehen psychische Probleme also dann, wenn jemand problematische Beziehungen zu wichtigen anderen Menschen (vor allem zu den Eltern) hatte und nicht in der Lage war, diese Schwierigkeiten zu lösen. Aus psychoanalytischer Sicht kann sowohl zu wenig als auch zu viel Nähe und Unterstützung durch die Eltern in der Kindheit zu psychischen Störungen führen. In der Regel wird die psychische Störung als ein Zeichen dafür verstanden, dass die kindlichen Beziehungskonflikte in veränderter Form bis ins Erwachsenenleben fortbestehen und aktuelle Beziehungen damit belasten.

Tiefenpsychologen nehmen ebenso an, dass den Betroffenen die eigentlichen Ursachen für ihre Krankheiten oder Störungen nicht bewusst sind. Das heißt, eine Person, die zum Beispiel eine Depression oder psychosomatische Kopfschmerzen entwickelt hat, weiß nicht, dass diese Beschwerden Ausdruck dieser frühen Erfahrungen sind. Sie weiß nicht, dass die Beschwerden aufgrund der gestörten Beziehung zur Mutter, zum Vater oder zu anderen wichtigen Bezugspersonen entstanden sind, weil sie die alten Erfahrungen unwillkürlich verdrängt oder auf andere Weise vom Bewusstsein ferngehalten hat.

Aus psychoanalytischer beziehungsweise tiefenpsychologischer Sicht ist es aber möglich, sich der „eigentlichen Ursachen" bewusst zu werden. Durch das „Verstehen" und „Durcharbeiten" der eigenen lebensgeschichtlichen Hintergründe kann – so die Annahme – auch das aktuelle psychische Problem bewältigt oder gelöst werden.

Welche Ziele verfolgt die Therapie?

Im Vordergrund einer psychoanalytischen oder tiefenpsychologisch fundierten Behandlung steht das Aufarbeiten vergangener Erlebnisse und Erfahrungen. Sie sollen dazu ermuntert werden, sich den frühen belastenden oder verdrängten Erfahrungen anzunähern und diese in veränderter Form neu zu erleben. Ziel ist es, dass Sie sich dieser verdrängten Konflikte aus Ihrer Kindheit oder Jugend bewusst werden und sie „gefühlsmäßig durcharbeiten". Angestrebt wird eine „Nachreifung", das heißt der Übergang von kindlichen, ängstlichen, unreifen und neurotischen Denk- und Verhaltensmustern in erwachsene, reife und souveräne Formen der Lebensbewältigung. Die Idee ist, dass Sie dann leichter Ihre Probleme anpacken und lösen können.

Während psychoanalytische Therapeutinnen und Therapeuten versuchen, unbewusste Konflikte vor allem durch die Arbeit an und mit Träumen und freien Assoziationen dem Bewusstsein zugänglich zu machen und durchzuarbeiten, lassen tiefenpsychologisch fundierte Therapeuten stärker auch bewusste, kontrollierte, gesteuerte Prozesse in der Therapie zu.

Wie verhalten sich tiefenpsychologisch ausgerichtete Therapeuten?

Tiefenpsychologisch ausgerichtete Therapeuten beschränken sich ganz wesentlich auf Deutungen, Kommentare und die Interpretation dessen, was Sie in der Therapie sagen oder in anderer Form zum Ausdruck bringen. Sie gehen davon aus, dass die Beziehung, die Sie zu Ihrem Therapeuten eingehen, wesentlich durch Ihre früheren persönlichen Beziehungserfahrungen zu Ihren Eltern oder zu anderen für Sie wichtigen Personen bestimmt ist. Die unbewusste Neigung, frühere Beziehungserfahrungen und die damit verbundenen Gefühle auf eine neue Person (hier: den Therapeuten) beziehungsweise auf neue Beziehungen zu übertragen, wird auch „Übertragungsbeziehung" genannt. Die Therapeuten versuchen sich demnach so zu verhalten, dass Ihre persönlichen Beziehungserfahrungen in der Beziehung zum Therapeuten deutlich werden. Frühere Gefühle und Gedanken sollen durch den therapeutischen Kontakt in der Gegenwart wieder lebendig werden und auf die aktuellen Beziehungskonflikte übertragen werden. Um

> »*Ich versuche eine sogenannte Übertragungsbeziehung herzustellen, in der deutlich wird, dass der Patient sich eigentlich über seinen Vater ärgert, wenn er glaubt, dass er sich über mich ärgert.*«
>
> Psychoanalytiker, 45, zur Behandlung seines Patienten, der unter Zwangsstörungen leidet

dies herbeizuführen, wird sich Ihr Therapeut selbst weitgehend zurückhalten und Ihnen möglichst keine ablenkenden Ansatzpunkte für Auseinandersetzungen mit seiner Person liefern.

Schon durch die Anordnung der Sitzposition kann die Zurückhaltung deutlich werden: Bei manchen psychoanalytisch ausgerichteten Psychotherapeuten liegen Sie auf einer Couch. Ihr Analytiker sitzt hinter Ihnen, sodass Sie ihn nicht sehen können. Das entlastet von den Eindrücken, die sich ein Patient von seinem Gegenüber macht. Dadurch soll es ihm erleichtert werden, mit dem Bewusstsein nach innen zu gehen und auf eigene Gefühle, Gedanken, Fantasien, Erinnerungen und so weiter zu achten.

Die Zurückhaltung des Therapeuten zeigt sich auch in dem, was er sagt. Er wird keine Ihrer Äußerungen als gut oder schlecht oder richtig oder falsch bewerten, sondern versuchen, Sie gleichbleibend aufmerksam und wohlwollend zu begleiten. Über sich selbst oder über persönliche Erfahrungen spricht er fast nie. Er sagt auch nicht, ob er sich ärgert oder freut, ob er mit Ihren Äußerungen zufrieden ist oder nicht. Offenbar weicht das Verhalten eines Psychoanalytikers erheblich von dem ab, was wir sonst im Gespräch mit Freunden oder Bekannten aus dem Alltag kennen.

Etwas anders sieht es bei der **tiefenpsychologisch fundierten Therapie** aus. Hier sitzen Sie dem Therapeuten gegenüber. Anders als Psychoanalytiker nehmen tiefenpsychologisch fundiert arbeitende Therapeutinnen und Therapeuten häufiger Stellung zu dem, was Sie sagen. Sie geben mitunter auch Ratschläge

oder Empfehlungen, stellen häufiger klärende Fragen oder geben Deutungen zu früheren oder aktuellen Konflikten. Das Verhalten der Therapeuten erscheint weniger künstlich und gewöhnungsbedürftig. Das Gespräch gleicht mehr einem Gespräch unter Freunden oder Bekannten, bei dem der eine erzählt und der andere aufmerksam zuhört und kommentiert.

Was wird von Ihnen in einer psychoanalytisch oder tiefenpsychologisch ausgerichteten Therapie erwartet?

In einer analytischen Psychotherapie werden Sie aufgefordert, „frei zu assoziieren". Sie sollen alles erzählen, was Ihnen gerade einfällt – ohne viel zu überlegen, ob die Gedanken, Erinnerungen oder Bilder, die Ihnen gerade durch den Kopf gehen, auch sinnvoll zusammenpassen. Es darf Ihnen egal sein, ob das Erzählte vernünftig ist und Ihr Zuhörer alles richtig versteht. Wie ein Kind, das auch nicht immer erst überlegt, ob es etwas Bestimmtes sagen oder fragen darf, sollen auch Sie sich in eine Situation versetzen, in der Sie nicht mehr prüfen, kontrollieren und auswählen, sondern sich einfach äußern. Auf die Bemerkungen Ihres Therapeuten können Sie dann reagieren oder auch nicht. Immer ist es Ihnen freigestellt, wie Sie reagieren. Der Therapeut wird dabei stets wohlwollend-distanziert bleiben.

Mit freier Assoziation arbeiten auch tiefenpsychologisch fundierte Therapeuten, allerdings sprechen sie stärker auch aktuelle Probleme oder Konflikte an. Deren Vorschläge oder Empfehlungen können Sie aufgreifen oder auch nicht. Auch wenn Sie diese Anregungen wiederholt nicht berücksichtigen, wird dies – anders als in der Verhaltenstherapie – kaum oder gar keine Konsequenzen haben.

Welche Probleme kann es im Verlauf einer tiefenpsychologisch ausgerichteten Therapie geben?

Sie haben Schwierigkeiten mit der zeitlichen Ausrichtung der Therapie.

Tiefenpsychologische Therapeuten richten den Blick immer wieder zurück in die Vergangenheit. Wenn Sie Probleme mit dieser zeitlichen Ausrichtung haben, mit der Suche nach vermuteten Ursachen in der Kindheit und Jugend, dann erscheint eine solche Therapie für Sie weniger geeignet.

Sie haben Schwierigkeiten mit der Zurückhaltung des Therapeuten.

Viele wünschen sich durch eine Therapie mehr Orientierung. Sie wollen wissen, was sie tun können, um ihr Problem zu lösen, wünschen sich Stellungnahmen durch den Therapeuten oder vielleicht konkrete Anweisungen. Diese Hoffnung wird in psychoanalytischen Therapien häufig enttäuscht. So ist die deutliche Zurückhaltung des Therapeuten in der psychoanalytischen Therapie ebenso wie die Sitzanordnung oder die Aufforderung zur freien Assoziation für einige Patientinnen und Patienten gewöhnungsbedürftig. Die Situation unterscheidet sich von gewohnten Umgangsformen und eine Übertragung der in der Therapie gemachten Erfahrungen in den Alltag ist nur begrenzt möglich.

Sie haben Schwierigkeiten mit den Deutungen des Therapeuten.

Das wichtigste Hilfsmittel psychoanalytischer Therapeuten ist die Interpretation Ihrer Äußerungen. Der Therapeut wird versuchen, die Probleme oder Störungen, die Sie zur Sprache bringen, als Ausdruck eines bereits lange andauernden inneren Konflikts darzustellen. So könnte Ihr Therapeut zum Beispiel Zusammenhänge sehen zwischen Ihren heutigen psychosomatischen Magenbeschwerden und dem Verhältnis, das Sie früher zu Ihren Eltern hatten. Seine Deutung könnte lauten: Als Kind hatten Sie häufig Angst vor Ihrem Vater, die Sie aber nicht zeigen durften (Konflikt zwischen dem Gefühl Angst und äußeren Normen). Und wenn Sie heute vor einer Person stehen, die Sie an Ihren Vater erinnert (zum Beispiel Ihr Chef), dann spüren Sie diesen Konflikt erneut (wieder Angstgefühle, die Sie nicht zeigen dürfen), heute jedoch in Form von Magenschmerzen. Insofern erinnert sich Ihr Körper, Ihr Unterbewusstes, Ihre Angst in solchen Situationen immer wieder an ähnliche frühere Situationen, insbesondere an Ihren Vater.

Möglicherweise ist Ihnen diese Deutung plausibel, in diesem Fall hilft sie Ihnen vielleicht, sich selbst besser zu verstehen. Wenn Sie Probleme mit der Auslegung haben und sie nicht akzeptieren wollen, wird der Therapeut Ihre Bedenken und Einwände wahrscheinlich als eine Form von „Widerstand" interpretieren. Er geht dann davon aus, dass Sie eigentlich Angst vor dieser neuen, vielleicht schmerzhaften Erkenntnis haben und deshalb die Deutung ablehnen. Andererseits wird er in Ihren Einwänden vermutlich auch ein Zeichen dafür sehen, dass er mit Ihnen auf dem richtigen Weg ist. Um Ihnen zu helfen, sich der schmerzhaften Erkenntnis zu stellen und die damit verbundenen „verdrängten" oder „vergessenen" Gefühle zu bewältigen, wird er Sie zu stützen versuchen und bemüht sein, Sie zu weiteren Erkenntnisschritten zu ermutigen.

Für manche Patientinnen und Patienten ist es nicht leicht, alle Aufmerksamkeit auf den Gehalt der Deutungen und Interpretationen des Therapeuten zu lenken und zugleich wenig Hinweise auf konkrete Änderungsmöglichkeiten und Verhaltensalternativen zu erhalten. Insbesondere Psychologische Psychothera-

peuten sehen diese Behandlungsmethode daher häufig auch kritisch, weil sie vergleichsweise lange andauert, sich (zu) sehr auf die Beziehung zwischen Patient und Therapeut konzentriert und im Verhältnis zur Dauer oft weniger greifbare Erfolge zeigt. Für Sie kann es da eine Orientierungshilfe sein zu prüfen, in welchem Ausmaß die eingangs genannten Wirkfaktoren (⸱⸱⸱⸴ Seite 16 f.) in Ihrer Therapie tatsächlich umgesetzt werden.

Humanistische Therapieansätze –
Entscheidung für das „Hier und Jetzt"

>> *Therapie ist doch nichts anderes als inneres Wachstum. Sich zu entscheiden, seine eigenen Lebensmöglichkeiten zu erkennen und auszuprobieren. Ich ermutige meine Patienten, diesen Weg zu finden.* <<

Gesprächstherapeut, 45 Jahre

Von welchen Annahmen gehen humanistische Therapien aus?

Zu den bekanntesten humanistischen Therapieansätzen gehören die **Gesprächspsychotherapie** und die **Gestalttherapie**, teilweise auch **„Körpertherapien"**. Historisch gesehen entwickelten sich diese Therapieansätze als Gegenbewegung zu Psychoanalyse und Verhaltenstherapie. Die humanistischen Therapieformen verstehen sich als therapeutische Verfahren, die sowohl die psychischen, körperlichen und sozial-kulturellen Aspekte berücksichtigen. Sie gehen von einem lebenslangen Wachstumsprozess aus. Während

Psychoanalytiker überwiegend den Blick in die Vergangenheit lenken und Verhaltenstherapeuten vor allem ziel- und somit zukunftsorientiert vorgehen, richten humanistische Therapeutinnen und Therapeuten ihr Hauptinteresse auf die Gegenwart. Ihre Annahme lautet: Wer ganz in der Gegenwart, im „Hier und Jetzt" lebt, wer sich auf das unmittelbar Erfahrbare, auf gegenwärtige Gefühle, aktuelle Empfindungen, auf die eigene Wahrnehmung konzentriert, der findet ein neues Selbstverständnis. Diese Ausrichtung befreit nach Ansicht humanistischer Therapieansätze von Zwängen, Bindungen oder Ängsten, die in der Vergangenheit

wurzeln. Zugleich mache die Ausrichtung auf die Gegenwart frei für ein selbstbestimmtes Leben, was nach humanistischem Verständnis als besonders
erstrebenswert gilt. Dabei wird unterstellt, dass jeder Mensch die notwendigen Voraussetzungen und Fähigkeiten besitzt, um ein selbstbestimmtes und eigenverantwortliches Leben zu führen. Dafür muss man sich jedoch nach humanistischer Ansicht bewusst entscheiden.

Welche Ziele verfolgen humanistische Therapien?

Nach humanistischer Vorstellung sollen Sie vor allem lernen, Verantwortung für sich und Ihr Leben zu übernehmen. Die Botschaft lautet: Stehlen Sie sich nicht aus Ihrer Verantwortung für persönliche Entscheidungen und Entwicklungen, sondern stellen Sie sich Ihren Konflikten und erkennen Sie daran, wer Sie selbst sind und was Sie wollen. Formulierungen wie „Man muss ...” oder „Ich kann nicht, weil ...” gelten als Ausdruck der Haltung, andere oder äußere Umstände für eigene Probleme verantwortlich zu machen. Sie sollen stattdessen lernen, sich selbst als Person zu akzeptieren, so wie Sie sind. Hier geht es weniger darum, konkrete Probleme zu bewältigen oder Ihr Symptom zu beseitigen, als darum, eine generell andere Haltung gegenüber sich selbst zu gewinnen.

Wie verhalten sich humanistische Therapeuten?

Humanistische Therapeuten sind bemüht, die Gefühle ihrer Patientinnen und Patienten in der Therapiesituation zu intensivieren. Dies wird zum Beispiel in einer **Gesprächspsychotherapie** dadurch versucht, dass die Therapeutin oder der Therapeut immer wieder nach Ihren Gefühlen fragt oder Ihre Gefühle zu benennen versucht. Zum Beispiel: „Wie fühlt sich Ihre Enttäuschung an? Was empfinden und spüren Sie in dieser Situation? Ich merke, wie Sie sich ärgern ...”. Der Therapeut nimmt eine einfühlsame, wohlwollende, verstehende Haltung ein, um Sie so zu ermutigen, verstärkt auf Ihre Gefühle zu achten und diese Gefühle bei Entscheidungen zu berücksichtigen.

Konfrontativer, aber ebenfalls auf die Aktivierung und Intensivierung von Gefühlen ausgerichtet, gehen Gestalttherapeuten vor. Die **Gestalttherapie** beinhaltet eine Reihe von Techniken, mit deren Hilfe Gefühle gezielt provoziert werden sollen. Zum Beispiel können Sie aufgefordert werden, „mit der eigenen Angst ein Gespräch zu führen” und sich nur auf das zu konzentrieren, was Sie währenddessen spüren. Oder der Therapeut schlägt vor, bestimmte Worte im Gespräch nicht zu gebrauchen (zum Beispiel: „Versuchen Sie, auf das Wort ‚man‘ zu verzichten und nur noch ‚ich‘ zu sagen!“).

>> *Sei ganz du selbst! Im Grunde vermittle ich in meinen Therapien nichts anderes.* <<

Gestalttherapeutin, 33 Jahre

Auch hier werden wie in der Gesprächstherapie vor allem Gefühle benannt. Dabei wird der Therapeut Sie weniger nach den Gründen oder möglichen Ursachen Ihrer Gefühle fragen, sondern vielmehr danach, wie Sie Ihre Gefühle und deren Veränderung erleben. So sollen Sie Entscheidungshilfen zum Umgang mit aktuellen Konflikten erhalten.

Körpertherapien nehmen vor allem körperliche Symptome oder Signale zum Ausgangspunkt für therapeutische Veränderungen. Einige gehen von der Annahme aus, dass körperliche Prozesse in einer symbolischen Beziehung zu psychischen Prozessen oder Konflikten stehen. Ein Behandlungsziel soll es daher sein, diese Zusammenhänge zu verstehen. Der Körper wird als eine Art weiser Signalgeber verstanden, der auf notwendige Veränderungen hinweist. Die therapeutischen Bemühungen konzentrieren sich meist darauf, körperliche Vorgänge (Berührungen, körperliche Empfindungen) aufmerksamer und genauer wahrzunehmen und neu zu deuten. Häufig wird auch über die Körperhaltung und körperliche Bewegung sowie über Atem- und Entspannungsübungen therapeutisch gearbeitet.

Was wird von Ihnen in einer humanistischen Therapie erwartet?

Grundsätzlich sollten Sie bereit sein, sich auf die von der Therapeutin oder dem Therapeuten vorgeschlagene Form des Dialogs einzulassen. Sie können – ähnlich wie in der tiefenpsychologisch ausgerichteten Therapie – reden, worüber Sie wollen. Sie können Themen ansprechen, die Sie gefühlsmäßig berühren oder belasten. Wenn Sie wenig über aktuelle Wünsche, Ängste oder Konflikte sprechen wollen, wird Ihr Therapeut versuchen, die gefühlsmä-

ßige Bedeutung anderer Themen herauszustellen. Anders als in der Verhaltenstherapie wird von Ihnen nicht erwartet, dass Sie mit dem Therapeuten Vereinbarungen über Verhaltensänderungen im Alltag treffen. Mitunter müssen Sie damit rechnen, mit ungewöhnlichen Deutungen oder provozierenden Vorschlägen konfrontiert zu werden. Eine gewisse Experimentierfreude im Umgang mit sich selbst sollten Sie daher in die Therapie mitbringen.

Welche Schwierigkeiten kann es im Verlauf einer Therapie geben?

Gesprächspsychotherapie
Durch die wohlwollende Zurückhaltung der Therapeuten können in der Gesprächspsychotherapie ähnliche Probleme entstehen wie in tiefenpsychologisch ausgerichteten Therapien. Leicht entsteht der Eindruck, zu wenig konkrete Hinweise und Anleitungen zu erhalten. Die Konzentration auf Gefühle, die sich ja ständig verändern und oft schwer in Worte zu fassen sind, bringt im Einzelfall mitunter keine bessere Orientierung, insbesondere dann nicht, wenn die ursprünglichen Probleme (zum Beispiel Angstzustände) unverändert fortbestehen. Es kann auch sein, dass Sie die Betrachtung und Beschreibung Ihrer Gefühle in der Therapie als unangenehm, lästig, nutzlos, einseitig oder ermüdend empfinden.

Gestalttherapie
Gestalttherapeuten treten eher etwas forscher auf, weil sie ihre Patientinnen und Patienten so zu eigenverantwortlichem Denken und Handeln ermutigen oder manchmal auch provozieren wollen. Manche therapeutischen Techniken, zum Beispiel die Provokation, die andauernde Beschreibung von Gefühlen oder

die Inszenierung eines offenen Dialogs, den Sie mit Ihren Gefühlen oder Ängsten führen sollen, kann gewöhnungsbedürftig sein. Immer sollten Sie sich der Tatsache bewusst sein, dass Sie in jeder Situation frei entscheiden können und auch sollten, ob Sie mitmachen und wie Sie sich verhalten. Wenn Sie den Sinn einer Übung oder einer Anregung nicht verstehen, fragen Sie nach! Die Antwort sollte Sie überzeugen, andernfalls gibt es sicherlich andere Wege.

Körpertherapie

Körpertherapien können geeignet sein bei körperlichen oder psychosomatischen Beschwerden, weil hier körperliche Symptome Anknüpfungsmöglichkeiten bieten. Sie stoßen aber an Grenzen bei anderen Störungsbildern wie etwa bei Süchten und Abhängigkeiten, Stimmungs- und Motivationsproblemen, Störungen des Denkens oder bei Verhaltensstörungen.

Körpertherapien sind sehr gegenwartsbezogen, weil sich die Aufmerksamkeit meist unmittelbar auf den Körper richtet. Eher vernachlässigt wird das Einbinden von Veränderungen in eine therapeutische Gesamtstrategie, die Vergangenes und Zukünftiges integriert. Wenn zum Beispiel das therapeutische Ziel darin besteht, chronischen Rückenschmerzen im Alltag durch eine dauerhaft aufrechtere Körperhaltung und mehr Bewegung zu begegnen, dann ist es mit Körperübungen unter therapeutischer Anleitung nicht getan. Vielmehr muss es darum gehen, ein verändertes Bewegungsverhalten im Alltag schrittweise sicherzustellen und Sie zu befähigen, dies auch dauerhaft durchzuhalten. Wenn eine Gesamtstrategie für Sie nicht erkennbar wird, dann dürfen und sollten Sie diese ruhig einfordern.

Probleme kann es auch dadurch geben, dass Ihnen bestimmte symbolische Deutungen Ihrer Beschwerden als spekulativ und unzutreffend erscheinen. Das Risiko, körperliche Symptome vereinfacht allein als Ausdruck psychischer Konflikte zu interpretieren, ist bei Körpertherapien erhöht. Schmerzen, Allergien, Erschöpfungszustände, Verdauungsprobleme und viele andere körperliche Störungen sind in der Regel eben nicht auf ein einzelnes psychisches Problem oder einen bestimmten Konflikt zurückzuführen. Körpertherapien vereinfachen hier manchmal unzulässig. Wenn Sie an chronischen Magenschmerzen leiden, dann muss Ihnen nicht unbedingt etwas „auf den Magen geschlagen sein". Und Neurodermitis kann auch derjenige haben, dem nicht gleich alles „unter die Haut" geht. Solche vereinfachenden Deutungen sollten Sie nur dann akzeptieren, wenn sie Ihnen wirklich plausibel erscheinen.

Systemtherapeutische Ansätze –
„Ändern wir die Regeln!"

»Alle unsere Probleme haben eine Bedeutung in unseren sozialen Beziehungen. Also versuche ich erst einmal, die Beziehungen zwischen den Leuten zu verändern, automatisch werden sich dann häufig auch die Probleme verändern.«

Systemtherapeut, 57 Jahre

Von welchen Annahmen geht die Systemtherapie aus?

Anders als die Bezeichnungen Psychoanalytiker oder Verhaltens- oder Gesprächstherapeut ist der Begriff „Systemtherapeut" nicht sehr geläufig. Systemtherapeuten arbeiten häufig mit Familien oder Paaren und nennen sich dann (Systemische) Familien- beziehungsweise Paartherapeuten. Der Vollständigkeit halber sei angemerkt, dass es auch verhaltenstherapeutisch oder psychoanalytisch ausgerichtete Familien- und Paartherapeuten gibt. Diese arbeiten dann jeweils nach den Prinzipien und Methoden der Verhaltenstherapie oder der psychoanalytischen Therapie.

Die Systemtherapie sieht den Einzelnen in erster Linie als Teil seiner sozialen Beziehungen. Daher ist auch nicht eine einzelne Person Gegenstand der Therapie, vielmehr wird das „soziale System", in dem jeder lebt, als „Patient" angesehen. Dieses „System" ist durch Regeln und gegenseitige Wirkungen aller daran Beteiligten bestimmt.

Systemtherapeutinnen und -therapeuten gehen davon aus, dass Probleme oder Symptome in der Beziehung zwischen zwei oder mehreren Personen einen bestimmten Zweck beziehungsweise eine bestimmte Funktion erfüllen. Zum Beispiel kann jemand immer wieder klagen und jammern, weil dies eine wirksame Möglichkeit ist, um von den anderen Mitgliedern des Systems (zum Beispiel von der Partnerin oder vom Partner) versorgt und unterstützt zu werden. Die Wirkung dieses Verhaltens auf andere erklärt dann, warum sich der Betreffende so beklagt.

Wie schlecht es der Person tatsächlich geht, wie sie sich fühlt, ist in der Therapie zwar nicht unwichtig, aber doch von geringerer Bedeutung. Entscheidend ist die Wirkung des (Symptom-)Verhaltens auf andere. Entsprechend wird das problematische Verhalten (also zum Beispiel das Jammern und Klagen) nach Ansicht von Systemtherapeuten so lange beibehalten, wie es bei anderen Menschen die gewünschte Wirkung erzielt. Sobald diese Wirkung aber ausbleibt, der Klagende sich also selbst helfen muss, verändert sich das System: Es gelten

>> *Als der Therapeut mir vorschlug, ich solle die Therapie mit meiner Frau zusammen machen, dachte ich erst: Wie komme ich dazu? Habe ich hier etwa ein Problem oder meine Frau?* <<

Ehepartner einer alkoholabhängigen Patientin

dann neue Regeln für den Umgang miteinander und damit verändert sich auch jeder Einzelne.

Welche Ziele verfolgen Systemtherapeuten?

Systemtherapeuten versuchen, die ausgesprochenen und unausgesprochenen Regeln innerhalb sozialer Beziehungen zu verändern. Zum Beispiel könnte in einer Beziehung zwischen zwei Eheleuten folgende Gewohnheit bestehen: Immer wenn der Mann am Wochenende arbeitet, bekommt die Frau Kopfschmerzen. Und jedes Mal, wenn er dann spät nach Hause kommt, erzählt sie ihm, wie schlecht es ihr geht.

Das Ziel der Therapie wird darin bestehen, die Kommunikationsregeln der Beziehung so zu verändern, dass sich das Verhalten der Beteiligten verändern muss. Möglicherweise bringen die Kopfschmerzen und das Reden darüber die Bemühungen der Ehefrau zum Ausdruck, den Kontakt zu ihrem Mann zu intensivieren. Im Gegenzug scheint er in die Arbeit zu flüchten, um so Distanz zu seiner Frau herzustellen. Das alles geschieht aber unausgesprochen.

Ein therapeutisches Ziel könnte nun darin bestehen, mit dem Paar Alternativen zu dem gewohnten Ritual aus ihren Klagen über Schmerzen und seinem Rückzug in die Arbeit zu erarbeiten. Zum Beispiel könnte die Frau

aufgefordert werden, zu anderen Anlässen über ihre Schmerzen zu klagen, während der Mann der Regelung zustimmt, sich am Wochenende mehr Zeit für seine Frau zu nehmen.

Anders als in der Verhaltenstherapie oder der psychoanalytischen Therapie streben Systemtherapeuten nicht an, dass Sie alle möglichen Ursachen Ihres Problems verstehen. Entscheidend ist für sie, dass Sie sich (als Patientin oder Patient) gegenüber anderen Menschen Ihrer gewohnten Umgebung anders, d. h. nach anderen Regeln, verhalten.

Wie verhalten sich Systemtherapeuten?

Systemtherapeuten versuchen, die Regeln des Systems aufzudecken, in dem Sie leben. Dazu werden Fragen gestellt, um zu erkennen, wie sich Ihr Problem aus verschiedenen Perspektiven darstellt. Zum Beispiel: Was würde passieren, wenn es das Problem plötzlich nicht mehr gäbe? Wie würde Ihr Partner reagieren? Was würden Ihre Kinder dazu sagen? Wer würde es gar nicht bemerken? Woran würden Sie es merken? Daraufhin entwickeln die Therapeuten Annahmen dazu, nach welchen Regeln die am Problem Beteiligten miteinander umgehen. Diese Regeln können offen benannt werden, mitunter werden sie aber auch nur stillschweigend dazu verwendet, um bestimmte Vorschläge oder Vereinbarungen zu begründen. Manche Systemtherapeuten konfrontieren ihre Patientinnen und Patienten mit Anweisungen oder Empfehlungen, andere entwickeln Vorschläge oder Maßnahmen mit ihnen gemeinsam.

Das Verhalten eines systemisch ausgerichteten Therapeuten entspricht am ehesten dem von Verhaltenstherapeuten: Er wird genau zuhören, nachfragen, Sie um konkretere Ausführungen bitten und an den Details Ihrer sozialen Beziehungen interessiert sein. Wenn mehrere Personen an der Therapie teilnehmen (zum Beispiel wenn Sie mit Ihrem Partner oder Ihrer ganzen Familie in Therapie sind), wird er sich neutral verhalten und in der Regel nicht für einen der Beteiligten Partei ergreifen.

Was wird von Ihnen in einer systemischen Therapie erwartet?

Sie sollten die Bereitschaft mitbringen, andere Menschen als Teil Ihres Problems zu sehen und diese an dessen Lösung zu beteiligen. Dazu wird gehören, dass Sie sich in andere Personen hineinversetzen und neue und ungewohnte Rollen im sozialen Miteinander ausprobieren. Hilfreich ist eine gewisse Experimentierfreude, also die Bereitschaft, sich anders als bisher zu verhalten, ohne genau im Vorhinein zu wissen, was dies im Einzelnen mit sich bringen wird. Auch hier können Deutungen, Bemerkungen oder Provokationen des Therapeuten für Sie zunächst gewöhnungsbedürftig sein, beispielsweise wenn er hervorhebt, welche Vorteile Sie durch Ihre Probleme oder Ihr Symptomverhalten im Umgang mit anderen haben. Bemerkungen dieser Art sind nie gegen Sie gerichtet, sondern sollen lediglich dazu beitragen, dass das System als Ganzes wieder besser funktioniert.

Welche Schwierigkeiten kann es im Verlauf einer systemtherapeutisch ausgerichteten Behandlung geben?

Die Beteiligten erscheinen nicht.

Es ist naheliegend, alle am System Beteiligten (zum Beispiel alle Familienmitglieder oder die Eheleute) in die Therapie einzubeziehen. Häufig kommen aber nur diejenigen zur Therapie, die das Problem oder die psychischen Symptome (zum Beispiel Angstgefühle) haben. Auch passiert es, dass Familienangehörige nach einigen gemeinsamen Sitzungen die Fortsetzung der Therapie verweigern, vielleicht weil es ihnen zu unangenehm ist oder sie ihre eigene Rolle am Geschehen nicht erkennen. Durch das Abwandern wichtiger Personen können sich die Schwerpunkte der Therapie, aber auch das praktische Vorgehen des Therapeuten verändern. Eine andere Zusammensetzung muss aber nicht bedeuten, dass die Therapie nun keinen Sinn mehr hat. Auch in einer systemischen Einzeltherapie kann versucht werden, Veränderungen des sozialen Systems zum wichtigsten Thema zu machen.

Die sachliche, vielleicht gefühllos wirkende Art des Therapeuten geht Ihnen auf die Nerven.

Systemtherapeuten sind oft recht nüchterne Beobachter, die einfach nur danach fragen, welche Wirkung Sie mit Ihrem Verhalten auf andere erzielen. Ob Sie zum Beispiel tatsächlich traurig oder depressiv sind, wird weniger erörtert als die Frage, welche Reaktionen Sie durch Ihr depressives Verhalten bei Ihren Mitmenschen auslösen. Mitunter fühlen sich Patientinnen und Patienten durch dieses Verhalten nicht ganz ernst genommen, weil sie das Gefühl haben, die Schwere ihres Leidens werde nicht hinreichend berücksichtigt. Sie sollten sich vergegenwärtigen, dass der Therapeut vor allem versucht, Ihnen gegenüber eine wohlwollend-neutrale Haltung zu bewahren. Falls er also eher nüchtern auf Sie wirken sollte, dann seien Sie nicht beunruhigt: Er bemüht sich um Abstand, um aus einer gewissen Entfernung alle am Problem beteiligten Einflüsse zu sehen und zu berücksichtigen.

Sie finden die Vorschläge des Therapeuten zu Verhaltensänderungen nicht passend oder gar unsinnig.

In diesen Fällen hat der Therapeut es vielleicht versäumt, Ihnen diese Vorschläge hinreichend plausibel zu machen. Sie sollten immer gute Gründe haben, wenn Sie Ihr Verhalten gegenüber anderen Personen in Ihrem Alltag zu ändern beabsichtigen. Ein professioneller Systemtherapeut wird Ihnen für die vorgesehenen Veränderungen auch überzeugende Argumente nennen können. Sollten Sie sich also unsicher sein, dann fragen Sie nach, und zwar so lange, bis Sie vom Wert der Maßnahme überzeugt sind.

Übungsorientierte Verfahren und Trainingskurse – „Tausendmal probiert ...“

>> *Kompliziert sind die Abläufe nicht. Man muss auch nicht besonders begabt sein, um davon zu profitieren. Nur: Wer nicht übt, der wird es nicht schaffen.* <<

Trainer für Progressive Muskelentspannung, 38 Jahre

Manche Behandlungsansätze beschränken sich auf die Vermittlung von Techniken zur Verhaltenssteuerung und Selbstbehandlung. Gemeint sind zum Beispiel Entspannungstrainings wie das progressive Muskelentspannungstraining nach Jacobson (kurz PME) oder das Autogene Training, Konzentrations- und Gedächtnistrainings, Biofeedback (eine Technik, in der körperliche Veränderungen wie zum Beispiel die Muskelspannung dem Übenden durch eine elektrische Apparatur sichtbar und beeinflussbar gemacht werden), Trainings zur

Schmerzbewältigung, Trainings zur Verbesserung spezieller geistiger Fähigkeiten (zum Beispiel sprachliche Fähigkeiten nach Sprachverlust durch einen Schlaganfall) bis hin zu Fitness- und Gesundheitstrainings.

Das Gemeinsame dieser Behandlungsansätze: Sie üben von Beginn an neue Gewohnheiten oder Fähigkeiten ein. Ein Entspannungstraining läuft zum Beispiel darauf hinaus, dass Sie sich möglichst oft und regelmäßig Zeit dafür nehmen, Ihren Körper bewusst zu entspannen.

Wenn es gut funktioniert, werden Sie nach ausreichender Übungszeit in der Lage sein, körperliche Empfindungen und damit Ihr seelisches Befinden positiv zu verändern.

Das Ziel der übungsorientierten Verfahren ist es, dass Sie Ihren Körper an bestimmte Verhaltensweisen, an körperliche Zustände oder an bestimmte Sätze, die Sie hören oder innerlich zu sich selbst sagen, durch regelmäßige Wiederholung gewöhnen. Bekanntlich geschieht die Gewöhnung am schnellsten, je öfter und regelmäßiger Sie die Handlung durchführen. Auch wenn Sie zu Beginn eines solchen Trainings das Gefühl haben sollten, ziemlich unbegabt für das gewünschte Verhalten zu sein, so können Sie doch recht sicher sein, dass Sie nach mehrwöchiger regelmäßiger Übung spürbare Veränderungen erleben werden.

Trainings zum sozialen Lernen

Häufig werden in psychosomatischen Kliniken, in Rehabilitationseinrichtungen, aber auch in Volkshochschulen oder Bildungswerken psychologische Gruppentrainings zum „sozialen Lernen" angeboten. Auch dies sind übungsorientierte Verfahren, allerdings mit einem etwas komplexeren, anspruchsvolleren Zielverhalten. Hier sollen Sie lernen, Ihre Gesprächs-, Kommunikations-, Durchsetzungs- und Selbstbehauptungsfähigkeiten zu verbessern. Man spricht auch von „sozialen Kompetenztrainings".

Die Angebote zielen meist auf eine Verbesserung der Genauigkeit, mit der Sie andere Personen wahrnehmen, und beinhalten vor allem das Einüben sozialer Verhaltensweisen (zum Beispiel „Nein" sagen können, Komplimente machen, Forderungen stellen) und neuer Rollen (zum Beispiel als Gastgeber, als Redner,

als Verhandlungspartner auftreten können). Diese neuen Verhaltensmöglichkeiten werden so lange trainiert, bis Sie Ihre Rollen im Alltag ungezwungen und sicher „spielen" können.

Mögliche Schwierigkeiten bei Verhaltenstrainings

Ihre Behandlungsmotivation lässt bald nach.

Viele Leute fangen mit solchen Trainings an, sie halten sie aber im Alltag ohne die Unterstützung durch andere Gruppenteilnehmer oder den Trainer nicht lange durch. Manche unterschätzen den inneren Aufwand und Willen, der notwendig ist, um ein Training auch tatsächlich „durchzuziehen". Sie fühlen sich frustriert, wenn die Wirkungen – wie bei übungsorientierten Verfahren üblich – erst verzögert eintreten. Auch zu hohe Erwartungen können dazu beitragen, nachlässig zu werden und die Übungen nach und nach „zu vergessen".

Sie machen etwas falsch.

Schwierigkeiten kann es auch geben, wenn Sie die Technik nicht richtig anwenden. Zum Beispiel besteht die Kunst einer Entspannungsübung nicht darin, dass Sie sich mehr oder weniger zur Ruhe zwingen. Vielmehr sollen Sie lernen, Ihren Körper auf seinem langsamen Weg in einen entspannteren Zustand aufmerksam zu begleiten, ohne dabei einzuschlafen. Dass das zwei ganz unterschiedliche Vorgänge sind, werden Sie aber erst nach einiger Übung bemerken.

Mögliche Schwierigkeiten bei Trainings zum sozialen Lernen

Die Trainingsabläufe sind üblicherweise gut strukturiert und transparent, auch die Lernziele sind klar. Profitieren werden Sie davon, wenn Sie diese Rahmenbedingungen akzeptieren. Auch sollten Sie keine Vorbehalte gegen therapeutische Arbeit in Gruppen haben. Probleme kann es geben, wenn sich das Training stärker an Ihren Defiziten als an den neu gelernten Veränderungen orientiert. Dagegen können und sollten Sie Protest einlegen.

Worin unterscheiden sich die Therapieansätze?

Therapieziele	
Verhaltenstherapie	Sie versucht, das Problem durch Handlung zu verändern oder zu lösen.
Tiefenpsychologische Therapie	Sie ist darauf ausgerichtet, Ihr Problem gedanklich und gefühlsmäßig zu klären. Sie lernen, es zu verstehen oder anders zu sehen.
Humanistische Therapie	Sie zielt darauf ab, dass Sie umfassend Verantwortung für sich und Ihre Symptome übernehmen.
Systemische Therapie	Sie strebt eine Veränderung der Kommunikationsregeln des sozialen Systems an.
Berücksichtigung konkreter Probleme oder Symptome	
Verhaltenstherapie, Systemtherapie, übungsorientierte Verfahren	Im Vordergrund stehen konkrete Probleme oder aktuelle Symptome.
Tiefenpsychologische Therapie/ Psychoanalytische Therapie,	Hier geht es eher um Ihre Persönlichkeit, Ihre Entwicklung, Ihre allgemeine Haltung zu sich und zu Ihrer Umwelt, auch ohne nähere Berücksichtigung Ihrer konkreten Probleme und Symptome.
Zeitliche Perspektive	
Tiefenpsychologische, Psychoanalytische Verfahren	Sie lenken die Aufmerksamkeit eher auf die Vergangenheit.
Hologische Therapie/Tiefenpsychologische Therapie/Psychoanalytische Therapie	Sie lenken die Aufmerksamkeit eher auf die Gegenwart.
Verhaltenstherapie, Systemische Therapie	Sie lenken die Aufmerksamkeit eher auf Gegenwart und Zukunft.
Bedeutung der Therapeutin oder des Therapeuten	
Tiefenpsychologische Therapie, Psychoanalytische Therapie, Humanistische Therapie	Sie heben hervor, dass die Erfahrungen der Patientin oder des Patienten in den Therapiesitzungen, insbesondere die Beziehung zum Therapeuten, das eigentlich Wirksame sind.
Verhaltenstherapie, Systemtherapie	Sie betonen, dass die Beziehung zwischen Patient und Therapeut vor allem dazu dient, Patienten dazu anzuleiten und zu ermutigen, außerhalb der Sitzungen neue Erfahrungen zu machen.

Psychotherapie heute: Therapieschulen auf dem Rückzug

Wenn die Entwicklung in der Psychotherapie so weitergeht wie in den letzten Jahren, dann werden die Unterschiede zwischen den verschiedenen Therapieschulen vermutlich weiter an Bedeutung verlieren. Damit tritt auch die Frage in den Hintergrund, welche Therapieschule „die beste" ist. In der Praxis sind sich die therapeutischen Vorgehensweisen oft ähnlicher, als aufgrund der theoretischen Unterschiede zwischen den „Schulen" zu erwarten ist.

Auch das Gesprächsverhalten von Therapeutinnen und Therapeuten verschiedener Schulen ist oft nicht so unterschiedlich, wie man es aufgrund der theoretischen Konzepte erwarten würde. So können Sie weitgehend unabhängig von der speziellen therapeutischen Ausrichtung von einem seriösen Therapeuten Folgendes erwarten:

■ Er wird Ihnen aufmerksam zuhören und sich weitgehend auf das beziehen, was Sie ihm mitgeteilt haben. Immer wird er bemüht sein, einen Zusammenhang herzustellen zwischen Ihren Äußerungen und seinen Deutungen, Erklärungen oder Vorschlägen.

■ Er wird Ihnen das Gefühl vermitteln, dass er sich in Ihre Welt, Empfindungen und Gedanken hineinversetzen kann. Er wird sich bemühen, Ihre Situation auch aus Ihrer Perspektive heraus zu sehen und zu verstehen.

■ Er wird Ihnen wahrscheinlich das Gefühl vermitteln, dass er Sie „als Mensch" akzeptiert und schätzt und dass er auf Ihrer Seite steht. Das bedeutet aber nicht, dass er Sie niemals konfrontieren oder provozieren wird. Manchmal wird er Ihnen auch Dinge sagen, die Ihnen unangenehm sind.

■ Persönlich wird er Abstand halten.

Alle professionellen Therapeuten werden versuchen, eine therapeutische, also stützende und tragfähige therapeutische Beziehung zu Ihnen herzustellen (therapeutische Beziehung, ┈┈> Seite 14 f.). Und immer mehr Therapeuten gehen dabei auch von den konkreten Problemen und Störungen ihrer Patientinnen und Patienten aus statt nur von deren vermuteten lebensgeschichtlichen Ursachen.

Fazit: Achten Sie also darauf, ob Sie die Beziehung zu Ihrer Therapeutin oder Ihrem Therapeuten als vertrauensvoll, stützend und förderlich für gewünschte Veränderungen erleben. Ganz gleich, nach welcher Methode verfahren wird, wichtig ist, dass Sie durch die Therapie zu erkennbaren Fortschritten angeleitet und ermutigt werden. In diesem Zusammenhang wird es wichtig sein, wie gut die im ersten Kapitel genannten Wirkfaktoren (┈┈> Seite 16 ff.) tatsächlich angewendet und umgesetzt werden.

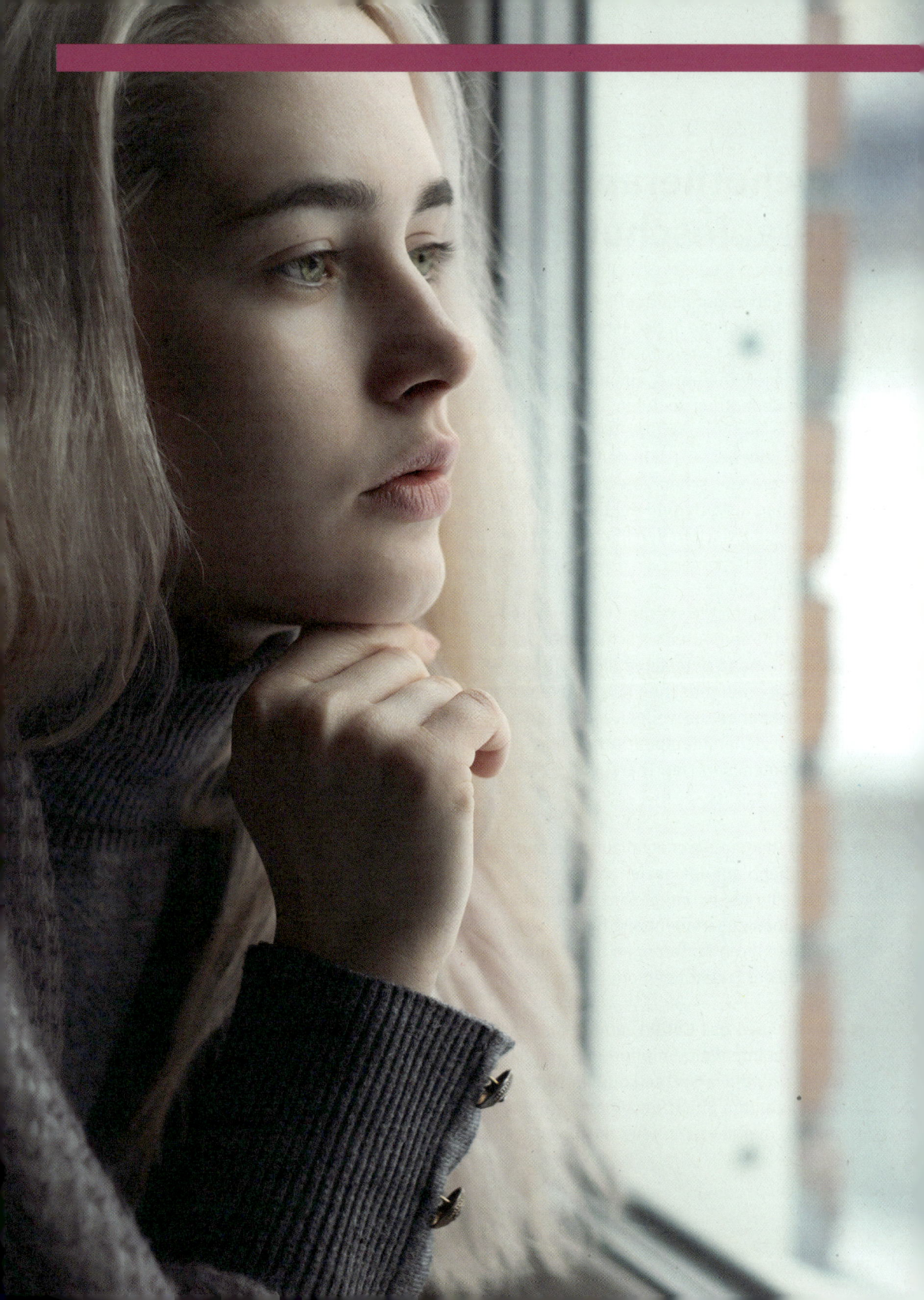

Die Auswahl des geeigneten Therapeuten

Die Suche und Auswahl des geeigneten Therapeuten erfordert verschiedene Kenntnisse und Vorentscheidungen. Sie sollten sich darüber klar werden, welche Merkmale Ihnen wichtig sind und auf welche fachlichen und persönlichen Eigenschaften und Qualitäten Ihres Therapeuten Sie besonderen Wert legen. Meist ist es sinnvoll, auf der Suche möglichst viele Informationsquellen zu nutzen.

Auf dem Weg zur Entscheidung: Das sollten Sie vorher beachten

Der Entschluss, eine Psychotherapie zu beginnen, ist nur der erste von vielen. Eine Reihe weiterer Entscheidungen schließen sich an. Es kann hilfreich sein, wenn Sie sich frühzeitig klarmachen, was Ihnen auf dem bevorstehenden Weg wichtig ist und was nicht. Die folgende Auflistung von Fragen führt Ihnen einige Punkte vor Augen, auf die Sie achten sollten, bevor Sie sich für einen bestimmten Psychotherapeuten entscheiden.

Wollen Sie die Therapie?

Diese Frage steht am Anfang jeder Psychotherapie, aber auch im Verlauf der Behandlung kann sie immer wieder auftauchen. Ist es Ihre Entscheidung oder fühlen Sie sich von anderen, vielleicht sogar gegen Ihren Willen, zur Therapie gedrängt? Eine Therapie, die Sie nur deshalb machen, weil andere Ihnen dazu geraten haben, ist in der Regel wenig erfolgreich. In diesem Fall wird Ihre Behandlungsmotivation wahrscheinlich erst einmal das wichtigste Thema in der Therapie sein.

Gibt es Therapeuten in Ihrer Nähe?

Da Psychotherapie normalerweise bedeutet, dass Sie die Therapeutin oder den Therapeuten über einen längeren Zeitraum regelmäßig aufsuchen, sollte der Weg dorthin nicht zu weit sein. Die Krankenkassen gehen davon aus, dass etwa 50 Kilometer Entfernung beziehungsweise eine Stunde Fahrzeit zumutbar sind, um einen Therapeuten aufzusuchen. Andernfalls besteht die Möglichkeit, einen Therapeuten ohne Kassenzulassung in Anspruch nehmen zu können.

>> *Nachdem ich mich zu einer Therapie entschlossen hatte, merkte ich, wie viele weitere Entscheidungen dies nach sich zog. Man geht ja nicht einfach in ein Geschäft und kauft sich einen Psychotherapeuten. Mir war schon klar, dass von der Auswahl des richtigen Therapeuten bei einer Therapie recht viel abhängt. Das Kunststück war nur, diese Person zu finden. Klare Vorstellungen hatte ich nicht, außer, dass ich eine Therapeutin haben wollte und keinen Mann.* <<

Patientin, 61 Jahre

Wie nehmen Sie am besten Kontakt auf?

Den ersten Kontakt nehmen Sie mit einem Therapeuten auf, der eine Sprechstunde anbietet, weil dies die Voraussetzung für weitere Maßnahmen ist. Der Sprechstundenkontakt kann nur entfallen, wenn Sie von einem Klinikaufenthalt direkt in die ambulante Versorgung wechseln. Am besten vereinbaren Sie telefonisch einen Termin. Psychotherapeutische Praxen müssen pro Woche zur Terminkoordination mindestens 200 Minuten telefonisch erreichbar sein. Die entsprechenden Zeiten erfahren Sie über den Anrufbeantworter des Therapeuten oder das Internet. Möglich sind auch Anfragen über E-Mail, vor allem dann, wenn der Therapeut im Internet mit eigener Homepage und E-Mail-Adresse präsent ist.

Die Inanspruchnahme der Sprechstunde verpflichtet Sie nicht, beim gleichen Therapeuten auch eine Therapie zu beginnen. Insbesondere steht es Ihnen frei, die Möglichkeit der probatorischen Sitzungen zu nutzen und Wartezeiten verkürzen, indem Sie Kontakt zu mehreren Therapeuten suchen und sich erst für einen

konkreten Therapeuten entscheiden, nachdem Sie mehrere kennengelernt haben.

Werden die Kosten von der Krankenkasse übernommen?

Wie bereits angesprochen, finden Sie Psychotherapeuten, die mit der Krankenkasse abrechnen können, und andere, die dies nicht können (⟶ Seite 45). Sie sollten sich daher gleich zu Beginn – beim ersten Telefongespräch – erkundigen, wie die Bezahlung geregelt ist. Haben Sie nur ein kurzfristiges Beratungsanliegen für ein umschriebenes Problem, dann können Sie sich auch an eine Beratungsstelle wenden, in der Sie meist kostenlose Unterstützung erhalten (⟶ Seite 32 f.).

Wie viel Wartezeit müssen Sie in Kauf nehmen?

Die 2017 neu eingeführten organisatorischen Regelungen sollen dazu beitragen, die bisher üblichen Wartezeiten zu verkürzen. Zumindest einen Sprechstundentermin sollten Sie zeitnah erhalten, und die Behandlung akuter psychischer Probleme ist mit einem geringeren Verwaltungsaufwand verbunden. Trotzdem kann sich die Wartezeit für eine Langzeittherapie je nach Zahl niedergelassener Psychotherapeuten in Ihrer Nähe auf mehrere Monate ausdehnen. Wartezeiten über ein halbes Jahr müssen Sie jedoch nicht tolerieren. In diesem Fall übernehmen die Kassen normalerweise auch die Kosten bei nicht kassenzugelassenen Therapeuten (das sogenannte „Kostenerstattungsverfahren"). Dies müssen Sie beziehungsweise Ihr Therapeut jedoch mit der Krankenkasse aushandeln. Im Übrigen sagt die Wartezeit nicht unbedingt etwas über die Qualität der Behandlung aus.

Gegebenenfalls können Sie die Wartezeit überbrücken, indem Sie sich vorab mithilfe von Patientenratgebern über Selbsthilfemöglichkeiten informieren und mit einer Behandlung in eigener Regie bereits beginnen. Eine

Alternative kann auch die Telefonseelsorge (http://www.telefonseelsorge.de) sein. Bei vorwiegend sozialen Problemen können Sie sich kurzfristig an eine städtische oder kirchliche Beratungsstelle wenden.

In einer schweren psychischen Krise, die sofort behandelt werden muss, stehen ambulante oder stationäre psychiatrische Stationen oder Dienste von Landeskrankenhäusern zur Verfügung.

Sollte Ihr Therapeut spezialisiert sein?

Spezialisierungen können dann sinnvoll sein, wenn Sie an einer Störung leiden, die in der psychotherapeutischen Praxis seltener vorkommt oder deren Behandlung besondere Fachkenntnisse erfordert. Spezialisten mit Zusatzqualifikationen für bestimmte Störungs-

---

Beispiel

Therapeutische Spezialisierung: Hypnotherapie

Hypnotherapeuten versuchen, ihre Patienten in einen Zustand zu versetzen, in dem sie besonders zugänglich sind für neue Erfahrungen. Dieser Zustand wird auch als „Trance" bezeichnet. Um eine Trance zu erreichen, verwendet ein Therapeut verschiedene Kommunikationsmittel. Zum Beispiel formuliert er Aussagen so, dass der Patient immer zustimmen muss, er beschreibt anschauliche Bilder oder erzählt Geschichten, erzeugt mitunter auch Konfusion, gibt widersprüchliche Anweisungen usw.

Die Idee besteht darin, dass in Trance Verarbeitungsprozesse leichter beeinflusst werden können, die die unbewusste Grundlage der psychischen Symptome bilden. In Trance können – so die Annahme – Themen oder Inhalte leichter psychisch neu verarbeitet werden, ohne dass

bewusste und vernünftige Denk- oder Verhaltensmuster störend oder regulierend eingreifen. Im günstigen Fall findet die Patientin oder der Patient in der Trance oder in Bildern Lösungen für eigene psychische oder soziale Probleme oder Blockierungen und lernt, bestimmte Gefühle oder bisher störende Verhaltensweisen besser zu akzeptieren oder neu zu bewerten.

Hypnotherapie setzt eine relativ hohe Bereitschaft des Patienten voraus, sich auf die Anweisungen und Vorgaben des Therapeuten einzulassen. Sie ist nicht wirksamer als eine andere wissenschaftlich anerkannte Psychotherapie, die ohne Trance auskommt. Auch für eine Hypnotherapie gilt, dass erst die Umsetzung neuer Denk- und Verhaltensgewohnheiten im Alltag einen dauerhaften Erfolg sichert.

gruppen gibt es zum Beispiel für neuropsychologische Störungen, psychosomatische Erkrankungen, chronische Schmerzen, Sexualstörungen oder Traumafolgestörungen.

Viele niedergelassene Psychotherapeuten bieten keine Therapie für Drogen- oder Alkoholabhängige an, insofern kann auch die Behandlung von Menschen mit Abhängigkeitsproblemen als eine Spezialisierung gelten. Die Behandlung von Ängsten, Depressionen, Zwängen, Erschöpfungszuständen, übertriebenen Reaktionen auf Belastungen oder sozialen Problemen sind hingegen für Psychotherapeuten keine Spezialisierungen im engeren Sinn, weil normalerweise jeder ausgebildete Psychotherapeut mit solchen Störungen Erfahrungen hat.

Weitere Spezialisierungen betreffen die allgemeine Art des therapeutischen Vorgehens innerhalb einer der großen Gruppen von Behandlungsmethoden. Beispiele dafür sind die Hypnotherapie (····> Kasten, Seite 77) oder die Schematherapie, die aber als solche nicht von Krankenkassen bezahlt werden.

Vergangenheit oder Zukunft – wovon versprechen Sie sich mehr?

Es kann sinnvoll sein, wenn Sie sich vorher überlegen, ob Sie in der Therapie den Blick stärker in die Vergangenheit oder mehr in die Zukunft lenken wollen. Dazu sollten Sie die verschiedenen Therapierichtungen und ihre jeweiligen Schwerpunkte zumindest im Überblick kennen (····> Seite 72). Wenn Sie eher nach den Ursachen für Ihre heutigen Probleme in Ihrer persönlichen Lebensgeschichte forschen wollen, dann sind Sie vielleicht bei tiefenpsychologisch ausgerichteten Therapeutinnen und Therapeuten besser aufgehoben. Geht

es Ihnen eher darum, in absehbarer Zeit Ihre Probleme zu lösen oder spürbar zu verändern, dann sollten Sie verhaltensorientierte Therapien (Verhaltenstherapie) bevorzugen.

Ärztlicher oder psychologischer Psychotherapeut?

Es bleibt Ihnen vorbehalten, an welche Berufsgruppe Sie sich wegen Ihrer Probleme wenden wollen. Ärztliche Psychotherapeuten arbeiten häufiger auf der Grundlage tiefenpsychologischer Verfahren. Psychologische Therapeuten sind häufiger verhaltenstherapeutisch ausgerichtet.

Die verschiedenen Berufsgruppen stehen in gewisser Konkurrenz zueinander. Wenn Ihnen zum Beispiel Ihr Hausarzt eine Psychotherapie empfiehlt oder ein ärztlicher Psychotherapeut Sie nicht behandeln kann, dann werden sie Ihnen möglicherweise eher ärztliche Fachkolleginnen und -kollegen empfehlen. Entsprechend werden sich häufig auch Psychologen verhalten. Diese einseitige Zuweisung ist nicht immer sinnvoll. Versuchen Sie daher, sich selbst ein Bild davon zu machen, welche Berufsgruppe Ihren Wünschen und Bedürfnissen eher entspricht (····> Seite 55 ff.).

Therapeutin oder Therapeut?

Manche Patienten vermuten, dass sich Therapeutinnen generell einfühlsamer und weniger fordernd verhalten als ihre männlichen Kollegen. In der Praxis wird dieses Vorurteil meist nicht bestätigt. Etwas anderes kann es sein, wenn Sie stark belastende intime oder sexuelle Erfahrungen gemacht haben wie eine Vergewaltigung oder sexuellen Missbrauch. Hier kann es sinnvoll sein, wenn Sie einen Therapeuten gleichen Geschlechts wählen. Wenn sich die Therapie auf die Folgen einer Vergewaltigung bezieht, haben Sie darauf sogar gegenüber Ihrer Krankenkasse einen rechtlichen Anspruch.

Einzel- oder Gruppentherapie?

Wenn Sie sich an niedergelassene Psychotherapeuten wenden, wird Ihnen in den meisten Fällen (in ca. 99 Prozent) eine Einzeltherapie angeboten. Deren Vorteile liegen vor allem darin, dass die Behandlung sehr individuell auf Ihr Problem abgestimmt werden kann und Sie sich ganz auf Ihre persönliche Lösung konzentrieren können. Vorteile einer Gruppentherapie bestehen darin, dass Sie sehen können, wie andere Personen mit ähnlichen Schwierigkeiten umgehen. Vielleicht macht es Ihnen Mut, wenn Sie erfahren, wie andere Betroffene erfolgreich mit Ängsten, Depressionen, Abhängigkeiten und Krisen fertig werden. Insbesondere bei Suchtproblemen haben sich Gruppentherapien als hilfreich erwiesen, da die Erlebnisse und Anregungen der anderen

von vielen Betroffenen als ermutigend und wegweisend erlebt werden. Durch die Reform der Psychotherapie-Richtlinie 2017 soll das Angebot von Gruppentherapien gestärkt werden, sie gelten nun als eine Anwendungsform, die als gleichwertig zur Einzeltherapie angesehen wird. Von einer Gruppe spricht man ab einer Teilnehmerzahl von drei Personen. Die zulässigen Obergrenzen variieren bei ambulanter Therapie je nach Therapierichtung. Bei stationärer Therapie (Seite 23 ff.) gehören Gruppenbehandlungen (teilweise mit höheren Teilnehmerzahlen) meist zum Alltag. Oft sind die Ansichten der Patienten über deren Wert jedoch gespalten. Manche geben an, eine Gruppe bringe ihnen nichts, denn es habe für sie keinen Sinn, sich mit den Schwierigkeiten anderer zu beschäftigen. Diese Bilanz wird dann häufig sein, wenn in einer Gruppe vorwiegend über Probleme und kaum über mögliche Lösungen gesprochen wird.

„Wer die Wahl hat …": Wie Sie den geeigneten Therapeuten finden

In Großstädten und Gegenden mit hoher Bevölkerungsdichte finden Sie meist viele Therapeuten. Anders sieht es in ländlichen Gebieten aus, hier besteht teilweise noch eine psychotherapeutische Unterversorgung. Insgesamt eher schwach erscheint derzeit auch das psychotherapeutische Versorgungsangebot für Kinder und Jugendliche.

Zum Einstieg sollten Sie sich über Therapieangebote in Ihrer Nähe informieren und dazu

mehrere Informationsquellen nutzen. Einige haben wir hier zusammengestellt.

Informations- und Anlaufstellen

Als Mitglied in der gesetzlichen Krankenversicherung können Sie sich an Ihre Krankenkasse wenden. Diese verfügt über ein Verzeichnis aller ärztlichen und psychologischen Psychotherapeuten, die Behandlungskosten direkt mit der Kasse abrechnen können. Die meisten Krankenkassen schicken Ihnen auf Anfrage auch eine

*»Ich wusste nicht, wo und wie ich suchen sollte. Psycho-
therapeuten gibt es hier in F. ja genug. Nur sollte es nicht
irgendeiner sein, sondern schon jemand, der wirklich gut
ist, der auch Erfahrungen hat mit dieser Art von Ängsten.«*

Patient, 50 Jahre, soziale Ängste und Depression

entsprechende Liste zu. Über die Qualifikation oder besondere Spezialisierungen erfahren Sie in solchen Liste aber meist wenig.

Eine aktuelle Auskunft über Psychotherapeutinnen und -therapeuten mit Kassenzulassung erhalten Sie bei den regionalen **Kassenärztlichen Vereinigungen** (KV), da diese die Zulassung der Psychotherapeuten zur vertragspsychotherapeutischen Versorgung regeln. Kreis- oder Bezirksstellen der KV finden Sie in jeder größeren Stadt oder in der nächstgelegenen Kreisstadt.

Die Informationen der KV können Sie auch auf der **Internetplattform der Psychotherapeutenkammer** *(www.psych-info.de)*, in den Online-Arztverzeichnissen der Kassenärztlichen Vereinigungen und/oder Landesärztekammern (LÄK) abrufen. Die Arztverzeichnisse der einzelnen KV/LÄK unterscheiden sich im Aufbau und in ihrer Ausführlichkeit. Nicht alle Verzeichnisse enthalten Informationen zur fachlichen Ausrichtung der Therapeuten. Verschiedene Kassenärztliche Vereinigungen haben telefonische Beratungsmöglichkeiten für Therapiesuchende eingerichtet. Während einige dieser Online-Arztverzeichnisse eine differenzierte Therapeutensuche ermöglichen, zum Beispiel nach Therapieverfahren, Fremdsprachenkenntnissen oder Entfernung, bieten andere als Suchkriterien lediglich die Unterscheidung nach psychologischen und ärztlichen Psychotherapeuten.

Sie finden diese Suchdienste unter *www.arzt. de/Arztsuche/index.html*.

Eine Orientierungshilfe für verschiedene Dienstleistungen im Gesundheitswesen ist die sogenannte **Weisse Liste** *(https://www.weisse-liste.de/de/arzt/arztsuche)* mit Einträgen über ärztliche und psychologische Psychotherapeuten. Öffentliche Therapeutenbewertungen durch Patienten sind auf dieser Seite für Psychologische Psychotherapeuten nicht vorgesehen.

Auch die **Gelben Seiten** bieten einen Überblick über Therapieangebote in Ihrer Umgebung. Die darin aufgeführten Angaben zu therapeutischen Qualifikationen der Anbieter sind jedoch nicht geprüft. Unter Stichworten wie „Psychologie", „Psychologische Beratung", „Psychosomatik" und „Psychotherapie" finden Sie dort meistens Psychologen, die psychotherapeutisch tätig sind (⸺▸ Seite 83), seltener Ärzte. Ärztliche Psychotherapeuten finden Sie in den „Gelben Seiten" unter „Ärzte für Nervenheilkunde", „Ärzte für Psychiatrie und Psychotherapie", „Ärzte für Psychoanalyse und Psychotherapie", „Ärzte für Psychotherapeutische Medizin", „Ärzte für Psychotherapie" sowie unter „Ärzte für Kinder- und Jugendpsychiatrie".

Manche Therapeutinnen und Therapeuten werben mit dem Titel „Supervisor". Üblicherweise ist Supervisor die Bezeichnung für besonders erfahrene Therapeuten, die weniger erfahrene Kollegen anleiten. Allerdings ist der Titel nicht geschützt, das heißt, jeder kann sich mit dieser Bezeichnung schmücken.

Weiterhin bieten die **Patientenberatungsstellen** der Verbraucherzentralen Unterstützung bei der Suche nach geeigneten Anlaufstellen an (⋯⟩ Adressen im Anhang, Seite 170).

Sie können sich auch in Ihrem Freundes- oder Bekanntenkreis umhören. Vielleicht hat dort jemand Erfahrungen mit Psychotherapie gemacht und Sie kommen darüber ins Gespräch. Möglicherweise erfahren Sie darin Genaueres über die Abläufe in einer Therapie oder über bestimmte Therapeutinnen und Therapeuten. Sie werden von solchen Gesprächen wahrscheinlich eher profitieren, wenn Sie sich nicht nur nach allgemeinen Bewertungen erkundigen („War die Therapeutin gut oder schlecht?"), sondern genauer nach dem Vorgehen und Verhalten des Therapeuten Fragen („Wie hat sich der Therapeut verhalten? Worin genau bestand für dich die Hilfe? Was habt ihr konkret unternommen?"). So erfahren Sie

Dinge, die zur Entscheidungshilfe besser geeignet sind als allgemeine Einschätzungen. Darüber hinaus bieten verschiedene **Berufsverbände und Fachgesellschaften** (⋯⟩ Seite 204 ff.) auf ihren Internetseiten Adresslisten von Psychotherapeuten an. Diese Listen sind insofern unvollständig, als sie zum Teil nur Adressen von Psychotherapeuten mit einer bestimmten therapeutischen Ausrichtung oder Spezialisierung enthalten oder sich nur auf die Mitglieder der jeweiligen Gesellschaft oder des Verbandes beziehen. Wenn Sie eher trainings- oder selbsterfahrungsorientierte psychologische Behandlungsangebote in der Gruppe suchen, dann sollten Sie sich direkt an Institutionen in Ihrer Nähe wenden. Entspannungs-, Selbstsicherheits-, Stressbewältigungs- oder Selbstregulationstrainings und andere Kurse zur Verbesserung der psychischen Gesundheit werden von **Volkshochschulen, Familienbildungsstätten, Wohlfahrtsverbänden sowie von einzelnen niedergelassenen Ärzten, Psychologen und Krankenhäusern** angeboten. Hinweise auf solche Angebote finden Sie in den Programmheften dieser Anbieter (auch online) oder in den Veranstaltungshinweisen von Tageszeitungen und Anzeigenblättern.

Wie sind Psychotherapeuten ausgebildet?

Das Psychotherapeutengesetz unterscheidet drei Gruppen:

■ Ärztliche Psychotherapeuten
■ Psychologische Psychotherapeuten
■ Therapeuten für Kinder und Jugendliche

Da es für die konkrete therapeutische Arbeit nicht ganz unwichtig ist, welcher Berufsgruppe Ihre Therapeutin oder Ihr Therapeut angehört, machen Sie sich am besten selbst ein Bild über deren beruflichen Hintergrund. Wir haben dazu einige Informationen zusammengestellt. Prüfen Sie selbst, welche Ihren eigenen

Wünschen und Bedürfnissen am ehesten entspricht.

Ärztliche Psychotherapeuten

Grundlage für ärztliche Psychotherapeutinnen und -therapeuten ist ein etwa sechsjähriges Medizinstudium, in dem sie zunächst den Aufbau des Körpers und die Grundlagen körperlicher Funktionen und Abläufe kennenlernen. Im weiteren Verlauf des Studiums erwerben sie Wissen zu Erscheinungsbildern, Verläufen und Ursachen von körperlichen und psychischen Krankheiten sowie praktische Fähigkeiten zu deren Diagnostik und Behandlung. Psychiatrische Krankheitslehre und Psychotherapie gehören hier bereits zum Themenspektrum. Die Befähigung und Berechtigung zu psychodiagnostischer und psychotherapeutischer Tätigkeit eignen sich Ärzte dann in einer mehrjährigen Facharzt-Weiterbildung an, die sie selbst wählen können. Für folgende Fachrichtungen existieren eigene Ausbildungsrichtlinien (Ausbildungsdauer in Klammern):

- Facharzt für Psychiatrie und Psychotherapie (5 Jahre)
- Facharzt für Psychotherapeutische Medizin (5 Jahre)
- Facharzt für Nervenheilkunde (6 Jahre)
- Facharzt für Kinder- und Jugendlichenpsychiatrie und -psychotherapie (5 Jahre)

Im Rahmen dieser Weiterbildungen erwerben Ärzte ein vertieftes Wissen zu psychischen Störungen und ihren Ursachen, zu diagnostischen Verfahren, Fragen der Begutachtung, der Vorbeugung sowie zur medikamentösen und psychotherapeutischen Behandlung.

Stichwort „Heilpraktiker"

Auch Heilpraktikerinnen und Heilpraktiker dürfen in Deutschland heilkundliche Psychotherapie ausüben. Grundlage hierfür ist das Heilpraktikergesetz von 1939, wonach medizinische Laien ebenfalls heilkundlich tätig sein dürfen. Einzige Voraussetzung: Eine Überprüfung durch das Gesundheitsamt muss ergeben, dass die Ausübung der Heilkunde durch die Antrag stellende Person „keine Gefahr für die Volksgesundheit" bedeutet.

Dies ist auch durch das Psychotherapeutengesetz nicht geändert worden. Heilpraktiker dürfen nach wie vor psychotherapeutisch tätig sein. Im Unterschied zu den anderen Berufsgruppen, die heilkundliche Psychotherapie ausüben dürfen, müssen Heilpraktiker weder ein akademisches Studium abgeschlossen haben noch eine besondere Ausbildung in Psychotherapie nachweisen.

Ausbildungen, die an Heilpraktikerschulen zum Thema „Psychotherapie" angeboten werden, unterliegen keiner staatlichen Kontrolle und sind im Vergleich zu den Anforderungen, die an Psychotherapeuten gestellt werden, allenfalls „Schnellkurse" in Psychotherapie.

Die gesetzlichen Krankenversicherungen zahlen psychotherapeutische Behandlungen bei Heilpraktikerinnen und Heilpraktikern nicht. Bei privaten Krankenversicherern hängt die Kostenübernahme von den jeweiligen vertraglichen Bestimmungen ab.

Ärzte anderer Fachrichtungen können durch den Besuch von Weiterbildungsveranstaltungen bestimmte Zusatzbezeichnungen wie „Psychotherapie" oder „Psychoanalyse" erwerben und sind dann ebenfalls ärztliche Psychotherapeuten. Sie sind berechtigt, psychotherapeutische Leistungen mit den Krankenkassen abzurechnen. Der Umfang dieser Weiterbildung ist geringer als der für die oben genannten Fachärzte.

Ärztliche Psychotherapeuten dürfen – im Unterschied zu nicht-ärztlichen Psychotherapeuten – Medikamente verordnen.

Psychologische Psychotherapeuten

Psychologische Psychotherapeuten haben ein etwa fünfjähriges Studium in Psychologie absolviert. Darin lernen sie, normale und gestörte psychologische Prozesse und Funktionen zu beschreiben, zu erklären und wissenschaftlich zu untersuchen. Zum Beispiel: Nach welchen Regeln organisiert sich das Denken und Handeln, wie entstehen Motive und Gefühle, wie entwickeln sich Menschen und wie funktionieren soziale Beziehungen? Nach dem Studium absolvieren Psychologische Psychotherapeuten eine mindestens dreijährige Therapieausbildung. Diese umfasst theoretische und praktische Tätigkeiten, die Behandlung von Patientinnen und Patienten unter Anleitung (Supervision), Selbsterfahrung und die Mitarbeit in einer psychiatrischen und einer psychosomatischen Einrichtung.

Kinder- und Jugendlichenpsychotherapeuten

Voraussetzung für Kinder- und Jugendlichenpsychotherapeuten kann neben einem Psychologie- oder Medizinstudium auch ein abgeschlossenes Studium der Pädagogik, Sozial- oder Sonderpädagogik sein. Pädagogen, Sozial- und Sonderpädagogen beschäftigen sich in ihrem Studium vor allem mit Fragen des Lehrens und Lernens, weniger mit psychischen Störungen beziehungsweise psychischen Krankheiten und deren Behandlung.

Überblick: Die wichtigsten Informationen zu den Anbietern von psychotherapeutischen Leistungen

- Psychologische Psychotherapeuten sind Diplompsychologen oder Psychologen mit einem Master-Abschluss, die zusätzlich eine 3- bis 5-jährige psychotherapeutische Ausbildung abgeschlossen haben.

- Ärztliche Psychotherapeuten sind Ärzte, die entweder eine Facharztausbildung in Psychiatrie, Nervenheilkunde oder Psychosomatischer Medizin abgeschlossen haben oder eine – weniger aufwändige – Zusatzfortbildung in Psychotherapie abgeschlossen haben.

- Therapeuten für Kinder und Jugendliche können Psychologen, Pädagogen, Sozialpädagogen oder Ärzte sein, die nach ihrem Studium eine mindestens 3- bis 5-jährige psychotherapeutische Ausbildung speziell für die Behandlung von Kindern und Jugendlichen abgeschlossen haben.

- Heilpraktiker können ebenfalls psychotherapeutisch tätig sein. Für sie ist der Ausbildungsaufwand am geringsten.

- Eine Kassenzulassung für Behandlungen im Rahmen der gesetzlichen Krankenversicherung können nur Ärzte, Psychologische Psychotherapeuten und Therapeuten für Kinder und Jugendliche haben. Therapeuten mit abgeschlossener therapeutischer Zusatzausbildung ohne Kassenzulassung können berechtigt sein, privat versicherte Patientinnen und Patienten zu behandeln.

Mediziner, Psychologen, Pädagogen oder Sozialpädagogen dürfen als Therapeuten für Kinder und Jugendliche tätig sein, wenn sie nach dem Studium eine entsprechende Zusatzausbildung abgeschlossen haben. Zum praktischen Teil der Ausbildung gehört eine mehrmonatige

Tätigkeit in einer kinder- und jugendpsychiatrischen Einrichtung. Sie arbeiten häufig in Beratungsstellen für Kinder, Jugendliche und Eltern und Familien, in psychiatrischen Krankenhäusern für Kinder und Jugendliche oder auch als niedergelassene Therapeuten.

Grundsätzlich spiegeln die unterschiedlichen Qualifikationsvoraussetzungen nicht automatisch Unterschiede in der Qualität der therapeutischen Arbeit wider. Gleiches gilt für therapeutische Zusatzqualifikationen, auch sie sind nicht unbedingt Belege für therapeutische Kompetenz. Wichtiger als Titel und Qualifikationsnachweise der Behandler ist es, dass Sie in Ihrer Therapie die genannten therapeutischen Prozesse und Wirkfaktoren im Blick haben (⤳ Seite 16 ff.) und gemeinsam mit Ihrer Therapeutin oder Ihrem Therapeuten darauf achten, dass sie auch tatsächlich umgesetzt werden.

„Auch nur Menschen ...": Die persönlichen Qualitäten von Psychotherapeuten

Wenn Sie jemanden vor Therapiebeginn befragen, wie der Therapeut nach Möglichkeit sein sollte, dann bekommen Sie mitunter Folgendes zu hören: Etwas älter und vor allem erfahren und kompetent sollte er sein, selbstbewusst und doch einfühlsam, gut zuhören können, dabei aber eine Position vertreten, meine Probleme soll er verstehen, zugleich aber Lösungen herbeiführen können, ausgeglichen und humorvoll soll er sein, außerdem freundlich, wohlwollend, redegewandt, sympathisch, intelligent, offen, kreativ und so fort.

Natürlich wäre es nicht schlecht, wenn Sie an eine Therapeutin oder einen Therapeuten mit diesen oder anderen Vorzügen gerieten. Denn die persönlichen Qualitäten von Psychotherapeuten sind neben ihren Fachkenntnissen wichtige Voraussetzungen dafür, dass sich eine positive therapeutische Beziehung entwickeln kann. Sie lassen sich aber nicht so einfach voraussetzen und werden auch nur in begrenztem Umfang in einer psychotherapeutischen Ausbildung vermittelt und erworben.

Machen Sie sich daher frei von dem Gedanken, Ihre Therapeutin oder Ihr Therapeut müsse persönlich vollkommen und jeder Situation gewachsen sein. Eher sind Sie gut beraten, wenn Sie zunächst einmal nichts anderes erwarten,

> ❯❯ *Meine Freundin sagt, Psychotherapeuten wären ihr unheimlich, weil die doch immer alles analysieren und durchleuchten. So als könnten die nicht damit aufhören. Ich persönlich halte das für Quatsch.* ❮❮
>
> Patientin, 33 Jahre, Essstörungen

Was sagt die Wissenschaft über Psychotherapeuten?

Einer älteren Analyse zufolge bevorzugen Psychotherapeuten junge, attraktive, intelligente und allgemein erfolgreiche Patienten, die sich sprachlich gut ausdrücken können. Eigentlich kein Wunder, denn es ist naheliegend, dass unter so günstigen persönlichen Voraussetzungen auch die Erfolgsaussichten für Psychotherapien besser sind. Auch wenig überraschend ist, dass diejenigen Therapeuten durchschnittlich bessere Erfolgsraten haben, die sich gut in andere Personen hineinversetzen können. Dies können sie dann, wenn sie sich selbst gut ausdrücken und aktiv zu anderen in Kontakt treten können, dabei aber auch relativ unabhängig, nicht feindselig und nicht wettbewerbsorientiert sind. Als weniger geeignet erscheinen Therapeuten, die allzu viel über zwischenmenschliche Beziehungen und Probleme nachdenken.

Auch die Berufs- und Lebenserfahrungen von Psychotherapeuten wirken sich erwartungsgemäß auf deren therapeutisches Handeln und Wirksamkeit aus. Studien haben gezeigt, dass erfahrene Therapeuten weniger Unsicherheit erleben als weniger erfahrene, im Durchschnitt aber auch weniger positive Gefühle gegenüber ihren Patienten zeigen als unerfahrene Therapeuten. Das heißt nicht, dass erfahrene Therapeuten ihre Patienten weniger schätzen oder achten, sie scheinen aber weniger als ihre jüngeren und weniger erfahrenen Kolleginnen und Kollegen geneigt, sich auf den Austausch von Gefühlen einzulassen und in den Therapiesitzungen eigene Gefühle zu zeigen. Vielleicht sind sie auch einfach weniger geneigt, sich in der Therapie an sozialen Rollenvorstellungen und Konventionen zu orientieren. Zugleich achten erfahrene Therapeuten in einer Behandlung stärker auf beziehungsrelevante Informationen als jüngere oder unerfahrenere Therapeuten. Weniger erfahrene Therapeuten achten demgegenüber stärker auf „Inhalte", also auf das, was konkret gesagt und gemeint wurde und weniger darauf, welche Bedeutung das Gesagte in der Beziehung zum Gegenüber hat oder haben könnte.

Schließlich lenken erfahrene Therapeuten auch häufiger den Fokus der Therapie auf sich, und sie haben (statistisch gesehen) weniger Scheu, in der Therapie auch über sich selbst zu sprechen.

Wenn Therapeuten in ihrem Leben generell dazu neigen, sich unangenehme Erfahrungen zu ersparen, dann nehmen sie solche Motive auch stärker bei ihren Patienten wahr. Auch dies ist wenig verwunderlich und gilt auch sonst im Leben: Was ich bei mir selbst wahrnehme, das nehme ich leichter auch bei anderen wahr.

Schließlich noch eine Erkenntnis zur Wechselwirkung von Therapeuten- und Patientenmerkmalen: Therapeuten, die in der Lage sind, sich flexibel auf das Erleben und Verhalten ihrer Patienten einzustellen, sind meist erfolgreicher als Therapeuten, die sich strikt und konsequent in einer bestimmten Rolle verhalten. Das kann bedeuten, dass ein Therapeut sich dann günstig verhält, wenn er bei dominanten Patienten, die sich ungern etwas vorschreiben lassen und großen Wert auf eigene Freiheit und Selbstbestimmung legen, entsprechend zurückhaltend auftritt. Umgekehrt sollte er aber auch die Führung übernehmen können bei zeitweise ängstlichen oder verunsicherten Patienten, die sich lieber einem dominanteren Verhalten unterordnen wollen.

als dass Psychotherapeuten ganz normale Menschen sind mit persönlichen Vorlieben, Fähigkeiten, Neigungen und Schwächen. Nach allem, was wir wissen, haben Psychotherapeuten nicht wesentlich weniger Probleme mit sich und ihrem Leben als andere Leute, sie leben nicht alle in harmonischen Beziehungen und sie lösen auch nicht alle Schwierigkeiten optimal.

Ebenso wie Angehörige anderer Berufsgruppen wissen und können sie nicht alles und sie sind – wie andere Menschen auch – nur begrenzt belastbar. Ihr Leben ist aber auch nicht von mehr Krisen oder Konflikten geschüttelt als das anderer Leute. Nach einer Untersuchung glauben zwar immerhin etwa 10 Prozent der deutschen Bevölkerung, dass Psychotherapeuten ihr Fach aufgrund eigener persönlicher Probleme gewählt haben, allerdings sagt das mehr über den Glauben in der Bevölkerung aus als über die Psychotherapeuten selbst.

Psychotherapeuten haben im Laufe ihrer Ausbildung vor allem gelernt, auf soziale Situationen so zu reagieren, dass andere davon profitieren können. Dabei spielen sie – um selbst psychisch stabil zu bleiben – immer auch eine Rolle. Denn sie wissen: Nur wer gelernt hat, sich innerlich von den Schwierigkeiten und Nöten anderer abzugrenzen, wird psychisch belastbar bleiben und umgekehrt auch in der Lage sein, sich den Problemen anderer Personen zuzuwenden. Was Therapeutinnen und Therapeuten meist auszeichnet, ist eine größere Routine im Umgang mit anderen Menschen. Meist beobachten sie genauer als andere die Verhaltensweisen anderer Menschen und haben gelernt, das Beobachtete schnell und sicher zu interpretieren.

Diese Fähigkeiten dürfen und sollten Sie daher bei Ihrer Therapeutin oder Ihrem Therapeuten auch erwarten. Suchen Sie aber nicht ständig nach den tieferen persönlichen Eigenschaften Ihres Therapeuten. Fragen Sie sich eher, inwiefern Sie von dem gezeigten Verhalten profitieren können.

Wenn Therapeuten mit ihrer Rolle überfordert sind ...

Gelingt die richtige Mischung aus Abgrenzung und Annäherung aufgrund eigener persönlicher Probleme nicht, dann werden Therapeuten vielleicht im einen Fall zu vorsichtig, ängstlich, mitfühlend oder nachgiebig, im anderen Fall zu hart, verständnislos oder zurückweisend reagieren. Vielleicht werden sie sich sogar gereizt, ungeduldig oder aggressiv verhalten, Ihnen Vorwürfe machen oder offen ihren Ärger oder ihre Enttäuschung zum Ausdruck bringen. Dies alles können – insbesondere wenn sie wiederholt oder im Übermaß auftreten – Zeichen sein, dass sie mit sich selbst nicht ganz im Reinen sind.

Unausgeglichene oder selbst therapiebedürftige Therapeuten unterliegen immer dem Risiko, dass sie die Therapiesituation, die Vertraulichkeit der Gespräche und die scheinbare Überlegenheit gegenüber einem hilfsbedürftigen Menschen zugunsten eigener Interessen ausnutzen. Wenn ein Therapeut zum Beispiel beginnt, eigene persönliche Bedürfnisse und Wünsche oder eigene Schwierigkeiten und Konflikte anzusprechen und Sie wiederholt das Gefühl haben, dass er die eigene Unzufriedenheit, schlechte Stimmung oder den eigenen Ärger ungerechtfertigt an Ihnen auslässt oder abreagiert, dann dürfen und sollten Sie seine persönlichen und fachlichen Qualitäten infrage stellen.

Eine ähnliche Grenzüberschreitung besteht, wenn beispielsweise der Therapeut mit Ihnen zu flirten beginnt, sich privat mit Ihnen treffen möchte, ohne erkennbaren Grund mit Ihnen über Ihre sexuellen Neigungen spricht oder Gelegenheiten nutzt, um Sie zu berühren oder zu streicheln. In der Regel sind dies Hinweise auf persönliche Probleme, die er mit sich und seiner Rolle hat. Therapeuten, die die üblichen und notwendigen Grenzen in der angegebenen Weise überschreiten, sind an der falschen Stelle, sie handeln gegen die Berufsordnung und sind unprofessionell.

Natürlich sind Verhaltensweisen wie diese in einer Therapie eher die Ausnahme als die Regel. Wenn Sie aber etwas Ähnliches erlebt haben oder in Zukunft erleben sollten, dann scheuen Sie sich nicht, dagegen vorzugehen. Äußern Sie Ihre Einwände und beenden Sie,

sofern der Therapeut auf Ihre Einwände nicht für Sie angemessen reagiert, die Therapie. In Konfliktfällen können Sie sich an folgende Institutionen wenden: Ihre Krankenkasse, die Psychotherapeutenkammer oder die Gutachterkommissionen und Schlichtungsstellen der Landesärztekammern sowie die Patientenberatungsstellen der Verbraucherzentralen (···➔ Adressen Seite 170).

Die Psychotherapeutenkammer ist gesetzlich verpflichtet, jeder Beschwerde nachzugehen und zu überprüfen, ob ein berufsrechtswidriges Verhalten vorliegt.

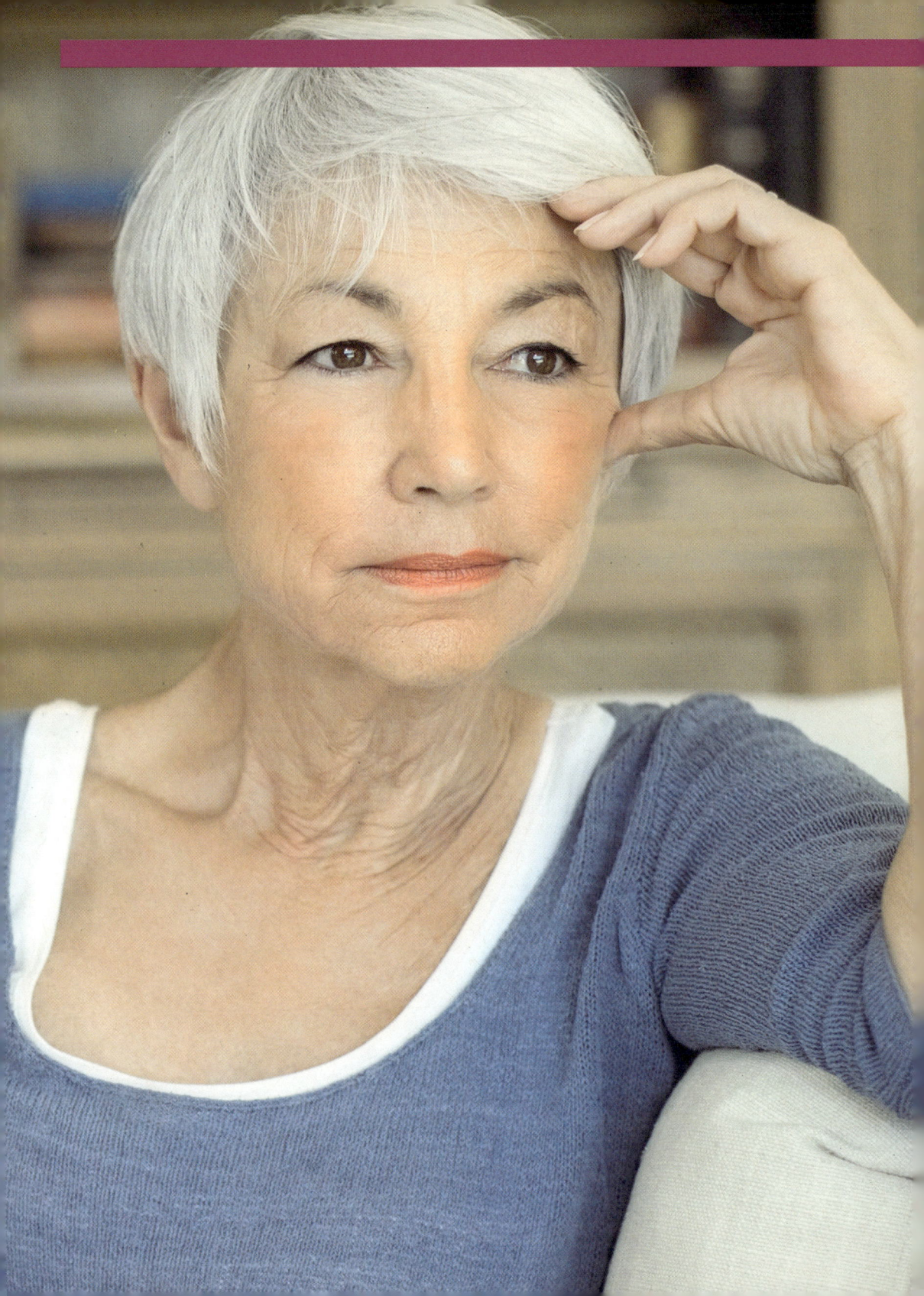

Der Ablauf einer Psychotherapie

Psychotherapie beinhaltet eine Reihe von Prozessen, die sich vom ersten Kontakt bis zum letzten Gespräch und vielleicht auch noch darüber hinaus entwickeln. Formal können die Phase der Kontaktaufnahme, die Probesitzungen, die Arbeitsphase und das Ende der Therapie unterschieden werden.

Wege und Umwege: Psychotherapie als Entwicklungsprozess

Psychotherapie bedeutet, mit Hilfe einer anderen Person gewünschte Veränderungen im eigenen Erleben und Verhalten zu erreichen, die man allein und ohne die Beziehung zu dieser Person so nicht schaffen würde. Die dazu notwendige therapeutische Beziehung (┈┈┤ Seite 14 ff.) entwickelt sich – meist über einen längeren Zeitraum hinweg – gestützt auf Beobachtungen, Begegnungen, Erfahrungen und Prüfungen. Weder der Aufbau einer therapeutischen Beziehung, noch die Therapie als Ganzes verlaufen dabei einheitlich und geradlinig auf ein gewünschtes Ziel hinaus. Meist entwickeln sich Veränderungen in vermeintliche Widersprüche eingebettet über Annäherungen und Abgrenzungen, Fortschritte und Rückschritte, Wege und Umwege. Dies kann unterschiedliche Formen annehmen, je nachdem, ob Sie sich zu Beginn, in der mittleren Arbeitsphase oder am Ende Ihrer Therapie befinden.

Insbesondere in der therapeutischen Arbeitsphase kann es überraschende Ereignisse oder zufällige und ungewollte Entwicklungen geben, die den Verlauf und das Ergebnis einer Therapie mitbestimmen. Häufig treten hier Widersprüche, Konflikte oder gegensätzliche Motive und Wünsche besonders deutlich hervor. Wir haben daher im im Abschnitt „Die Arbeitsphase" (ab Seite 96) kritische Situationen oder Erfahrungen in der Arbeitsphase der Therapie ausführlicher beschrieben. Als Patientin oder Patient sollen Ihnen diese Skizzen helfen, den Verlauf Ihrer Therapie nicht nur Ihrem Therapeuten zu überlassen, sondern selbst aktiv mitzugestalten.

>> *Im Nachhinein kann ich sagen, dass mich der Verlauf der Therapie doch mehr überrascht hat, als ich das anfangs gedacht hätte. Ich hatte angenommen, es gäbe nur stützende Gespräche. Andererseits war ich gerade anfangs noch ziemlich kritisch, weil ich die Therapie nur auf Empfehlung meines Arztes und nicht auf eigenen Wunsch begonnen hatte.*

Im Verlauf habe ich dann gemerkt, dass manche Veränderungen mich sehr herausforderten und manchmal auch zusätzliche Kraft kosteten. Aber irgendwie war das wohl auch notwendig. Auch mein Bild von meiner Therapeutin hat sich im Laufe dieses Jahres verändert, ich bin dadurch ihr und vielleicht auch mir selbst gegenüber viel offener geworden. <<

Patientin, 51 Jahre, chronische Schmerzen und
Psychopharmaka-Missbrauch

Die Sprechstunde

In der sogenannten **Sprechstunde** (·····> Seite 43), die jeder Psychotherapie vorgeschaltet ist, soll zunächst geklärt werden, ob Sie überhaupt an einer psychotherapeutisch behandlungsbedürftigen Störung leiden. Ihr Gesprächspartner soll in dieser Sitzung die Voraussetzungen für eine mögliche Therapie prüfen. Das erste Gespräch mit dem Therapeuten ist selbst noch keine Psychotherapie, sondern eher eine Informationsveranstaltung mit orientierender Diagnostik über Ihre psychischen Probleme.

Möglicherweise weist Ihr Gesprächspartner Sie auch gleich darauf hin, dass er oder sie die Therapie nicht selbst durchführen kann oder wird. Denn die Sprechstunde zum Therapie-

Einstieg ist eine gesonderte, von der Therapiedurchführung unabhängige Leistung.

In der Sprechstunde möchte sich Ihr Gegenüber ein Bild von Ihnen, Ihren Beschwerden und einem möglichen Behandlungsauftrag machen („Welche Probleme/Beschwerden haben Sie?"). Er oder sie wird Sie zunächst erzählen lassen, gegebenenfalls nachfragen oder um Erklärung bitten, wenn er/sie etwas nicht verstanden hat. Im Allgemeinen reichen im ersten Gespräch Angaben zu Art, Umfang und bisheriger Dauer der Schwierigkeiten. Meist wird auch gefragt, wie sich die Symptome entwickelt haben, wie Sie bisher damit umgegangen sind und ob Sie bereits Therapieversuche unternommen haben. Den Therapeuten interessieren dazu vor allem die folgenden Punkte:

■ Leiden Sie an einer krankheitswertigen Störung, die psychotherapeutisch behandelt werden muss? Wenn Sie zum Beispiel nur normale Alltagskonflikte beschreiben, dann läge keine krankheitswertige Störung vor und es würde Probleme mit der Abrechnung bei der Krankenkasse geben.
■ Wie dringend ist die Behandlung? Wenn Sie zum Beispiel suizidgefährdet sind und dringend eine intensive Behandlung brauchen, muss er Sie an eine andere Einrichtung überweisen.
■ Wie motiviert sind Sie zu einer psychotherapeutischen Behandlung? Ohne eigene Therapiemotivation ist eine wesentliche Behandlungsvoraussetzung nicht erfüllt.

Insofern kann es auch sein, dass jemand an einer psychischen Störung leidet, die Therapiemotivation aber so gering ist, dass die Durchführung der Behandlung letztlich nicht zu befürworten ist.

In diesem Zusammenhang möchten manche Therapeuten auch wissen, warum Sie gerade jetzt eine Therapie beginnen wollen. Damit möchten sie erfahren, wie dringend Ihnen die Behandlung ist. Häufig wird auch nach den Erwartungen gefragt, die Sie an die Therapie haben. Dadurch sollen der Behandlungsauftrag und Ihre Therapiemotivation deutlich werden.

Meist ist es sinnvoll, wenn Sie sich vorab einige Fragen zum ersten Gespräch überlegen. Anregungen dazu finden Sie in unserer Checkliste (----> Seite 91 f.).

☑ **Checkliste:**
Ihre Fragen für das erste Gespräch

☐ **Welche Kosten entstehen für mich?**

Diese Frage sollten Sie bereits bei der telefonischen Terminvereinbarung klären. Bei kassenzugelassenen Therapeuten werden die Kosten für Erstgespräche von den Kranken-kassen übernommen. Als Mitglied einer gesetzlichen Krankenkasse müssen Sie keinen Therapievertrag (----> Seite 49) unterschreiben, der Sie zur Kostenübernahme verpflichtet.

☐ **Welche Therapieform ist in meinem Fall geeignet und Erfolg versprechend?**

Sie sollten eine Entscheidungshilfe erhalten, ob in Ihrem Fall überhaupt eine Psychotherapie nötig ist, und wenn ja, ob eher eine verhaltenstherapeutische oder eher eine tiefenpsychologisch fundierte Behandlung zu empfehlen ist. Dabei sollten Sie berücksichtigen, dass ein Verhaltenstherapeut im Allgemeinen wahrscheinlich eher eine Verhal-tenstherapie und ein tiefenpsychologisch orientierter Therapeut wahrscheinlich eher eine tiefenpsychologische Therapie empfehlen wird. Vor diesem Hintergrund ist es sinnvoll, wenn Sie die gegebenen Empfehlungen mit eigenen Vorstellungen abgleichen und sich dazu selbst ein Bild zu machen.

----->

☑ **Checkliste** (Fortsetzung):
Ihre Fragen für das erste Gespräch

☐ **Wie lange wird es Ihrer Einschätzung nach etwa dauern,**
   bis sich positive Veränderungen einstellen?

Viele Therapeuten legen sich bei Fragen zur weiteren Entwicklung nicht gerne fest und sind bemüht, sich viele Möglichkeiten offen zu halten. Sprechen Sie dies trotzdem an, um deutlich zu machen, dass Sie an Veränderungen in einem überschaubaren Zeitraum interessiert sind. Es gibt für eine Reihe von psychischen Störungen durchaus Angaben dazu, ab wann und unter welchen Bedingungen man durchschnittlich mit spürbaren Verbesserungen rechnen kann. Beispielsweise lassen sich bei Angststörungen und bei psychischen Symptomen, die nach äußeren Belastungen aufgetreten sind, in der Regel innerhalb von 30 bis 50 Sitzungen spürbare und sichtbare Erfolge erzielen.

☐ **Womit muss ich rechnen, wenn ich bei Ihnen eine Therapie beginne?**

Diese Frage zielt auch auf die Arbeitsweise des Therapeuten. Es spricht eher für dessen Seriosität, wenn er Ihnen nicht das Blaue vom Himmel verspricht, sondern bei Fragen nach möglichen Schwierigkeiten auch einige benennen kann (zusätzlicher zeitlicher Aufwand, vorübergehend psychische Mehrbelastung, Überwindung zu ungewohnten Verhaltensweisen o. Ä.).

Am Ende der Sitzung werden Sie möglicherweise gefragt, ob Sie Interesse haben, eine Therapie zu beginnen. Sie sollten sich an dieser Stelle bewusstmachen, dass Sie sich in diesem Moment noch nicht entscheiden müssen. Die Krankenkassen sehen die Sprechstunde zunächst nur als ein unverbindliches Informationsgespräch, auf das in einem zweiten Schritt dann Probesitzungen („probatorische Sitzungen") und erst im dritten Schritt die wirkliche Therapie folgen.

Die Probesitzungen

Als Probesitzungen (probatorische Sitzungen) gelten die Sitzungen bis zu dem Termin, an dem Ihre Krankenkasse eine schriftliche Zusage zur Kostenübernahme für eine Langzeittherapie erteilt. Diese 4 bis 5 Sitzungen müssen nicht extra von der Krankenkasse genehmigt werden („nicht genehmigungspflichtige Leistungen"), sondern werden vom kassenzugelassenen Psychotherapeuten direkt mit der Kasse abgerechnet.

Probe bedeutet aber auch, dass Sie die Sitzungen aufmerksam verfolgen und nicht ungenutzt verstreichen lassen. Nutzen Sie die Sitzungen, um sich über das weitere Vorgehen in der Therapie und den persönlichen Arbeitsstil Ihres Therapeuten klarer zu werden. Immerhin geht es jetzt darum, dass Sie die Person näher kennen lernen, die zu Ihnen eine therapeutische Beziehung herstellen und die Ihnen helfen soll, Ihre psychischen Probleme zu überwinden. Die in der Checkliste auf Seite 94 genannten Fragen können Ihnen dazu Hinweise geben.

Wenn Sie schon in der ersten probatorischen Sitzung ein schlechtes Gefühl haben und sich zum Beispiel nicht richtig verstanden fühlen, dann steht es Ihnen frei, einen anderen Therapeuten aufzusuchen. Nutzen Sie diese Möglichkeit ruhig, denn Ihr Therapeut sollte Ihnen persönlich zusagen; er sollte entweder Ihr Interesse wecken oder Ihnen sympathisch sein, am besten beides. Halten Sie sich vor Augen, dass es Ihre Entscheidung ist, bei wem Sie die Therapie beginnen wollen, und scheuen Sie sich nicht, im Zweifel mit wenigstens einem weiteren Therapeuten ein probatorisches Erstgespräch zu führen. Wenn Sie unschlüssig sind oder Hemmungen haben, Ihren Gesprächspartner zu enttäuschen, dann können Sie sagen, dass Sie noch etwas Bedenkzeit benötigen. Die Krankenkasse wird die Kosten übernehmen, sofern ein Therapeutenwechsel bereits in diesen ersten probatorischen Sitzungen vorgenommen wird.

Auch bei den Probesitzungen kann es sinnvoll sein, gleich zu Beginn konkrete Fragen zum weiteren Vorgehen zu stellen. Ein paar Beispiele:

- Wie gehen Sie konkret vor und nach welcher therapeutischen Methode arbeiten Sie?

Um die Antwort des Therapeuten einordnen zu können, sollten Sie sich vorher einen Überblick über psychotherapeutische Methoden verschafft und für sich geprüft haben, welches Vorgehen Ihnen am ehesten zusagt (→ Seite 55 ff.).

- Wie wird der Ablauf in den Sitzungen sein?

Lassen Sie sich dies ruhig erklären: Wird eher über Probleme und deren Ursachen oder eher über Lösungsmöglichkeiten und deren Umsetzung gesprochen? Werden konkrete Übungen durchgeführt oder spezielle Techniken angewendet? Werden Vereinbarungen getroffen? Wie sieht die konkrete Hilfestellung aus?

- Was erwarten Sie von mir als Patientin/ Patient?

Sie sollten eine möglichst klare Vorstellung davon haben, was von Ihnen in der Therapie erwartet wird. Die häufig geforderte „aktive Mitarbeit" kann vieles bedeuten: pünktliches Erscheinen, Einhalten von Vereinbarungen, die Bereitschaft, sich auf Neuerungen einzulassen, hinreichende Offenheit gegenüber sich selbst und gegenüber dem Therapeuten, ehrliche Rückmeldungen usw. Prüfen Sie, ob Sie die an Sie gerichteten Erwartungen erfüllen können und wollen.

Für Ihren Therapeuten oder Ihre Therapeutin laufen die probatorischen Sitzungen – insofern eine Langzeittherapie erforderlich ist - auf ein klares Ziel hinaus: Der Antrag auf Kostenübernahme für Ihre Behandlung an Ihre Krankenkasse (→ Seite 45) muss spätestens nach der letzten Sitzung fertig vorliegen. Vor diesem Hintergrund wird der Therapeut zunächst versuchen, mehr über Sie und Ihre psychischen Probleme zu erfahren. Dazu wird er Ihnen ausführliche Fragen stellen.

Häufig werden folgende Bereiche erfragt: die Erscheinungsform Ihrer Symptome oder Ihres psychischen Problems (zum Beispiel die Art, Häufigkeit, Verlaufscharakteristik und Intensität von Ängsten), die Bedingungen, unter denen die Symptome auftreten, die vermuteten Ursachen für die Störung, die Auswirkungen der Beschwerden auf Ihren Alltag und auf sonstige Lebensbereiche, Art und Umfang bisheriger Behandlungsversuche sowie allgemeine Besonderheiten Ihrer bisherigen persönlichen, sozialen, schulischen und beruflichen Entwicklung.

Je nach therapeutischer Ausrichtung unterscheiden sich vor allem Fragen zu den möglichen Ursachen und Hintergründen der psychischen Störungen. Tiefenpsychologisch ausgerichtete Therapeuten (⸱⸱⸱⸱⸱> Seite 59 ff.)

fragen meist genauer nach möglicherweise belastenden Erfahrungen im Kindes- und Jugendalter und nach charakteristischen psychischen Konflikten. Verhaltenstherapeuten fragen eher danach, durch welche äußeren Einflüsse Symptomverhalten ausgelöst wurde und wie es danach durch äußere und innere Bedingungen aufrechterhalten („verstärkt") wurde.

Sie sollten die vielen Fragen in Kauf nehmen. Schließlich braucht Ihr Therapeut genaue Angaben, um Ihre Behandlung gegenüber der Krankenkasse detailliert begründen und die Erfolgsaussichten abschätzen zu können. Sinnvoll kann in diesem Zusammenhang auch der Einsatz von psychologischen Fragebögen oder Testverfahren sein, die das Bild von Ihnen und Ihren Beschwerden vervollständigen können.

☑ Checkliste:
Klärungsbedarf in den Probesitzungen

☐ Stimmt Ihr Therapeut die Wahl der Themen und das therapeutische Vorgehen mit Ihnen ab oder haben Sie den Eindruck, dass Ihnen die Themen und das Vorgehen aufgedrängt werden?

☐ Haben Sie das Gefühl, dass Sie verstanden werden, oder können Sie mit den Bemerkungen oder Kommentaren des Therapeuten häufig nichts anfangen und fühlen sich daher unverstanden?

☐ Fühlen Sie sich in emotional schwierigen Situationen ausreichend unterstützt oder bleiben Sie sich selbst überlassen?

☐ Sieht und fördert Ihr Therapeut auch Ihre Potenziale und Stärken oder konzentriert er sich einseitig auf Ihre Probleme, Symptome und Schwächen?

☐ Erfahren Sie Deutungen oder Hinweise, die Ihnen neu und interessant erscheinen, oder werden nur Dinge gesagt, die Sie ohnehin schon gedacht oder gesagt haben?

☐ Zeigt Ihr Therapeut Ihnen eine zeitliche Perspektive für den weiteren Verlauf?

☐ auf oder verweist er nur darauf, dass er keine Vorhersagen machen kann?

☐ Handelt er erkennbar nach einem bestimmten Plan oder erscheint Ihnen das Vorgehen undurchsichtig und wechselhaft?

☐ Fühlen Sie sich in Gegenwart Ihres Therapeuten wohl oder sind Sie eher erleichtert, wenn die Sitzung wieder vorbei ist? Fühlen Sie sich ermutigt oder eher verunsichert?

Außerdem können solche standardisierten und normierten Verfahren helfen, Veränderungen im Therapieprozess besser sichtbar zu machen.

Gerade in dieser frühen Phase der Therapie entstehen mitunter Missverständnisse durch den Austausch von so viel persönlicher Information. Manche Patientinnen und Patienten haben das Gefühl, sie müssten ihr „Innerstes nach außen kehren", was manchmal Überwindung kostet. Hier gilt, dass es Ihnen grundsätzlich freisteht, was Sie sagen und wie genau und präzise Ihre Angaben sind.

Missverständnisse kann es in dieser Phase auch durch zu hohe Erwartungen an die Therapie geben. Manche Patienten sind enttäuscht, wenn ihr Therapeut nicht gleich auf all die Themen eingeht, die im Fragebogen oder im Interview angesprochen wurden. Oft gelingt es nicht, die vielen gegebenen Informationen unmittelbar in Empfehlungen umzusetzen oder gleich Lösungen für die genannten Probleme zu finden. Bringen Sie in dieser frühen Therapiephase also ruhig etwas Geduld mit: Nicht alle angesprochenen Schwierigkeiten können auf Anhieb bewältigt werden.

Ein weiteres Anliegen Ihres Therapeuten in den Probesitzungen ist es, zu Ihnen eine positive therapeutische Beziehung aufzubauen und zu prüfen, wie behandlungsmotiviert Sie sind.

Das kann in einem etwas wechselhaften, teilweise auch spielerisch wirkenden Gesprächsverhalten des Therapeuten zum Ausdruck kommen. Häufig ist in dieser Phase ein Wechsel zwischen verständnisvollem, einfühlendem Verhalten einerseits und sachlichem oder auch konfrontativem Verhalten andererseits. Auf diese Weise möchte der Therapeut prüfen, ob Sie die Sitzungen eher zur Unterstützung und Bestätigung Ihrer derzeitigen Perspektiven nutzen wollen oder ob Sie bereit sind, sich auch auf andere Denk- und Verhaltensweisen einzulassen. Diese Phase ist für den Therapeuten wichtig, um herauszufinden, was er Ihnen an Vorschlägen, Deutungen oder Veränderungen zumuten kann.

Grundsätzlich sollte Ihnen in den probatorischen Sitzungen das therapeutische Arbeitsprinzip bereits deutlich werden: Geht es darum, dass Sie Ihre Probleme anders als bisher verstehen lernen, oder eher darum, sichtbare Veränderungen zu erzielen? Achten Sie auch bereits in dieser frühen Phase darauf, inwiefern Ihr Therapeut sich bemüht, die auf Seite 16 f. genannten Wirkfaktoren umzusetzen. Wenn Ihnen das Arbeitsprinzip nicht deutlich wird oder Sie das Gefühl haben, dass Sie durch die Sitzungen noch weiter geschwächt oder demoralisiert werden, dann scheuen Sie sich nicht, Ihren Therapeuten darauf anzusprechen.

Die Arbeitsphase

Die Arbeitsphase beginnt nach den Probesitzungen. Schon während der Probesitzungen entsteht meist schon eine Art therapeutischer Beziehung (····› Seite 14 f.). In der Arbeitsphase soll die therapeutische Beziehung gefestigt und auch gezielt genutzt werden, um Veränderungen (v.a. Abnahme des Symptomverhaltens) auf den Weg zu bringen.

Festigung der therapeutischen Beziehung

Zur Festigung der therapeutischen Beziehung wird Ihr Therapeut zunächst noch mehr über Sie als Person, aber auch noch mehr über Ihre Symptome und deren Auswirkungen auf verschiedene Lebensbereiche wissen wollen. Wenn Sie zum Beispiel unter Angstzuständen leiden, wird es darum gehen, wie Ihr Partner, Ihre Kinder oder Ihre Freunde auf die Ängste reagieren und wie Sie im Gegenzug auf deren Reaktion reagieren. Ebenso werden die Auswirkungen Ihrer Ängste auf Ihre Arbeitsfähigkeit oder Ihre Freizeit zum Thema werden. Durch die gemeinsame Analyse Ihrer Probleme lernen Sie diese besser zu verstehen. Nebenbei entsteht so auch eine tragfähige therapeutische Beziehung. Günstige Bedingungen sind dann gegeben, wenn Sie beide eine weitgehend übereinstimmende Vorstellung davon haben, wie Ihre Symptome oder Konflikte in aktuellen oder früheren Alltagsbeziehungen verankert waren und sind.

Im Mittelpunkt steht dabei Ihre Sicht der Dinge, also was Sie selbst glauben, sehen, denken oder fühlen. Ihr Therapeut sollte Ihnen daher das Gefühl vermitteln, dass Sie sich in der Therapie frei fühlen und alles sagen können. Wenn Sie die Sitzungen als angenehm und entlastend empfinden oder sich gar auf die Treffen freuen, dann hat zumindest dieser erste Schritt funktioniert.

Auseinandersetzung und Konfrontation

Die Arbeitsphase läuft meist auch darauf hinaus, Sie mit neuen Denkweisen, neuen Deutungen oder mit der Notwendigkeit zu Entscheidungen zu konfrontieren. Viele Betroffene haben sich an ungünstige Denk- oder Verhaltensweisen gewöhnt und schieben Veränderungen oder Entscheidungen vor sich her. Daher versuchen viele Therapeutinnen und Therapeuten, eine Auseinandersetzung mit vermiedenen Themen oder Verhaltensweisen gezielt und schrittweise herbeizuführen. Die kleine Auswahl an Beispielen soll veranschaulichen, wie Therapeuten versuchen können, Ihr Denken, Ihre Gefühle oder Ihr Verhalten mit neuen Erfahrungen zu konfrontieren.

Stärkung und Motivation

Um konstruktiv mit neuen Deutungen oder Entscheidungen umgehen zu können, werden Sie ausreichende Motivation und Kraft brauchen. Dauerhafte therapeutische Erfolge werden Sie in der Regel nur dann erleben, wenn Sie eine Veränderung wirklich wollen und bereit sind, daran zu arbeiten. Eine der wichtigsten Aufgaben Ihres Therapeuten ist es, Sie in dieser Auseinandersetzung zu unterstützen und Ihre Motivation zu stärken. Dazu sollte er Ihre Stärken und Fähigkeiten erkennen. Alle Stärken, aber auch Merkmale Ihrer Persönlich-

Beispiel 1

Die unausgesprochenen inneren Widersprüche, mit denen Sie leben oder an die Sie sich gewöhnt haben, werden im Gespräch thematisiert oder deutlich herausgestellt. Die Idee dahinter: Wenn Ihre inneren Widersprüche benannt werden, dann können Sie diese nicht mehr ausblenden oder ignorieren. Möglicherweise fallen Ihnen dadurch notwendige Entscheidungen leichter.

Beispiel 2

Ihr Therapeut konfrontiert Sie damit, dass Ihre Denkmuster unvernünftig oder verzerrt sind und an der Realität vorbeigehen (etwa die Überzeugung: „Ich bin ein totaler Versager.“). Die Idee dahinter: Sie sollen versuchen, Ihre Annahmen und Überzeugungen erst an der Realität zu prüfen, bevor Sie sich von ihnen leiten lassen.

Beispiel 3

Sie werden mit der Vorhersage konfrontiert, dass Ihre Beschwerden ohne eine bewusste Entscheidung zur Veränderung wahrscheinlich auf Dauer bestehen bleiben. Die Idee dahinter: Die Vorstellung, noch lebenslang mit den Symptomen leben zu müssen, mobilisiert Ihre Kräfte und treibt Sie zum Handeln.

Beispiel 4

Sie werden mit der Deutung provoziert, dass Ihre Symptome oder Beschwerden für Sie vielleicht sogar nützlich sein oder als Teil einer Lösung für innere Konflikte oder andere Lebensprobleme verstanden werden können. Die Idee dahinter: Auch psychische Probleme haben (mindestens) zwei Seiten. Manchen Personen fällt es leichter, sich mit ihren Symptomen vorsichtig anzufreunden und diese zum Beispiel als Signale ihres Körpers zu sehen, anstatt alles daran zu setzen, um sie wieder loszuwerden.

keit, Ihres Körpers, Ihrer Lebensverhältnisse können nun zur helfenden Ressource (···→ Seite 17) werden, wenn sie geschickt und wirksam mit den geplanten Neuerungen verknüpft werden.

Auch dazu ein paar Beispiele. Sie zeigen, dass den Verbindungen und Verknüpfungen zwischen Veränderungen und eigenen Potenzialen und Ressourcen kaum Grenzen gesetzt sind. Sie erfordern aber einen wachen Blick und das richtige Gespür des Therapeuten, um sie sehen oder herstellen zu können.

Unterschiedliche Akzente der Therapieschulen

In Bezug auf die Auswahl der Themen und die Art der Unterstützung bei der Auseinandersetzung unterscheiden sich die Therapierichtungen graduell (···→ Seite 55 ff.). Wenn Sie zum Beispiel wegen Depressionen eine psychoanalytische oder tiefenpsychologische Behandlung begonnen haben, dann wird Ihr Therapeut vielleicht mit Ihnen erörtern, inwieweit Ihre aktuelle depressive Stimmung etwas mit früheren Gefühlen gegenüber Ihren Eltern zu tun haben könnte. Die Veränderung bestünde dann darin, dass Sie die Ähnlichkeit Ihrer Gefühle für sich erkennen und sich dadurch selbst besser verstehen lernen.

Beispiel 1

Wer suggestibel ist und eine starke bildliche Vorstellungskraft hat, der wird auf therapeutische Arbeit mit Vorstellungsbildern, auf Entspannungsübungen oder auf bildliche Suggestionen vermutlich positiv reagieren.

Beispiel 2

Wer im Allgemeinen sorgfältig und gewissenhaft ist, der wird sich auch gewissenhaft an therapeutische Vereinbarungen halten. Sorgfalt und Gewissenhaftigkeit können hier als Ressourcen gesehen werden, die sicherstellen, dass therapeutische Vereinbarungen auch eingehalten werden und zum Erfolg führen.

Beispiel 3

Wer Angst vor Menschen hat, aber gut mir Tieren umgehen kann, für den kann die Beschäftigung mit Tieren zu einem Weg werden, um auch mit Menschen wieder in Kontakt zu kommen.

Beispiel 4

Wer musikalisch ist und positiv auf Musik reagiert, der kann Musik auch therapeutisch nutzen: zum Beeinflussen der Stimmung, zum Stressabbau, zur Belohnung oder indem Symptome mit Musik gedanklich neu verknüpft werden.

Da es bei tiefenpsychologischen Ansätzen eher um die Behandlung der vermuteten Ursachen in der bisherigen Lebensgeschichte geht, hängt das therapeutische Vorgehen hier meist weniger von der Art der psychischen Störung ab. Das heißt, bei Ängsten, Erschöpfungszuständen, psychosomatischen Störungen, Essstörungen, Süchten usw. bliebe diese Ausrichtung des therapeutischen Vorgehens auf die Aufarbeitung früherer Konflikte oder Ängste weitgehend ähnlich, um über die Aufarbeitung die aktuelle Störung zu verändern.

Ein Verhaltenstherapeut würde hingegen eher versuchen, mit Ihnen bestimmte Aktivitäten zu planen, mit deren Hilfe Sie neue Erfahrungen machen und so Ihren Lebensmut zurückgewinnen. Die Unterstützung könnte zum Beispiel eine Vereinbarung mit dem Therapeuten sein, mit der Sie sich verpflichten, jeden Tag nicht erst mittags, sondern spätestens um

»Anfangs konnte ich mir einfach nicht vorstellen, wie die Gespräche meine Ängste beeinflussen könnten. Gesagt habe ich das aber nicht. Ich hatte irgendwie die Hoffnung, meine Therapeutin würde mir einen Weg aus meinem Elend zeigen. Einerseits wollte ich schon klare Hinweise von ihr haben, andererseits wollte ich mir nichts vorschreiben lassen.

Ich glaube, ich brauchte wirklich jemanden, der mich immer wieder mit der Nase darauf stoßen musste, dass ein großer Teil der Verantwortung für meine Schwierigkeiten bei mir liegt. Meine Therapeutin hatte ein gutes Gespür dafür, wie sie mit mir umgehen musste.«

Patientin, 43 Jahre, soziale Ängste und Depressionen

Systemische Therapie einer Phobie

Hier hängen Ziel und Art der Behandlung davon ab, welche Funktion das Symptomverhalten in den Beziehungen zu anderen Menschen hat. Zum Beispiel veranlasst jemand seine Familie durch ständig geklagte Ängste vor anderen Menschen gewissermaßen dazu, fast alle Besorgungen und Außenkontakte für ihn zu übernehmen. Ein Systemtherapeut würde zum Beispiel analysieren, welche Funktion dieses Verhalten in den Beziehungen zu Freunden oder Familienangehörigen hat. So könnte eine Funktion des Klagens für den Klagenden darin bestehen, von den Familienmitgliedern überhaupt noch beachtet zu werden, notfalls eben als psychisch gestört. Auf dieser Annahme aufbauend, könnte eine therapeutische Maßnahme darin bestehen, dafür zu sorgen, dass der Betroffene auf andere Weise (etwa durch besondere Leistungen oder Aufgaben) in der Familie stärker beachtet wird. Dadurch würde das Symptomverhalten im günstigsten Fall überflüssig.

zehn Uhr aufzustehen. Da Verhaltenstherapeuten näher am sichtbaren Verhalten ansetzen, unterscheiden sich die Maßnahmen auch stärker in Abhängigkeit vom jeweiligen Beschwerdebild. Wenn Sie zum Beispiel an Ängsten leiden, wird es darum gehen, dass Sie sich in der Vorstellung oder in der Realität mit konkreten angstauslösenden Situationen konfrontieren und lernen, anders als bisher damit umzugehen. Bei Essstörungen kann zum Beispiel die Veränderung der Körperwahrnehmung, die Ausrichtung des Essverhaltens am Hungergefühl oder an bestimmten Esszeiten und die Einführung bestimmter Regeln zur Selbstbelohnung im Vordergrund stehen.

Unabhängig von der Therapierichtung sollten Therapeuten aber bemüht sein, Sie in der Auseinandersetzung mit alten oder neuen Gefühlen oder bei der Umsetzung neuer Gewohnheiten nach Kräften zu unterstützen. Von dieser Unterstützung lebt die Therapie, und mit ihr kommen auch wieder die oben beschriebenen Wirkfaktoren (→ Seite 16 f.) ins Spiel. Praktisch kann das bedeuten, dass Ihr Therapeut Sie stützt, motiviert, bestätigt und ermutigt, therapeutisch sinnvolles Verhalten durchzuhalten. Dabei kreist die Klärung der Motivation häufig um folgende Fragen:

- Was erwarten Sie von einer Veränderung?
- Welche Folgen hätte eine Veränderung?
- Was würden Sie für eine Veränderung in Kauf nehmen?
- Was sind Sie bereit zu tun?
- Was hindert Sie daran?
- Wie können Sie sich selbst motivieren?

Widersprüche und Widerstände

Psychische Störungen verschwinden meist nicht schnell und mühelos. Symptome können im Verlauf einer Behandlung ab- und auch wieder zunehmen. Gleiches gilt für Ihre Hoffnungen, für Ihre Bereitschaft, Ihren Optimismus, für Ihre Kraft – all das kann wachsen und auch wieder nachlassen. „Warum kann ich nicht einfach keine Angst mehr haben, obwohl ich es so gern möchte?", „Warum kann ich nicht einfach keinen Alkohol mehr trinken?" „Was macht es mir so schwer, mich von meinen depressiven Gedanken zu lösen?" – Fragen dieser Art spiegeln die scheinbare Widersprüchlichkeit psychischer Probleme wider. Sie kann auch im sogenannten „Widerstand" gegenüber Veränderungen zum Ausdruck kommen. Wir schüt-

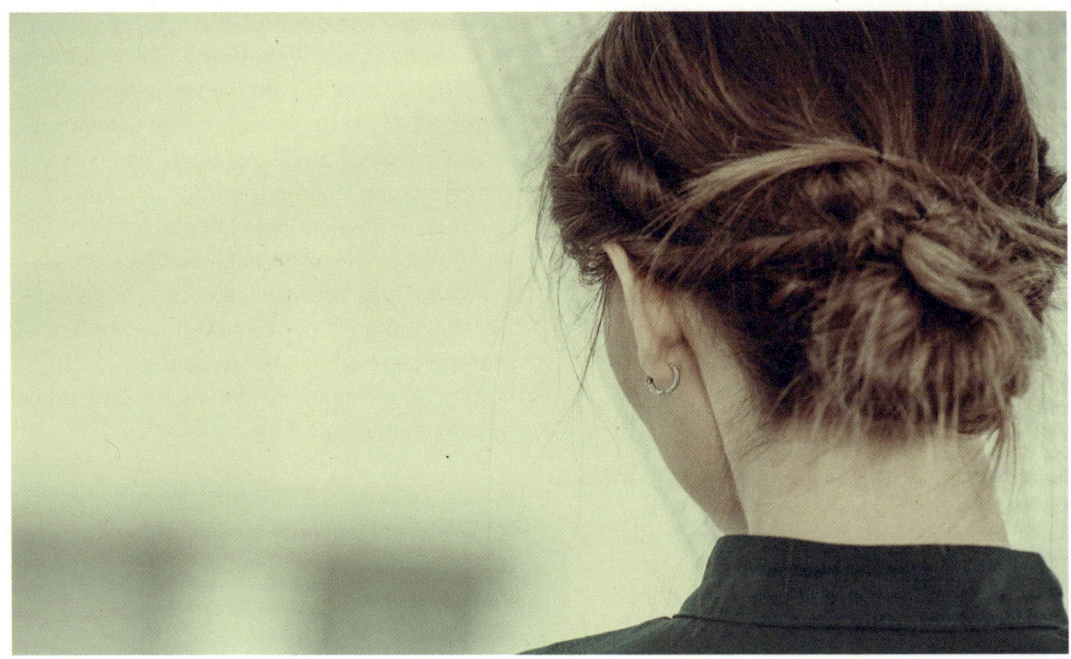

teln die Probleme halt nicht einfach ab, auch nicht mithilfe einer Therapie.

Wer schon einmal versucht hat, eine bestimmte Gewohnheit aufzugeben (zum Beispiel das Rauchen), kennt das Problem: Gerne würde ich mich verändern, aber irgendwie hindere ich mich selbst daran. Wie wir gesehen haben (⟶ Seite 55 ff.), unterscheiden sich die verschiedenen psychotherapeutischen Richtungen darin, wie sie an dieses Problem herangehen. Psychoanalytiker machen eher die Ursachen Ihrer Konflikte und das gefühlsmäßige „Durcharbeiten" dieser Konflikte zum Thema, Verhaltens-, System-, Gesprächs- oder Gestalttherapeuten konzentrieren sich mehr darauf, wie Sie die Widerstände überwinden und neue Verhaltensgewohnheiten entwickeln können.

Es ist typisch für die Arbeitsphase vieler Therapien, dass ein bestimmter Kreislauf der Auseinandersetzung mit Widersprüchen und Konflikten immer wieder durchlaufen wird: Veränderungen werden angestrebt, dann aber auch wieder aufgegeben oder angepasst, neue Erkenntnisse werden erst aufgegriffen und dann wieder verworfen, Regeln werden vereinbart und doch nicht ganz durchgehalten, Vereinbarungen werden getroffen und nur teilweise umgesetzt. Diese Widersprüche auszuhalten und dabei doch das Fernziel der Therapie, die psychische Gesundheit, nicht aus den Augen zu verlieren, ist für viele Therapeutinnen und Therapeuten ein wesentlicher Teil ihrer Arbeit.

Beendigung der Therapie

Sie können Ihre Therapie zu jedem Zeitpunkt beenden, wenn Sie dies für notwendig halten. Das Ende sollte aber erst dann in den Blick kommen, wenn es Ihnen spürbar besser geht, das heißt, wenn sich Ihre Symptome und Beschwerden teilweise oder ganz zurückgebildet haben oder wenn Sie gelernt haben, besser mit den Problemen umzugehen. In jedem Fall sollten Sie deutlich weniger an Ihren psychischen Problemen leiden als zu Beginn der Behandlung.

In der Praxis wird die Dauer und damit das Ende der Therapie häufig durch die Anzahl der Sitzungen bestimmt, für die Ihre Krankenkasse die Kosten übernimmt. Bei günstigem Verlauf kann aber eine spürbare Verbesserung der Situation auch schon vorher eintreten. In diesem Fall besteht kein Grund mehr, die Behandlung fortzusetzen.

Um zu entscheiden, ob der passende Zeitpunkt zum Beenden der Therapie gekommen ist, eignet sich ein Abgleich mit der Situation zu Therapiebeginn: Haben Sie Ihr ursprüngliches Behandlungsziel erreicht? Welche Beschwerden hatten sie zu Beginn der Behandlung, welche heute? Wie wirkten sie sich zu Beginn der Behandlung auf Ihren Alltag und Ihr sonstiges Leben aus und wie sieht dies heute aus? Sofern die Beschwerden andauern: Sind sie durch die Therapie einigermaßen erträglich geworden? Und nicht zuletzt: Wie wahrscheinlich ist es, dass positive Veränderungen auch nach Abschluss der Therapie stabil bleiben?

Wenn Sie am Ende der geplanten Therapie noch weiter therapeutische Hilfe brauchen, dann muss eine Fortsetzung schriftlich bei der Krankenkasse beantragt werden. Das Vergütungssystem der Kassenpsychotherapeuten sieht eigene Stundenkontingente (Zahl von Therapiesitzungen) dafür vor, Behandlungswirkungen durch Sitzungen in längeren Abständen längerfristig zu stabilisieren und auf diese Weise Rückfällen vorzubeugen. Über den Antrag entscheidet der Medizinische Dienst der Krankenkasse.

Oft richtet sich der Blick am Ende einer Therapie in die Zukunft: Wie weit sind wir gekommen? Welche Schwierigkeiten könnte es ohne die Therapie geben? Was ist, wenn neue Probleme auftauchen? Damit klingt an, dass

» Ich hatte mich so an die Gespräche gewöhnt, dass mir der Übergang in die Zeit nach der Therapie schwer fiel. Gerade weil diese Zeit für mich so wichtig war und ich auch weitreichende Entscheidungen getroffen habe. Ich dachte damals, eigentlich könnte die Therapie immer so weitergehen. «

Patient, 37 Jahre, Angst- und Zwangsstörungen

>>*Ich habe lange hin und her überlegt, ob ich die Behandlung vorzeitig beenden sollte. Irgendwie ging es nicht mehr weiter. Er sagte einfach: Bis zur nächsten Woche, und ich hielt mich daran. Richtig war das – glaube ich – nicht.*<<

Patientin, 29 Jahre

am Ende einer Therapie meist nicht ein vollkommen glücklicher und zufriedener Mensch steht, sondern jemand, der gelernt hat, anstehende Schwierigkeiten besser als zuvor lösen zu können.

„Jeder Weg hat mal ein Ende ...“ – Was Sie tun können, um die Wirkung der Therapie zu erhalten

Fast ein Jahr lang jede Woche eine stützende Begegnung, daran kann man sich gewöhnen. Sie können sich aber den Abschied von der Therapie erleichtern. Halten Sie sich vor Augen, dass Psychotherapie Ihr Leben begleiten, es aber nicht ersetzen soll. Versuchen Sie daher, neue Erfahrungen, Einsichten und Gewohnheiten bereits während der Therapie in Ihren Alltag zu integrieren.

Ein guter Therapeut wird versuchen, Sie zum Ende der Behandlung wieder unabhängig von den Sitzungen werden zu lassen. Dazu kann er zum Beispiel die zeitlichen Abstände zwischen den Terminen verlängern. Falls Ihnen dies gegen Ende der Therapie nicht vorgeschlagen wird, können Sie selbst diese Möglichkeit ansprechen. Wenn es Ihnen hilft, können Sie mit dem Therapeuten auch einen zusätzlichen Termin einige Monate nach Therapieende vereinbaren. Grundsätzlich sollten die letzten

Therapiestunden dafür aufgewendet werden, mögliche Schwierigkeiten in der Zeit nach der Therapie vorwegzunehmen und sich dafür Hilfen und Lösungen zu überlegen.

Der vorzeitige Abbruch einer Therapie – Was Sie tun können, wenn einfach nichts mehr funktioniert

Es ist nicht einfach, allgemeine Kriterien für einen vorzeitigen Therapieabbruch zu bestimmen. Grundsätzlich können Sie selbst, aber auch Ihr Therapeut, die Behandlung vorzeitig beenden, obwohl die Probleme andauern und noch weitere Therapiestunden von der Krankenkasse bewilligt sind. Im Zusammenhang mit den persönlichen Qualitäten des Therapeuten (⸻> Seite 84 ff.) wurde das Thema bereits angesprochen. Ihre innere Bilanz wird den Ausschlag geben: Was habe ich erwartet, was habe ich investiert, was ist das Ergebnis? Erfahrungsgemäß wird diese Bilanz ungünstig ausfallen,

- je stärker Sie das Gefühl haben, dass der Therapeut Ihre Probleme nicht wirklich versteht.
- je weniger sich Ihre Probleme unter dem Einfluss der Therapie verbessern.

- je mehr an Ihre Geduld appelliert wird und Sie auf später vertröstet werden.
- je weniger Sie das therapeutische Vorgehen verstehen.
- je schneller Sie die Inhalte und Themen einer Sitzung wieder vergessen.
- je weniger Sie im Alltag von dem umsetzen, was Sie in der Therapie erfahren haben.
- je unsympathischer Ihnen der Therapeut ist.

Dies ist nur eine Auswahl von Einwänden, die in der Summe entweder dafür sprechen, das therapeutische Vorgehen zu verändern oder – wenn das nicht möglich erscheint – die Therapie vorzeitig zu beenden.

Wenn Sie vor dem geplanten Ende der Therapie zu einem anderen Therapeuten wechseln wollen, dann sollten Sie erst mit Ihrer Krankenkasse sprechen. Andernfalls riskieren Sie, dass die Kasse die Kosten für die neue Therapie nicht übernimmt. Normalerweise wird innerhalb von zwei Jahren nur eine Psychotherapie bewilligt.

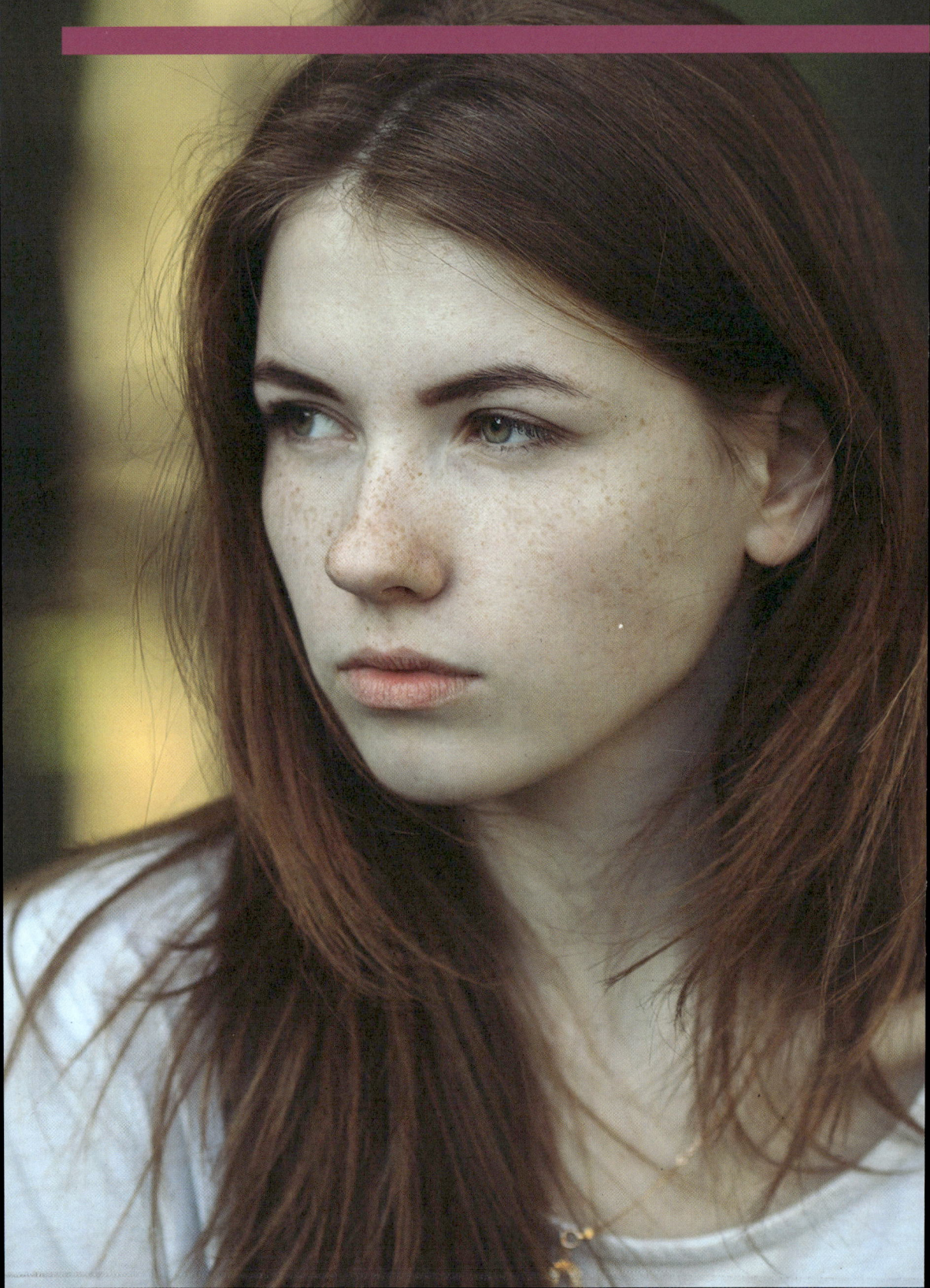

Optimierung Ihrer Therapie: Chancen erkennen und nutzen

Wer mehr über die Abläufe und Gestaltungsmöglichkeiten in der Therapie weiß, der kann meist auch besser von ihr profitieren. Im Folgenden haben wir Hinweise zusammengestellt, wie Sie förderliches und weniger förderliches Verhalten Ihres Therapeuten leichter unterscheiden können. Außerdem finden Sie eine Auswahl an wissenschaftlich gestützten Behandlungsempfehlungen.

So erkennen Sie förderliches und weniger förderliches Verhalten Ihres Therapeuten

Die **therapeutische Beziehung** gilt als wesentliche Grundlage für therapeutische Wirkungen (┈┈> Seite 14). Wie aber stellt man diese Beziehung her?

Zunächst gehen wir in eine Therapiebeziehung so wie in andere Beziehungen auch: Wir hören oder sehen dem Anderen zu, nehmen Informationen auf, etwas erweckt unser Interesse, wir beginnen, uns mit den neuen Eindrücken zu beschäftigen, etwas in der Begegnung beruhigt oder beunruhigt, freut oder stört, bestätigt oder verunsichert uns usw. Dabei scheint es zunächst vor allem um den Austausch von Informationen zu gehen.

Tatsächlich dienen aber alle Botschaften (zum Beispiel Fragen und Aussagen über Beschwerden, Ereignisse, Gefühle, Erinnerungen, soziale Beziehungen, Klagen usw.) immer auch dem Beziehungsaufbau. Dieser geschieht ganz automatisch. Etwa entwickeln wir, während wir uns mit zunächst fremden Personen unterhalten, meist sehr schnell auch ein Gefühl dafür, ob wir uns in diesem Kontakt gut aufgehoben fühlen, ob uns unser Gesprächspartner wohlwollend oder kritisch begegnet, er uns sympathisch ist oder nicht, ob wir den Ausführungen folgen wollen oder nicht usw. Der Austausch geschieht meist im Spannungsfeld zwischen Annäherung und Abgrenzung, zwischen sich einzulassen und sich nicht (zu sehr) einlassen, zwischen zuhören und selbst etwas sagen, zwischen annehmen und infrage stellen.

Das ist auch in einer Therapie so. Auch hier fragen wir uns: Verhält sich mein Gegenüber so, dass es mir leicht fällt, mich auf ihn oder sie beziehungsweise auf diese neue Situation einzulassen? Fühle ich mich hier gut aufgehoben, kann ich vertrauen?

Ganz gleich, welche Störung Sie plagt, ob Sie sich auf die neue Situation einlassen können und wollen oder nicht, dafür haben Sie – wie jeder Mensch – ein eigenes Gefühl, das Ihnen sagt, ob die Art und das Verhalten Ihres Therapeuten zu Ihnen „passt". Ob das Interesse am Austausch da ist oder sich zumindest entwickeln könnte, ob Sie sich gut oder weniger gut in der Situation fühlen und ob Sie eher gestärkt oder eher verunsichert daraus hervorgehen. Ganz intuitiv wissen die meisten von uns, ob uns das Geschehen „zusagt" oder nicht.

Dieses Gefühl, diese grundlegende Haltung zu Ihrem Gegenüber, sollten Sie tatsächlich ernst nehmen, weil Ihr Behandler Ihnen auch – in irgendeiner Form – „gefallen" sollte. Schließlich soll die therapeutische Beziehung Sie über künftige schwierige Situationen hinweg stützen und tragen. Auf diese Beziehung sollen Sie sich verlassen können, weil sie sich sicher fühlen, dass Sie von dieser Person ganz überwiegend verstanden und wenn nötig auch aufgefangen werden. Es soll eine Person sein, die Sie in Ihrer Widersprüchlichkeit akzeptiert und wertschätzt, Ihnen aber auch Hilfen zur Veränderung anbietet.

Beziehungsaufbau

Was fördert eine positive therapeutische Beziehung? Die Antwort lässt sich nicht an einem bestimmten Therapeutenverhalten festmachen. Zwar gibt es typische Vorstellungen über „richtiges" Therapeutenverhalten (zum Beispiel empathisches, einfühlsames, verständnisvolles, wohlwollendes usw. Verhalten). Das heißt aber nicht, dass jemand allein mit solchen „weichen" Verhaltensweisen auch immer eine gute therapeutische Beziehung herstellt. Für einige Patienten kann es sogar unangenehm sein, immer nur einfühlsam und empathisch behandelt zu werden, manche wünschen sich auch eine gewisse Härte, Deutlichkeit oder vielleicht auch Provokation oder Humor. All diese Stilmittel können dazu beitragen, eine tragfähige therapeutische Beziehung zu entwickeln.

Genau genommen ist die therapeutische Beziehung auch nicht an bestimmte Inhalte gebunden, über die man spricht. Wichtiger als die Frage, worüber in der Therapie gesprochen wird, ist es, wie gesprochen wird, in welcher Form der Austausch erfolgt, wie zum Beispiel auch bewusste und bewusstseinsferne, willkürliche und unwillkürliche Anteile im Verhalten zueinander in Beziehung gesetzt und miteinander verknüpft werden. Man kann über die eigene Biographie, über Symptome, deren Verarbeitung, Ängste, Gewohnheiten, Liebes- und Hassbeziehungen, aber auch beispielsweise über Hobbies, Politik, Tagesereignisse, ja sogar über das Wetter oder alles mögliche Andere sprechen. Man kann dies aber so tun, dass es tatsächlich für die betroffene Person vollkommen belanglos und bedeutungslos ist. Oder eben so, dass es in hohem Maße inspirierend, motivierend, anregend, vielleicht auch irritie-

Szene 1: „Ich kenne Sie ja gar nicht…"

Patientin: Ich weiß nicht so richtig, ob ich überhaupt eine Therapie brauche. Eigentlich hat mir meine Freundin gesagt, dass ich das vielleicht mal versuchen sollte.

Therapeutin: Und wie kommt Ihre Freundin darauf?
Na, sie kennt mich eben … und sie sieht, wie schlecht es mir geht. Dass mit mir einfach nichts mehr los ist.

Und …. hat Ihre Freundin Recht?
Vielleicht hat sie recht, ja. Aber vielleicht sieht sie auch ein bisschen zu schwarz… ich komme ja eigentlich im Alltag doch zurecht.

„Eigentlich" heißt manchmal auch „eigentlich nicht".
Ja das stimmt, manchmal bin ich ziemlich überfordert, in meinem Job, zu Hause, mit meinen Kindern. Und ich habe genau genommen keinen mehr, mit dem ich mich so richtig austauschen könnte. Ich habe mich ziemlich isoliert.

Na, zum Glück haben Sie noch Ihre Freundin.
Ja, das schon. Aber die hält mich auch bald nicht mehr aus. (lacht)

Also, wenn ich Sie recht verstehe, dann ist eher Ihre Freundin als Sie selbst davon überzeugt, dass wir beide uns hier treffen sollten. Ihre Freundin, die häufig mitbekommt, wie schlecht es Ihnen geht und Ihnen vielleicht gerne helfen möchte, die Ihre Situation aber manchmal auch ein bisschen zu düster zeichnet. Und Sie selbst wissen noch nicht so genau, ob solche Treffen wie dieses hier für Sie überhaupt infrage kommt…?
Ja, so ähnlich ist es wohl.

Und was soll ich …. jetzt mit Ihnen machen? Was sollen wir machen? Sollen wir Ihre Freundin mal fragen?
Ja, wenn ich das wüsste.

Würden Sie sich denn von mir helfen lassen?
Wenn Sie mir helfen können … natürlich. Ich weiß aber nicht, ob Sie mir helfen können. Ich weiß ja irgendwo auch, dass ich es nur allein schaffen kann. Das sagen ja auch alle.

Ja, ich weiß natürlich auch nicht, ob ich Ihnen helfen kann. Oder dass Ihnen solche Gespräche helfen können…. Ich kenne Sie ja gar nicht.
Hm…

Da wir uns noch nicht kennen, wissen wir auch noch nicht wirklich, was wir voneinander erwarten können. Und ob Sie sich auf so was Ungewisses wie das hier einlassen wollen… Außerdem muss ich mich auch fragen, ob es mit uns beiden in die richtige Richtung laufen würde.
Vielleicht muss ich mir erst noch mal selbst darüber klarwerden, was ich eigentlich will.

Das könnte sein…

---

rend oder vorübergehend sogar verstörend wirkt.

Insofern mögen Ihnen die Inhalte Ihrer Therapiegespräche zwar erste Orientierungen geben, ob ihnen Ihr Gegenüber und das geplante Therapiekonzept zusagt. Letztlich können Sie Ihren persönlichen Eindruck aber an vielen Bedingungen und Beobachtungen festmachen und nicht nur daran, was Ihr Gegenüber Ihnen im Einzelnen mitteilt. **Vermutlich erkennen Sie selbst am besten, welche unmittelbare Wirkung Ihr Gegenüber auf Sie hat und ob er oder sie Ihnen auch als**

Person überzeugend, authentisch und kompetent erscheint.

Eher günstig und förderlich für den Aufbau einer tragfähigen Beziehung ist es wahrscheinlich, wenn

⊕ Ihr Gegenüber sehr aufmerksam dafür ist, wo Sie innerlich stehen und wie Sie sich fühlen (⋯⟩ Szene 1).

⊕ Sie sich für die Sitzungen tatsächlich interessieren.

⊕ Sie sich vielleicht sogar darauf freuen.

⊕ Sie sich auf die Sitzungen vorbereiten.

⊕ Sie in den Sitzungen aufmerksam zuhören und beobachten, was Ihr Gegenüber sagt und wie er/sie sich verhält.

⊕ Sie sich nach den Sitzungen noch weiter an das erinnern, was gesagt oder getan wurde. Sie vielleicht die Ereignisse oder das Be-

⊕ sprochene später aufzeichnen.

Kurzum: wenn Sie das Gesagte wichtig nehmen und auch außerhalb der Sitzungen in ihr Denken und Verhalten integrieren.

Weniger günstig für die Entwicklung einer therapeutischen Beziehung ist es, wenn Sie ...

⊖ sich langweilen, schon relativ früh Ihr Interesse an den Sitzungen nachlässt oder Sie einfach keine Lust mehr dazu haben.

⊖ das Gefühl haben, alles schon einmal gehört oder erlebt zu haben, alles zu kennen und in den Sitzungen keine neuen Impulse zu bekommen.

⊖ den Eindruck haben, die Äußerungen Ihrer Therapeutin oder Ihres Therapeuten oder Verhaltensweisen treffen meist nicht das Richtige, stattdessen reden Sie „anein-

ander vorbei". Oder Ihr Gegenüber zeigt wenig oder auch kein Verständnis für Ihre Probleme.

⊖ den Bemerkungen, Ausführungen, Kommentaren Ihres Gegenübers vollkommen kritiklos gegenüberstehen, Sie alles Gesagte wortwörtlich und für bare Münze nehmen, sich vollständig mit dem Gesagten identifizieren und praktisch keine Distanz mehr zu Ihrem Behandler aufbringen können.

⊖ immer wieder darum streiten, wer von Ihnen beiden wohl recht hat.

Eine therapeutische Beziehung aufzubauen bedeutet, sich auf die Begegnung mit dem Gegenüber einzulassen, ohne sich dabei in eine ungesunde Abhängigkeit zu begeben, es bedeutet, die Person wichtig zu nehmen, ohne eine kritische Distanz zu dem, was sie oder er tut oder sagt, zu verlieren. Die vor allem durch Vertrauen getragene Beziehung soll Sie stützen, aber auch herausfordern, sie soll Sie bestätigen und beruhigen, aber auch irritieren und dazu anregen, sich neu zu orientieren.

Entwicklung neuer Perspektiven

Was fördert die Entwicklung neuer Perspektiven? Der Aufbau neuer Sichtweisen steht meist am Anfang einer Therapie. Neue Perspektiven können sich darin widerspiegeln, dass Sie neue Erwartungen entwickeln, die Probleme in einem neuen Licht erscheinen, dass sie anders erklärt werden, oder auch darin, dass neue Ziele formuliert werden.

⊕ **Förderliche Bedingungen**

Ihr Therapeut konkretisiert Zielvorstellungen
Günstig ist es, wenn Sie sich in den Sitzungen darüber klarer werden, welches problemati-

sche Verhalten (auch welche „Denkmuster" oder welche Gefühle) Sie nicht nur „im Prinzip" oder „irgendwann einmal", sondern ganz konkret in absehbarer Zeit ändern wollen. Das gilt nicht nur in einer Verhaltenstherapie. Zielvorstellungen können den Umgang mit früheren, aber auch zukünftige Erfahrungen betreffen. In Bezug auf die Konkretheit der Ziele kann es dabei erhebliche Unterschiede geben. Vergleicht man beispielsweise die Zielvorstellungen „Ich möchte weniger Angst vor engen Räumen haben", „Ich möchte mich besser fühlen" und „Ich möchte ein anderer Mensch werden", dann sind diese Perspektiven offensichtlich sehr unterschiedlich breit gefasst. Manche Änderungswünsche orientieren sich eng an einem konkreten Verhalten in bestimmten Situationen, manche betreffen das Verhalten in

Szene 2: „Das wäre natürlich schön, aber...."

Patientin: Ich habe immer wieder Angstzustände. Eigentlich grundlos. Zumindest wüsste ich nicht, womit die zusammenhängen.

Therapeut: Und was soll sich denn ändern?
Na die sollen verschwinden, so wie sie gekommen sind.

Ja, das wäre sicher nicht schlecht. Einfach wieder weggehen. Am besten wäre alles gleich wieder genau so wie früher, bevor es diese Ängste gegeben hat.
Ja, genau!

Und ... halten Sie das für wahrscheinlich?
Ich fürchte nein. Dauert irgendwie alles schon zu lange ...die Ängste sind ja im letzten Jahr eher schlimmer geworden.

Natürlich können wir uns das wünschen, dass die sich für immer verabschieden ... das wäre sicher sehr schön. Aber Sie halten es selbst nicht für wahrscheinlich. Könnte es denn trotzdem realistisch sein, diesen Zustand anzustreben?
Was meinen Sie?

Na realistisch eben, dass so eine Symptomatik nach Jahren plötzlich einfach wieder verschwindet?
Wahrscheinlich ist es nicht realistisch.

Ja, das glaube ich auch. Es ist eher unwahrscheinlich, dass das passiert. Wir müssten uns eher fragen, was sich in absehbarer Zeit konkret ändern könnte. Welche mögliche Veränderung hätte wirklich eine Chance?
Vielleicht, dass die Ängste seltener auftreten.

Hm. Was glauben Sie: Wie viel seltener?
Na, vielleicht nur noch einmal die Woche und nicht alle zwei bis drei Tage.

Wäre das für Sie schon ein Erfolg?
Wahrscheinlich schon. Ehrlich gesagt weiß ich gar nicht mehr, was ich erwarten soll. Ich weiß eigentlich nur, was ich mir wünsche...

Also vielleicht ein Anfall weniger pro Woche. Und was könnte sich sonst noch ändern?
Keine Ahnung.... vielleicht, dass ich nicht ständig Angst vor der Panik hätte. Ich laufe ja mittlerweile ständig mit diesem unterschwelligen Angstgefühl rum, dass ich wieder so eine Attacke kriege.... innerlich liege irgendwie immer auf der Lauer...

... und kommen in Gedanken nur schwer von diesem Gefühl weg ... was ja ziemlich anstrengend ist. Könnte es also schon ein Gewinn sein, nicht ständig auf dieses Gefühl achten zu müssen, sondern vielleicht nur ...

Fortsetzung Szene 2:

… ja, vielleicht nur kurze Zeit, meinetwegen nachdem so eine Attacke wieder aufgetreten ist. Es wäre super, wenn ich nach einer Panikattacke gleich wieder zur Tagesordnung übergehen könnte, so als wäre nichts geschehen. Wenn ich den Mist gleich wieder vergessen und weitermachen könnte. Das klappt aber nicht, der Tag ist dann erst mal erledigt… und meistens auch der nächste.

Also, einfach die Angst gleich wieder zu vergessen, das stelle ich mir auch nicht so leicht vor.
Ja, das funktioniert überhaupt nicht.

Aber dass Sie das Gefühl danach immer noch zwei oder drei Tage verfolgt, bis dann der nächste Anfall kommt, das muss ja vielleicht auch nicht sein. Was wäre, wenn Sie sich … zum Beispiel daran gewöhnen könnten, nach einem Panikanfall immer nur bis zum Abend dieses Tages innerlich auf der Lauer zu liegen …. und am nächsten Tag dann aber nicht mehr. Könnte das funktionieren?
Hm… könnte sein … ich weiß es nicht. Habe ich noch nicht probiert. Ich kann aber ja auch nicht verhindern, dass ich am nächsten Tag wieder daran denke.

Nein, verhindern können Sie das nicht. Sie können aber – wie wir alle - Ihren Körper wahrscheinlich an bestimmte Zeiten gewöhnen. Und Sie können auch Ihre Ängste …. und sogar Ihre Gedanken an bestimmte Zeiten gewöhnen. So wie Sie sich ja auch an Zeiten zum Essen, Arbeiten und Schlafen gewöhnt haben.
Hm, das stimmt. Und Sie glauben, das funktioniert?

Das weiß ich noch nicht, das können wir ausprobieren. Ich frage mich gerade nur, was wir uns vornehmen können und sollten hier in diesen Sitzungen. Welche Veränderungen so klein wären, dass Sie sie sich wirklich zutrauen würden… dass Sie sich tatsächlich darauf einlassen würden. Und andererseits so groß wären, dass sie das Gefühl hätten, dass da wirklich was in Bewegung kommt… in Ihnen.
Also, wenn ich diese innere Spannung am nächsten Tag nicht mehr hätte, das wäre schon viel wert.

Und würden Sie es für realistisch halten, wenn diese ängstliche Selbstbelauern nur bis zum Abend dauern würde?
Ja, wie Sie das beschreiben mit den Gewohnheiten … vielleicht kann das funktionieren.

Ja, vielleicht kann das funktionieren. Aber so genau wissen wir es noch nicht. Am unwahrscheinlichsten ist es wohl, wenn jetzt alles wieder so verschwinden würde, wie es gekommen ist. Aber es könnte vielleicht klappen, dass die Panikzustände nur noch ein bis zweimal in der Woche auftreten und Sie sich daran gewöhnen, sich nur noch bis zum Abend des gleichen Tages ängstlich selbst zu belauern. Oder was denken Sie?
So genau habe ich mir das vorher noch nicht überlegt.

Nein, das haben Sie nicht. Aber wir haben ja jetzt beide versucht, Ihre Wünsche in etwas Machbares zu verwandeln…. gehen wir denn jetzt auf diesem Weg zusammen weiter?
Ja … sieht doch schon mal gut aus.

vielen Situationen und manche sind so umfassend, dass sie praktisch kaum erreicht werden können („anderer Mensch"), ⟶ Szene 2.

Ihr Therapeut sät Ideen.
Förderliches Therapeutenverhalten zeigt sich auch darin, dass Ihr Gegenüber eine Reihe von neuen Ideen entwickelt, wie Sie sich bei

der Verringerung Ihrer Symptome selbst unterstützen können. Viele Vorschläge erhöhen meist die Wahrscheinlichkeit dafür, dass das Richtige für Sie dabei ist. Therapeuten sollten daher „Ideen säen", sodass Sie prüfen können, welche dieser Vorschläge Sie am ehesten ansprechen und wahrscheinlich am wirksamsten dauerhaft werden umsetzen können.

⊖ Weniger förderliche Bedingungen

Sie besprechen dauerhaft ausschließlich Probleme/Schwierigkeiten.
Weniger günstig ist es, wenn sich die Entwicklung neuer Perspektiven sehr lange hinzieht, weil die Gespräche nur um Probleme kreisen und es Ihrem Gegenüber nicht gelingt, Ihre „Baustellen" begrenzen. Wenn Sie 15 oder 20 Therapiesitzungen nur neue oder bereits bekannte Probleme und Schwierigkeiten beklagen oder „besprechen", ohne dass dadurch eine neue Perspektive auf Ihre Probleme entsteht, dann dürfen und sollten Sie einen Richtungswechsel in der Therapie anregen. Allein

das Reden über Probleme, das Ihnen vielleicht eine kurzfristige Erleichterung bringt, ist im Allgemeinen keine „Psychotherapie".

Ihr Therapeut akzeptiert, dass Sie Ihre Positionen, Perspektiven und Zielvorstellungen ständig wechseln.
Manche Patienten neigen zu sehr wechselhaftem Verhalten. Ständige Wechsel spiegeln mitunter einfach nur die innere Not und Verunsicherung der Patienten, die aber meist nicht dadurch besser wird, dass der Therapeut diesen ständigen Wechseln einfach nur hinterherläuft. Es darf Sie skeptisch machen, wenn alle paar Sitzungen das zuletzt genannte Ziel (beziehungsweise die Deutung Ihrer Schwierigkeiten) aus den Augen verschwindet und eine neue Deutung Ihrer Probleme mit neuen Zielvorstellungen auftaucht (zum Beispiel „selbstbewusster werden", „allein sein können", „weniger Alkohol trinken", „Beziehung zum Partner verbessern", „Essverhalten ändern"). Denn dies trägt meist nicht zu einer besseren Orientierung für das weitere Vorgehen bei.

Szene 3: „Ach so … ja … und sonst....?"

Therapeut: Haben Sie etwas von dem umsetzen können, worüber wir letzte Stunde gesprochen haben.
Patient: Nein, ich bin dazu nicht gekommen. Ich hatte Streit mit meiner Frau.

Worüber haben Sie denn gestritten?
Ach, es geht immer um Kleinigkeiten, das macht mich verrückt.

Therapeut: Was macht Sie verrückt?
Dass sie sich über alles Mögliche aufregt. Ich verstehe das nicht, wie man sich über alles so aufregen kann.

Worum ging es denn da?
Ach, das ist eigentlich egal. Ich hatte ja auch Stress mit meinen Arbeitskollegen. Ich sollte die Suppe auslöffeln, die andere eingebrockt haben. Das sehe ich nicht ein.

---->

Fortsetzung Szene 3:

Wurden Sie beschuldigt, etwas falsch gemacht zu haben?
Nicht direkt … aber indirekt schon. Die haben vergessen, Kunden zu informieren, dass ein Termin geplatzt war, und ich sollte es so darstellen, als hätten sie daran gedacht und als wäre es ein technischer Defekt gewesen.

Und haben Sie sich darauf eingelassen?
Es kam ja gar nicht dazu, ich hatte da wieder Magenkrämpfe, sodass ich vorzeitig gehen musste. Da konnten sie mich nicht mehr vorschicken.

Und was waren das für Magenkrämpfe?
Ja Krämpfe eben, ich weiß auch nicht, wo die herkommen. Die habe ich manchmal.

Haben Sie vielleicht was Falsches gegessen? Vielleicht haben Sie ja eine Lebensmittelunverträglichkeit. Oder eine Allergie?
Ich weiß nicht, ob ich sowas habe. Ich will es nicht ausschließen.

Vielleicht haben die Krämpfe auch mit Stress zu tun …
Patient: Ich weiß es nicht. Ich hatte neulich auch so ein seltsames Gefühl im Kopf, so ein Kribbeln,…

Wie kam es dazu?
Wenn ich das wüsste. Ich kannte das noch nicht. Vielleicht hängt das auch mit den chemischen Stoffen in meiner Wohnung zusammen. Die wurde gerade neu renoviert und mit so einer neuen Farbe gestrichen.

Und Sie denken, dass Sie vielleicht allergisch oder anders auf diese neue Farbe reagiert haben?
Ja kann doch sein. Man weiß ja nie….

Ständiger Wechsel macht die Sache meist nicht einfacher, sondern ist Ausdruck für Unübersichtlichkeit, Hilflosigkeit, fehlende Einflussmöglichkeit (⸺⸻ Szene 3).

Ihr Therapeut denkt oder spricht in magischen oder „spirituellen" Welten

Mitunter verwenden „Therapeuten" eine Sprache, die geheimnisvoll, vieldeutig oder wunderlich klingt und die zu der Vorstellung verleitet, die ganze Welt – Sie und Ihre gesundheitlichen Probleme eingeschlossen – sei ein großes Mysterium, etwas Unerkläliches, das es zu entschlüsseln gelte. Natürlich haben psychische Symptome manchmal etwas Irritierendes, sie verunsichern uns, und

wir suchen dafür nach Erklärungen. Es ist aber keine psychotherapeutische Lösung, wenn Ihr Therapeut Sie aktiv in Märchenwelten führt, in denen wie in Computerspielen oder Fantasy-Streifen die Lösung zwischenmenschlicher Probleme in faszinierenden Bildern mit magischen Elementen inszeniert wird. Das betrifft auch religiöse Glaubensvorstellungen wie etwa die Beziehung zu Gott oder Göttern oder zu magischen Elementen (Engel, Teufel, Hexen, Orakel usw.). Esoterische oder religiöse Beziehungen, die manche Menschen zu Gott oder Göttern oder Engeln usw. zu haben glauben, sind aus psychologischer Sicht magische Vorstellungen, es sind (Beziehungs-) Ideen ohne realen Bezug. Ein Therapeut oder eine Therapeutin sollte Ihnen solche Ideen und die damit verbundenen Zauberwelten nicht aktiv als Lösung für psychische Probleme anbieten, er oder sie sollte Sie insbesondere nicht aktiv dazu verleiten, in eine religiöse oder spirituelle oder esoterische Welt einzutreten. Wenn Ihnen also esoterische Spielvarianten wie zum Beispiel „Arbeit" mit Heilsteinen, Licht- und Energiearbeit, Naturgeistern, Astrologie, Tarot, „spirituelle Reinigung", „Erleuchtung" usw. vorgeschlagen werden, dann sind Sie damit sehr wahrscheinlich auf dem falschen Weg. Auch Ihre persönliche Beziehung zu Gott oder andere vermeintliche Beziehungen oder Botschaften aus erdachten religiösen oder magischen Welten sollten Ihnen von Ihrem Therapeuten nicht aktiv nahegebracht werden. Religiöse oder magische Glaubensinhalte und Beziehungsideen sollten nur dann in einer Therapie Platz finden, wenn sie direkter Bestandteil des psychischen Problems sind, das Sie in die Therapie geführt hat. Nur wenn es Sie selbst als Patientin oder Patient dazu drängt, sich über Ihre religiösen oder magischen Überzeugungen mit Ihrem Therapeuten auszutauschen und Ihr religiöser oder magischer Glaube für Sie eine wichtige Hilfe zur Lebensbewältigung ist, können diese Themen hier behandelt werden. In anderen Fällen haben esoterische, spirituelle, magische und religiöse Heils- und Glaubensvorstellungen in einer Psychotherapie nichts zu suchen. Sie begründen keine psychotherapeutische Perspektive, sondern führen eher weg vom Anspruch professioneller Psychotherapie, der darin besteht, psychische Störungen letztlich aus eigener Kraft und durch eigene Fähigkeiten zu bewältigen oder zu überwinden.

Szene 4: „Dafür ist hier nicht der richtige Ort": Wenig Raum für Wunderwelten!

Patient: Meine Freundin hat da neulich bei so einer Familienaufstellung einen ganz bekannten Therapeuten kennengelernt. Der hat ihr erklärt, dass es im Grunde nur darum geht, dass sich die Energiebahnen im Körper richtig zueinander bewegen. Und das kann man durch bestimmte Bewegungen und Berührungen erreichen. Haben Sie auch schon mal davon gehört... und was halten Sie davon?

Therapeutin: Ich glaube, davon halte ich nichts. Aber sie meint, es hätte ihr schon geholfen... sie war eigentlich ziemlich begeistert.

Ja, das mag sein. Jeder macht ja letztlich das, was er oder sie für richtig hält, und natürlich kann sie sich auch mit der Harmonie ihrer Energiebahnen beschäftigen, wenn sie das möchte. „Energiebahn" klingt ja auch ein bisschen geheimnisvoll, so als könnte man damit etwas erklären. Mit Psychotherapie hat es aber nichts zu tun... Es kommt mir auch so vor, als würden die Begriffe, die Sie genannt haben, ein bisschen zu einem Denken verführen, das Sie letztlich nicht befreit, das Sie auch nicht stärker macht, sondern eher verwirrt .... Also wie gesagt, diese Bilder und Vorstellungen werden wir hier nicht verwenden.

Verringerung von Symptomen und problematischen Verhaltensweisen: Was ist förderlich – und was nicht?

Was fördert die Reduzierung von problematischem Verhalten? Die Verringerung der Symptome oder die Aufgabe des „Symptomverhaltens" gilt oft als wichtigstes Ziel der Therapie: Süchtige sollen weniger Drogen konsumieren, Angstpatienten sollen weniger Angst haben, Essgestörte sollen weniger gestörtes Essverhalten zeigen, Depressive sollen weniger depressiv sein, Erinnerungen oder Gefühle sollen weniger quälend sein usw. Wenn es so einfach wäre, die Symptome oder das Symptomverhalten zu beenden, dann bräuchte man keine therapeutische Beziehung, keine Therapie. Immer gibt es auch Gründe, die dafür sprechen, dass Sie Ihre Beschwerden beibehalten. Entsprechend sollte Ihre Therapeutin oder Ihr Therapeut geeignete Bedingungen schaffen, die es erleichtern, das „Problemverhalten" bei aller Widersprüchlichkeit zu verringern oder ganz aufzugeben.

⊕ Förderliche Bedingungen

Förderliche Bedingungen unterstützen Sie dabei, Ihr Verhalten oder Erleben anders als bisher zu regulieren und steuern. Meist gehört es dazu, dass Ihre Therapeutin oder Ihr Therapeut Sie mit Situationen konfrontiert, die unangenehme Gefühle auslösen, zugleich sollten Ihnen aber auch Wege gezeigt oder ermöglicht werden, anders als bisher mit diesen Gefühlen umzugehen. Zum Beispiel:

⊕ Wer übertriebene Angst vor Spinnen hat, wird lernen müssen, sich einer Spinne anzunähern oder ihre Nähe auszuhalten.

⊕ Wer übertrieben reizbar und impulsiv ist, wird lernen müssen, sich provozierenden Situationen auszusetzen, anstatt aggressiv zu reagieren.

⊕ Wer sich wegen Depressionen von allem zurückzieht, wird lernen müssen, wieder aktiver zu werden und die Antriebslosigkeit zu überwinden.

⊕ Wer Erinnerungen an belastende Situationen vermeidet, wird lernen müssen, die Erinnerungen schrittweise zuzulassen usw.

Konfrontationen richtig dosieren

Bei Konfrontationen (Vorgaben) mit belastenden (zum Beispiel ängstigenden) oder bisher vermiedenen Situationen oder Bedingungen (beispielsweise Vorstellungen, Gedanken) sollte Ihr Therapeut Ihnen das Gefühl vermitteln, dass Sie diese Konfrontation schaffen können und schaffen werden, wenn Sie sich im Rahmen Ihrer Möglichkeiten anstrengen. Dabei sind Konfrontationen mit unangenehmen oder bisher gemiedenen Situationen dann nachweislich wirksamer, wenn sie tatsächlich von (unangenehmen) Gefühlen begleitet sind. Eine rein gedankliche Auseinandersetzung etwa mit angstauslösenden Situationen, ohne dass diese als ängstigend erlebt werden, ist eher als Einstieg in die Therapie zu bewerten und im Durchschnitt weniger wirksam. Ihr Therapeut oder Ihre Therapeutin sollte auf dem Weg zur Konfrontation möglichst realistische und auf Ihre Situation abgestimmte Zielvorgaben machen, Ihre Gefühle dabei treffend beschreiben, Sie bei der Konfrontation in die problematischen Situationen begleiten und Sie so weit wie gerade nötig darin unterstützen, mögliche Schwierigkeiten vorwegzunehmen. Bei Rückschlägen oder Rückfällen sollte er oder sie Sie ermutigen, in Ihren Bemühungen nicht nachzulassen. ⤑ Szene 5

Szene 5: „Geht's noch?"

Patientin: Ich merke gerade, wie ich anfange zu schwitzen.

Therapeut: Ja ... eigentlich ist das ein gutes Zeichen ...
Es fühlt sich aber nicht gut an...

Ich weiß. Wir hatten ja beim letzten Mal darüber gesprochen, dass die Spannung und auch die Ängste wohl zunehmen, auch wenn wir hier zusammen über die Brücke gehen. Versuchen Sie zu beschreiben, was gerade in Ihnen passiert.
Ich ... ich würde jetzt lieber wieder zurückgehen ... es wird mir auch ein bisschen schwindelig.

... Ja, wie besprochen ... Sie entscheiden, was Sie tun.
Ich weiß nicht, ob ich weitergehen will.

Wissen Sie noch, worüber wir in der Vorbereitung gesprochen haben?
Ja, ja... ich soll ruhig weiter atmen und nicht verkrampfen... Ich verkrampfe aber gerade.

Dann bleiben wir vielleicht besser stehen?
Ja. (versucht die Erregung und Anspannung durch ruhiges Atmen zu kontrollieren) Puh, ist das anstrengend...

Geht es wieder?
Etwas besser, ja.

Versuchen Sie, jetzt gedanklich hier in der Situation zu bleiben und nicht zu flüchten. Vielleicht schaffen Sie es, sich auf die Höhe zu konzentrieren, ... den Gedanken an die Höhe zuzulassen... nicht die Augen zu schließen, auch in Gedanken nicht wegzulaufen... Sie können die Höhe auf sich wirken lassen ....
Ich habe ein Gefühl, dass mich etwas nach unten über das Geländer zieht ... wenn ich mich nicht hier festhalte, dann ist es vorbei....so fühlt es sich an.

Ja, ich weiß ... das ist wie ein Sog ... und trotzdem halten Sie durch, auch wenn die Knie weich werden ...
... ja, die werden wirklich weich, ich glaube, ich muss mich hinsetzen.

Hier auf die Straße?
Wir haben vergessen, die Couch mitzunehmen.

Immerhin haben Sie noch Ihren Humor.
Noch so gerade. Den brauche ich auch. Wie lange muss ich das jetzt durchhalten?

Noch eine Weile. Sie machen das gut. Schauen Sie ruhig runter... die Angst kann kommen und auch wieder gehen ...
Ich kann das Geländer dabei aber nicht loslassen.

Aber vielleicht können Sie den Griff lockern. Oder wenigstens eine Hand vom Geländer nehmen?
(Der Patient löst die Hand langsam vom Geländer):
Ja ... das geht.

Wie stark ist die Angst jetzt?
Ziemlich unangenehm ... wenn ich könnte, würde ich jetzt abhauen.

Sie können abhauen, wenn Sie das wollen.
Ja, ja, ich weiß, Sie haben ja recht ... ich will es ja durchhalten.

Ihre Atmung verändert sich gerade wieder, Sie atmen etwas zu schnell ...
Das kommt automatisch, ich mach das nicht bewusst...

(50 Minuten später)

Wie fühlen Sie sich jetzt?
Total kaputt... also erschöpft irgendwie, wie nach einem Marathonlauf.

Die Angst?
Patient: Ich glaube, dafür bin ich zu erschöpft...

Psychische Störungen als Lösungen für andere Probleme

Ebenfalls günstig für die Verringerung psychischer Symptome oder Konflikte kann es sein, wenn Ihr Gegenüber die Störungen oder das quälende eigene Verhalten als eine plausible Lösung für andere Probleme deutet. Zum Beispiel können Angstsymptome „helfen", unangenehme Situationen zu vermeiden und sich diesen nicht auszusetzen, „Antriebslosigkeit" kann helfen, Abläufe zu verlangsamen und sich nicht unnötigen Entscheidungssituationen auszusetzen, soziale Isolation kann helfen, Kränkungen durch andere Person zu vermeiden, psychosomatische Störungen können helfen, sich nicht dauerhaft zu verausgaben, die Einnahme von Drogen kann helfen, sich kurzfristig zu entspannen oder Glücksgefühle zu erzeugen usw. Manchmal klingen solche Deutungen in den Ohren der Betroffenen etwas überraschend oder auch irritierend, sie können aber helfen, sich mit einem schwer änderbaren Verhalten zu arrangieren oder zu versöhnen.

Um Sie bei der Verringerung psychisch belastender Denk- oder Verhaltensweisen zu unterstützen, kann Ihre Therapeutin oder Ihr Therapeut verschiedene Mittel einsetzen. Sie oder er kann zum Beispiel...

- Verständnis für Ihre Schwierigkeiten zeigen und sich so mit Ihnen solidarisieren.
- Vereinbarungen mit Ihnen treffen, die sich auf die Denk- oder Verhaltensänderungen beziehen.
- Sie ermutigen, Vereinbarungen mit sich selbst zu treffen, die eine Verringerung des Symptomverhaltens betreffen.
- dafür sorgen, dass Sie sich Erfolge selbst zuschreiben.

Entscheidungen einführen, wo es bisher nichts zu entscheiden gab

Generell muss es bei der Verringerung des Problemverhaltens darum gehen, Alternativen zum sogenannten Symptomverhalten (also dem problematischen Denken oder Verhalten) zu schaffen, **sodass es Ihnen erleichtert wird, im Alltag zwischen symptomatischem (unwillkürlichem) Verhalten** (zum Beispiel Vermeidung und Rückzug bei Ängsten, Passivität und Antriebslosigkeit bei Depression, Einnahme von psychisch wirksamen Substanzen) **und nicht symptomatischem (willkürlichem) Verhalten** (etwa Konzentration auf bestimmte körperliche Prozesse statt auf Angstgefühle, Aufbau minimaler Aktivitäten statt depressivem Rückzug, lustvolle Aktivitäten statt Missbrauch von Drogen usw.) **zu entscheiden.** Dabei ist es günstig, wenn Ihr Therapeut Sie in vielfältiger Weise dabei unterstützt, **neue Entscheidungssituationen in Situationen herbeizuführen, in denen es vor der Therapie scheinbar für Sie nichts zu entscheiden gab.** ⸺⸽ Szene 6

Überhaupt ist die Frage, ob die Therapie Sie zu Entscheidungen führt, ein wichtiger Gradmesser für deren Qualität. Denn mit der Entscheidung, eine Therapie zu beginnen, sind sicher nicht alle Probleme gleich gelöst. Therapie heißt immer auch: Neue Entscheidungen treffen. Daher wird Ihnen ein Therapeut, der Sie zu neuen Entscheidungen führt, meist besser bei der Überwindung Ihrer Beschwerden helfen als jemand, der den belastenden psychischen Zustand einfach nur begleitet oder Sie im Zustand der Entscheidungslosigkeit belässt.

Ein solches entscheidungsorientiertes Therapeutenverhalten erkennen Sie daran, dass Ihr Therapeut ...

- **Entscheidungen für oder gegen ein bestimmtes Verhalten** (etwa depressives Verhalten, Rückzugsverhalten, ängstliches Verhalten) oder ein bestimmtes Denkverhalten (zum Beispiel ständiges sich Sorgen machen, alles zu wichtig nehmen) mit Ihnen gemeinsam vorbereitet, zum Beispiel indem Sie Situationen benennen, in denen Sie neue Entscheidungen treffen können und wollen
- Ihnen **Alternativen zum gewohnten Verhalten vorschlägt oder Sie gemeinsam solche entwickeln**

- Sie ermutigt, solche Entscheidungen **im Alltag tatsächlich zu treffen und umzusetzen**
- Ihnen zeigt, wie sich Ihre psychischen Probleme durch Ihr Entscheidungsverhalten tatsächlich langsam verändern können.

Günstig ist es auch, wenn sich Ihr Gegenüber im Verlauf Ihrer Bemühungen nicht auf einen ständigen Wechsel der Perspektiven und Ziele einlässt. Er soll Sie dabei unterstützen, „am Ball zu bleiben", also Ihre Bemühungen um ein verringertes Symptomverhalten im Alltag fortzusetzen.

Szene 6: „Wer A sagt, ..."

Therapeutin: Wir hatten in der letzten Sitzung ja eine Vereinbarung getroffen. Genauer gesagt, wir hatten vereinbart, dass Sie eine Vereinbarung mit sich selbst treffen. Wissen Sie noch ...?

Patientin: Ja. Wenn ich wieder auf einen Abend zusteuere, an dem ich mich normalerweise mit Essen vollstopfe und übergebe, dann sollte ich mich bewusst zwischen zwei Alternativen entscheiden: Entweder ich lasse das mit den Vorbereitungen und kaufe nichts Essbares für den Abend ein. Oder aber ich ziehe das so wie immer durch und stehe dann aber am nächsten Morgen mindestens eine Stunde früher auf, um meine Wohnung zu putzen. Ich glaube, das war der Deal.

Stimmt. Wir hatten festgestellt, dass Ihre innere Spannung ohne das Essritual etwa so unangenehm ist wie der innere Druck, den Sie haben, wenn Sie Ihre vermüllte Wohnung früh morgens aufräumen. Und dass es vielleicht sinnvoll sein könnte, diese beiden Aktivitäten miteinander zu verbinden. Und Sie hatten gesagt, dass Sie Ihren Essattacken bisher eigentlich vollkommen ausgeliefert waren und

nicht gegensteuern konnten. Hingegen war das mit dem Putzen anders, das konnten Sie schon machen, Sie nahmen sich bloß keine Zeit dafür.
Ja, das war der Unterschied.

Und wie hat es funktioniert? Hat es überhaupt funktioniert?
Teilweise. Auf jeden Fall habe ich mir an den Abenden erst mal länger überlegt, ob ich mich vollstopfe. Weil ich auch keine Lust hatte, am nächsten Morgen so früh aufzustehen.

Also an die Vereinbarung fühlten Sie sich doch gebunden?
Patient: Auf jeden Fall. Ich habe mir gedacht: Entweder so wie immer, aber dann auch um viertel nach fünf aufstehen, oder aber mir für den Abend was Anderes überlegen.

Und?
Ich habe am ersten Abend mit zwei Freundinnen telefoniert. Fast drei Stunden lang. Danach hatte ich keine Lust mehr zu kotzen.

⤏

Fortsetzung Szene 6:

Zufrieden?
Das war schon mal nicht schlecht. Aber zwei Tage später hat es dann nicht geklappt. Da habe ich wieder gestopft.

Und am nächsten Morgen?
Na, so wie vereinbart. Ich habe in der Küche angefangen, erst mal die schimmeligen Sachen entsorgt, eigentlich war die Zeit schnell rum. Nervig und ein bisschen eklig war es trotzdem.

Das sollte es ja vielleicht auch. Hat es Sie denn weitergebracht?
Die Küche sieht jetzt besser aus.

Nein ... ich meine innerlich: was das für Sie eine Entscheidungshilfe?
In dem Sinne, als es da vorher für mich eigentlich nichts zu entscheiden gab, weil ich in meiner gedrückten Stimmung normalerweise schon entschieden war, war das schon eine Hilfe. Es hat den Automatismus etwas verzögert. Ich habe halt gedacht: mach ich den Mist schon heute Abend oder lieber morgen früh? Das kannte ich so noch nicht.

Und machen Sie weiter?
Meine Wohnung ist noch ziemlich vermüllt (lacht).

Das heißt, Sie werden noch viele Essanfälle brauchen, bis alles aufgeräumt ist.
So sieht´s wohl aus...

⊖ Weniger förderliche Bedingungen

Ihr Therapeut achtet nicht ausreichend auf Therapiewirkungen in Ihrem Alltag: Wenig förderlich ist es, wenn die Gespräche und Maßnahmen keine Wirkung auf Ihr Verhalten und Erleben außerhalb der Therapiesitzungen entfalten. Wenn sich die Gespräche nur oder ganz überwiegend darauf beziehen, was Sie in der Therapiesitzung denken oder fühlen oder darauf, was Ihr Therapeut denkt oder fühlt oder sagt, ohne dass dies Auswirkungen auf Ihr Verhalten oder Ihre Denk- und Entscheidungsmuster in Ihrem Alltag hat.

Ihr Therapeut unterschätzt die Schwere Ihres Problems oder ignoriert Ihre Bedenken: Manche therapeutischen Bemühungen funktionieren nicht, weil den Patienten zu früh zu viel abverlangt wird. Zum Beispiel dadurch, dass

der Therapeut die Schwere des psychischen Problems nicht zutreffend einschätzt oder er die Situation so darstellt, als könnten Sie jetzt schon relativ problemlos symptomfrei leben und müssten sich eigentlich doch nur aktiv dafür entscheiden. Wenn Ihr Therapeut Ihre Einwände wiederholt ignoriert, Sie sich immer wieder fragen, ob er Ihre Schwierigkeiten wirklich versteht, ob er auf Ihrer Seite ist oder ob er Ihnen wirklich helfen kann usw., dann sind das häufig Zeichen dafür, dass Ihr Problem unterschätzt wird und Sie nicht optimal unterstützt werden. ┈┈> Szene 7

Ihr Therapeut stellt keine geeigneten Verbindungen zwischen Ihrem Symptomverhalten und Ihrem sonstigen (ungestörten, normalen) Verhalten her
Dies ist häufig ein zentraler Punkt in der Psychotherapie: Die intelligente und wirksame

Szene 7: „Regen Sie sich ab, alles wird gut!"

Patientin: Ich fühle mich nicht nur gegenüber Fremden, sondern oft auch gegenüber Bekannten oder Arbeitskollegen verunsichert. Es reicht ein Blick oder eine blöde Bemerkung, und ich bin total konfus im Kopf und würde am liebsten im Boden versinken.

Therapeut: Wir hatten ja schon darüber gesprochen, dass das immer auch das Ergebnis Ihrer Interpretation der Situation ist. Es ist wichtig, dass Sie sich das klarmachen.

Vom Kopf her ist mir das ja auch klar. Aber gegen die Panikstimmung in mir komme ich nicht an.

Doch, ich glaube schon, dass Sie dagegen ankommen können. Entscheidend ist, ob Sie bereit sind, wirklich auch Verantwortung für sich zu übernehmen.

Was meinen Sie damit?

Wenn Sie Verantwortung für sich übernehmen, dann lassen Sie es sich von Ihrer Angst nicht vorschreiben, wie Sie solche Situation bewältigen. Dann übernehmen Sie Verantwortung für sich, für Ihr Verhalten gegenüber anderen Menschen, auch wenn die Angst Sie vor sich hertreibt. Sie können das. Ich weiß es, dass Sie das können!

Ich weiß nicht, ob es etwas mit Verantwortung zu tun hat...ich komme im Moment einfach nicht von der Angst weg.

Was macht Ihnen denn aktuell am meisten Angst? Ende der Woche kommt eine Feier im Betrieb auf mich zu. Wir sind alle eingeladen, aber ich glaube, ich gehe da nicht hin.

Sie wissen, dass es besser für Sie ist, wenn Sie sich mit der Situation konfrontieren. Wenn Sie auf die Leute zugehen, ... ruhig auch ansehen und ansprechen würden, ohne dieses Chaos im Kopf. Sich einfach in die Situation begeben und eine Weile durchhalten...

Ja ich weiß. Aber einfach ist das ja nicht ... ich weiß nicht, ob ich es kann...

Aber Sie sollten es tun, in ihrem eigenen Interesse. Sie können sich ja zum Beispiel vornehmen: Ich werde mich so und so verhalten. Und es dann auch so tun. Ich glaube, Sie schaffen das. Wollen Sie es nicht einfach versuchen?

Wenn Sie meinen...

Ja, ich denke, das wird daß Beste sein. Alles andere wäre doch nur Flucht, und das wollten Sie doch nicht mehr....

Verknüpfung problematischen Erlebens und Verhaltens mit normalen, gesunden, intakten Verhaltensweisen und Persönlichkeitsanteilen. Eine mangelnde Verknüpfung kann zum Beispiel darin zum Ausdruck kommen, dass Ihr Leben in der Therapie einseitig als ein Geschehen beschrieben und behandelt wird, über das Sie keinen Einfluss und keine Kontrolle hatten und in dem die Beschwerden und das Leiden daran scheinbar alles andere dominiert haben.

Die Gespräche richten sich dauerhaft darauf aus, welchen Schwierigkeiten, Problemen und Konflikten Sie in der Vergangenheit ausgesetzt waren und wie ohnmächtig und überfordert Sie davon waren. Ohne den Versuch, solche Erinnerungen oder Erfahrungen mit positiven Erfahrungen (etwa der eigenen Stärke, des Selbstbewusstseins, eigener Fähigkeiten) zu verknüpfen, werden Ihre Kräfte eher schwinden und sich die Aussichten eintrüben.

Ihr Therapeut schlägt Ihnen Maßnahmen vor, die nicht erkennbar etwas mit Ihren Symptomen zu tun haben und die Ihnen seltsam, ungeeignet oder albern erscheinen.
Sie sollten verstehen, was in der Therapie mit Ihnen geschieht und worauf die Maßnahmen hinauslaufen. Trotz aller Versuche, therapeutisches Verhalten zu professionalisieren und an wissenschaftliche Erkenntnisse anzupassen, finden Sie in der Praxis leider immer noch teilweise irritierende therapeutische Spielarten, die vielleicht originell, manchmal aber auch unnötig verstörend oder verunsichernd wirken. Manche Therapeuten versuchen, immer wieder neue Vorschläge aus der Wundertüte therapeutischer Techniken auszuprobieren. Das Risiko für solche Vorschläge kann dann erhöht sein, wenn es Ihrem Therapeuten nicht gelungen ist, eine tragfähige therapeutische Beziehung zu Ihnen aufzubauen.

Wenn es dann zum Beispiel oft und nachdrücklich heißt: „Tun Sie jetzt bitte das! ... und tun Sie das bitte so, wie ich es Ihnen gesagt habe! ... Denken Sie jetzt so ... und bitte nicht so! Lassen Sie sich darauf ein ... seien Sie nicht so zögerlich ... überwinden Sie sich ... vertrauen Sie mir! usw., Ihnen diese Anweisungen oder Vorschläge dann aber doch insgesamt als unpassend oder auch lächerlich erscheinen, dann dürfen und sollten Sie Ihre Einwände ruhig offen äußern und sich auch entsprechend zurückhaltend verhalten. Häufig gehen solche therapeutischen Bemühungen oder das Einfordern von Verhaltensweisen, die Sie irritierend oder verstörend empfinden (zum Beispiel: Sprechen Sie Ihr inneres Kind direkt an! Klopfen Sie auf den Energiepunkt an Ihrer Stirn und spüren Sie, wie die Angst dadurch nachlässt! Wenn der Gedanke an Ihren Ex

kommt, atmen Sie dreimal tief aus und sagen Sie sich: ...) zu Lasten der therapeutischen Beziehungsarbeit. Dabei haben wunderlich oder verstörend anmutende Anweisungen oder Rituale manchmal keinen anderen Zweck, als von der Unsicherheit der Therapeuten abzulenken. Das müssen Sie nicht mitmachen.

Motivation zu neuen Denk- und Verhaltensmustern: Was ist förderlich – und was nicht?

Was fördert Ihre Motivation? Motivation ist wichtig in jeder Art von Psychotherapie. Sie kann viele Formen annehmen, kann unbewusste Motive und unwillkürliches Verhalten, aber auch bewusstes, gerichtetes und willentliches Verhalten betreffen. Die Qualität Ihrer Therapie können Sie auch daran bemessen, wie gut es Ihrem Therapeuten oder Ihrer Therapeutin gelingt, Sie zu neuen, weniger störenden, belastenden oder beeinträchtigenden Denk- und Verhaltensmustern zu motivieren und diese dauerhaft beizubehalten. „Motivieren" reicht dabei von „Interesse wecken" oder „Anregen" über „Lust zu etwas vermitteln" oder „Ziele setzen" bis hin zu „Schwierigkeiten überwinden" oder „Durchhalten".

Immer ist es die Aufgabe des Therapeuten, Sie dabei zu unterstützen, sich selbst zu motivieren. Dabei kann es unterschiedlich sein, wie sehr Ihr Gegenüber sich einbringt: Ob er nur Fragen stellt oder auch Antworten gibt, ob er eher von sich und seinen Vorstellungen ablenkt oder oder klare Positionen vertritt, ob er eher durch Entlastung oder eher durch Fordern zu motivieren versucht. All das kann mehr oder weniger wirksam und überzeugend geschehen.
····⟩ Szene 8

Szene 8: „Ich weiß es ja auch nicht."

Patientin: Ich kann das nicht.

Therapeut: Woher wissen Sie das?
Keine Ahnung, ich habe es schon oft versucht, es hat nicht funktioniert.

Schaffen wir das zusammen?
Vielleicht.

Vielleicht?
Ja, ich kann mir noch nicht richtig vorstellen, dass ich mit meiner Mutter so ein Gespräch führen kann. Meine Mutter versteht das nicht, sie versteht mich nicht.

Sie können es sich noch nicht vorstellen, das Gespräch zu führen. Wollen Sie es sich denn vorstellen?
Ja …

Ja?
Ich weiß, ich müsste dieses Gespräch irgendwann mal führen. Aber ich weiß nicht, ob es was ändern wird…. an der Beziehung, die ich zu ihr habe. Meine Mutter ist kompliziert.

Wollen Sie wissen, wie ich das sehe?
Bitte … was meinen Sie?

Ich fürchte, es wird nur wenig ändern an der Beziehung, die Sie zu Ihrer Mutter haben.
Ach … wieso meinen Sie das?

Einfach weil Ihre Beziehung zu Ihrer Mutter schon über 40 Jahre dauert … und über Jahrzehnte gewachsen ist. Das Gespräch wäre ja daran gemessen nur sehr kurz … und wird vielleicht auch keine ganz neuen Erkenntnisse bringen. Ich frage mich, ob Sie da viel erwarten können…
Hm … kann sein. Dann sollte ich es besser lassen, meinen Sie?

Nein, das meine ich nicht. Im Moment sehe ich nur, dass Sie hin und hergerissen sind. Sie wissen oder glauben zu wissen, dass das Gespräch mit Ihrer Mutter nötig wäre und Sie irgendwann nicht mehr daran vorbeikommen werden, aber vieles hält sie auch davon ab, das Gespräch zu suchen. Im Moment habe ich den Eindruck, Sie entscheiden, indem sie sich lieber nicht entscheiden.
Ja, das scheint so…

Und wenn ich sage, dass es vielleicht nichts ändern wird an Ihrer Beziehung zu Ihrer Mutter, dann …. stimmt das ja wahrscheinlich in irgendeiner Weise? Aber trotzdem könnte es ja gerechtfertigt sein, das Gespräch zu suchen.
Also Sie meinen, ich soll es machen?

Ich meine …. wahrscheinlich geht es nicht ganz ohne Zweifel, nicht ganz ohne Widersprüche. Zumindest im Moment nicht. Vielleicht sollten Sie nicht zu hohe Erwartungen an ein solches Gespräch haben… ich weiß es ja auch nicht. Manchmal kann es helfen, einer unerwarteten … unvorhersehbaren Entwicklung Raum zu geben…
Ja, das würde vielleicht den Druck etwas rausnehmen, den ich mir selber mache. Ich denke immer, ich müsste das jetzt machen… ist ja eigentlich verrückt … ich denke, danach wäre alles anders….

Und bringt Sie unser Gespräch nun näher an eine Entscheidung?
Es könnte sein, dass sich die Gewichte langsam verschieben….

⊕ Förderliche Bedingungen

Wie motiviert man Menschen, wie mobilisiert man ihre Energie, ihre Lust, ihren Willen, anders als bisher mit sich selbst oder mit anderen umzugehen? Die folgenden Punkte können helfen, sich da zu orientieren:

Ihr Therapeut stellt sich auf Sie ein: Zunächst sollte sich Ihr Therapeut oder Ihre Therapeutin erkennbar für Ihre gesundheitlichen Probleme wie auch für Ihre persönlichen Eigenschaften interessieren und sich dabei Ihren Denk- und Sprachgewohnheiten anpassen, also „in Ihrer Sprache" mit Ihnen sprechen.

Ihr Therapeut vereinfacht durch erreichbare Zielvorstellungen: Günstig ist es meist, wenn Ihr Therapeut Sie dazu bringt, Ihre problematische Situation zu vereinfachen, indem er Sie zu erreichbaren Zielen für tatsächlich änderbares Verhalten motiviert. „Ganz gesund" oder „ein neuer Mensch" oder „glücklich" werden sind keine realistischen therapeutischen Ziele. Wer so hoch greift, fördert eher Misserfolge. Günstig ist es eher, wenn Ihr Behandler Sie anregt, sich konkreten Situationen zuzuwenden, die Sie bisher gemieden haben. Wenn Sie ermutigt werden, ihre Gefühle besser wahrzunehmen oder zu regulieren oder konkrete Beziehungen zu anderen Menschen anders als bisher zu gestalten usw.

Ihr Therapeut stärkt Ihre Überzeugung, selbst wirksam zu sein: Er oder sie sollte Ihnen die Überzeugung vermitteln, dass Sie Ihre belastenden Denk-, Fühl- oder Verhaltensgewohnheiten aus eigener Kraft in kleinen und zu bewältigenden Schritten selbst beeinflussen und so auch schrittweise verändern können. Dass es in ihrer Macht steht, sich selbst zu verändern. Nach Ihren ersten Erfolgen und Veränderungen sollte er Ihnen das Gefühl geben, dass Sie selbst es waren oder sind, der oder die die Veränderungen erreicht hat.

Ihr Therapeut lässt Sie auch die Vorteile Ihres Problems erkennen: Interesse an oder Lust auf eine Neuorientierung oder Veränderung wird meist geweckt, wenn Sie die Probleme in einen neuen Kontext stellen oder einem neuen Zusammenhang denken können. Sie sollten darin unterstützt werden, nicht nur die Nachteile, sondern auch die „Vorteile", die Ihre psychischen Symptome oder Ihr Problemverhalten mit sich bringt, zu sehen oder zu verstehen. Dabei kann es manchmal motivierende Umdeutungen und Überraschungen geben. Motivation kann auch einfach dadurch gestärkt werden, dass Ihnen die Probleme „plausibel" werden, dass Sie ein Verständnis davon bekommen, welche Funktion, welchen Nutzen, ihr Problem oder Ihre Symptome in einem bestimmten Zusammenhang haben. ⤑ Szene 9

Ihr Therapeut gibt Anregungen, lässt Sie aber entscheiden: Motivierend ist es, wenn Ihr Therapeut Vorschläge und Anregungen macht, ohne dass diese den Charakter von Anweisungen oder gar Befehlen haben. Die Entscheidung darüber, ob Sie ein bestimmtes gewünschtes Verhalten dann zeigen oder nicht zeigen, sollte er weitgehend Ihnen überlassen.

Ihr Therapeut hat und nutzt Humor: Motivierend kann es sein, den gleichen Sachverhalt (zum Beispiel eine Angst, eine Spannung, einen bestimmten Konflikt) aus verschiedenen Perspektiven zu beleuchten. Dazu kann es auch gehören, Dinge zu überzeichnen, zu

Szene 9: „Das klingt interessant."

Patientin: Ich verstehe nicht, warum ich so antriebslos bin. Früher war ich anders. Ich habe viel geschafft.... habe eigentlich alles erreicht ... sagen wir mal: fast alles. Mit meinen Kindern läuft es eigentlich super, ich kann mich nicht beklagen, der Kleine wohnt noch bei uns, die beiden Großen sind ja schon draußen und studieren. Wir haben genug zu essen ...

Therapeutin: Ja, es könnte kaum besser sein.... Es könnte immer besser sein, natürlich.

Es hört sich aber erst mal sehr gut an, so wie Sie das beschreiben. Kaum zu verstehen, dass Sie in dieser Situation von der Stimmung her so oft ins Bodenlose fallen... dass Ihnen alles so sinnlos erscheint.
Ja wie gesagt, ich verstehe das absolut nicht. Aber ich komme irgendwie auch nicht dagegen an. Allein in diesem Jahr war ich schon über sechs Wochen krankgeschrieben deswegen. Hat mir aber auch nichts gebracht. Außer dass mich manche Kollegen jetzt schräg ansehen. Eigentlich müsste ich gar nicht arbeiten gehen.

Wenn unsere letzte Sitzung zusammenfasse, dann könnte man eigentlich sagen: Fast 20 Jahre lang haben Sie bestens funktioniert und alle Ihre Hausaufgaben gemacht, und jetzt, wenn es Zeit wird, sich zurückzulehnen und das Erreichte zu genießen, da macht Ihnen Ihre Psyche oder Ihr Körper oder beides einen Strich durch die Rechnung. Das ist doch verrückt, oder?

Irgendwas in Ihnen scheint etwas dagegen zu haben, dass Sie zur Ruhe kommen oder sich zurücklehnen und das Erreichte genießen. Oder...?
Ja, es scheint so.

Ein Teil von Ihnen lehnt sich auf?
Aber wogegen denn?

Wir können ja mal raten.
Wahrscheinlich funktioniere ich nur, wenn ich eine Aufgabe habe. Wenn ich herausgefordert bin.

Wenn Sie am Ende einen Erfolg vorzuweisen haben?
Ich war ja nicht immer erfolgreich.

Also gut ... Sie sagen: wenn ich herausgefordert bin und eine Aufgabe habe. Das heißt: Wenn Sie sich anstrengen für etwas? Wenn Sie eine Art Ziel vor Augen haben? Wenn Sie die Aktion irgendwann beenden können?
Ja, von allem etwas. Wenn ich das habe, geht es mir meistens gut. Früher zumindest. Im Moment kriege ich ja gar nichts mehr hin.

Im Moment gibt es ja auch nur wenige solcher Herausforderungen wie in den Jahren davor.
Fast alles, was Sie tun, tun Sie heute mehr oder weniger freiwillig. Es ist kein Druck mehr da.
Auch keine Not, in keinem der Bereiche, in denen es früher auch mal schwierig war.
Eigentlich brauche ich auch keine Not ....

Na gut, Notsituationen können aber helfen, um den Sinn des eigenen Verhaltens wieder besser zu spüren.
Hm... das könnte sein. Aber ich muss mich doch nicht in Notsituationen bringen, um aus dieser depressiven Schleife zu kommen.

Das vielleicht nicht. Trotzdem kann es aber sein, dass Ihre Psyche im Moment etwas zu wenig Herausforderung, zu wenig Risiko, zu wenig Druck erlebt. Dass sie vielleicht unzufrieden ist mit so viel Sättigung, mit so gut geregelten Verhältnissen, dass sie überfordert ist von so wenig Abenteuer und so viel Langeweile?
Na, das klingt jetzt aber ein bisschen komisch. Ich habe ja keine Langeweile. Ich würde auch gerne arbeiten, aber ich schaffe es nicht.

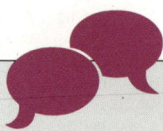

Fortsetzung Szene 9:

Ich meine auch nicht, dass Sie gelangweilt oder gesättigt sind. Ich frage mich nur, ob Ihre Antriebslosigkeit und depressive Stimmung uns etwas sagen möchte …. allein dadurch, dass es sie gibt.
Wenn sie uns etwas sagen möchte, dann vielleicht: Dreh noch mal zehn Jahre zurück und fühl Dich so wie früher! Vielleicht auch: Fühl Dich nicht so sicher!

Nehmen wir mal an, es wäre so: Hätte das Konsequenzen?
Ich müsste wieder an mein Lebensgefühl von vor zehn Jahren zurück.

Das ist nicht so einfach.
Bestimmt nicht.

Und die Botschaft: Fühl dich nicht so sicher!?
… würde heißen: Setz mal wieder mehr auf Risiko. Mach nicht nur Sachen, die Du durch und durch kennst und von denen Du immer schon weißt, wie es ausgeht.

Na, das klingt doch irgendwie interessant…

übertreiben, zu karikieren, humorvoll darzustellen usw. Wir alle werden durch humorvolles Verhalten motiviert und lachen gerne, Humor kann entlasten und befreien, und natürlich gehört Lachen auch in eine Therapie. Es ist eher förderlich, wenn Ihre Therapeutin oder Ihr Therapeut auch Ihren persönlichen Sinn für Humor nutzt und Sie so motiviert, sich von belastenden Erfahrungen innerlich zu distanzieren.

Ihr Therapeut überrascht Sie gelegentlich:
Motivationsfördernd ist meist eine Atmosphäre der Leichtigkeit, in der es überraschende Wendungen und teilweise auch überzeichnende oder übertreibende Deutungen und Kommentare gibt. Eine Atmosphäre, in der Sie gewohnte Denk- und Verhaltensmuster aufbrechen können und im Idealfall Lust auf Neues geweckt wird. Bekannte und vorhersehbare Abläufe sind manchmal langweilig und ermüdend, das Unerwartete, Verzerrte, Ungewohnte

kann den Blick weiten, Interesse wecken und im eigentlichen Sinne motivieren. Das gilt im „normalen Leben" genauso wie in einer Therapie. ⤳ Szene 10

Ihr Therapeut achtet bei therapeutischen Zielen auf „mittlere Schwierigkeiten": Eine mittlere Schwierigkeit von Aufgaben oder Anforderungen ist fast immer motivierend, weil sie dazu beiträgt, dass wir uns herausgefordert fühlen und uns anstrengen. Angestrebte Veränderungen sollten für Sie weder zu leicht, noch zu schwer sein. Wer beispielsweise an Zwängen oder Suchtproblemen leidet, dem kann man nicht einfach empfehlen oder gar „verordnen", dieses Verhalten einfach aufzugeben. Genau so wenig kann man einen Patienten mit übertriebenen Ängsten vor anderen Menschen auffordern, in Zukunft einfach häufiger auf Partys zu gehen, um die Ängste abzubauen. Wenn die inneren Motive noch sehr

Szene 10: „Mögen Sie keine Katzen?"

Patientin: Ich komme in den Raum und habe das Gefühl, dass mich alle anstarren. Wahrscheinlich ist es nicht so, aber ich kann dann nichts Anderes denken. Ich werde dann auch sofort rot, das ist echt peinlich.

Therapeut: Na „peinlich" klingt noch harmlos. Das ist ja der reine Horror!
Patientin (lacht): Machen Sie sich nicht lustig!

Nein nein... ich stelle mir das gerade vor: Ich komme in den Raum, alle starren ... und können den Blick gar nicht mehr von mir abwenden. Und ich stehe da mit einer knallroten Birne und bin sprachlos und panisch und weiß gar nicht mehr, wo ich hinsehen soll ... denn egal wo ich hinschaue, starren mich auch schon wieder Leute an, ... die mir alle ansehen, welche wahnsinnige Angst ich habe. Und ich fühle mich wie die kleine panische Maus ... vor einer Horde Katzen, die mich fressen wollen.... oder so ähnlich .... und ich arme kleine Maus weiß gar nicht, wohin ich flüchten soll... weil alle Blicke auf mich gerichtet sind. Keine Frage, das fühlt sich an wie eine Katastrophe. Vor allem für die Maus.
Ja, so ganz falsch ist das nicht, vom Gefühl her ist es tatsächlich manchmal so.

Und was macht man dann als panische Maus, von so vielen Katzen umzingelt? Das sind ja ziemlich schlechte Aussichten. Genau genommen ist es aussichtslos...
Na ja, vielleicht nicht ganz aussichtslos, aber es ist ja total peinlich. Vor allem, dass ich nichts gegen das Rotwerden tun kann. Man sieht mir meine Panik immer sofort an.

Ja, ... Farbe im Gesicht ist ja eigentlich immer ein klares Signal, dass da jemand Panik hat ... das kann man wahrscheinlich gar nicht anders als Ausdruck von Panik interpretieren. Vielleicht macht die Röte die Katzen ja auch noch aggressiver. Bei Katzen weiß man ja nie so genau....
Ich weiß ja, dass die Leute mir nichts tun. Wahrscheinlich sehen mich die meisten gar nicht. Aber es fühlt sich doch so an, als hätten sie was gegen mich.

Haben sie ja vielleicht auch.
Was denn?

Na, nichts gegen Sie persönlich. Aber Katzen haben Mäuse auch zum Essen gern.
Ach Sie mit Ihren Katzen...

Mögen Sie keine Katzen? ...

---

gegensätzlich und widersprüchlich sind, dann kann die Schwierigkeit einer Verhaltensänderung zu hoch sein. Entsprechend ist dann das Misserfolgsrisiko erhöht und nichts geschieht. Aber auch eine Unterforderung ist möglich, wenn zum Beispiel in der Therapie der aktuelle Zustand einfach nur beschrieben wird, ohne dass in Richtung einer Veränderung gedacht oder gehandelt wird. Wenn Ihr Therapeut zum Beispiel Ihre wechselnden Themen und Erlebnisse lediglich aufnimmt und „versteht", ohne Ihrem Denken und Handeln eine therapeutisch sinnvolle andere Richtung zu geben. Auch einige durchaus übliche Maßnahmen sind oft zu leicht und damit auch relativ wirkungslos (zum Beispiel gelegentliche Durchführung von „Entspannungsübungen" oder Selbstbeobachtungen). Sie können zwar leicht durchgeführt werden, ihre Wirkung geht aber oft an den psychischen Problemen vorbei, weil sie nicht ausreichend mit den damit verbundenen psychischen Störungen verknüpft werden.

Ihr Therapeut unterstützt nicht mehr als gerade nötig: Ihr Therapeut sollte Sie nach Möglichkeit nur unterstützen, wenn Sie dies brauchen. Fortgesetztes und andauerndes Loben, Ermutigen und Bestätigen fühlt sich zwar vielleicht im Moment gut an, es schwächt uns aber im Allgemeinen eher, weil wir so das Gefühl dafür verlieren, was wir wirklich können. Wenn Sie etwas in der Therapie erreicht (zum Beispiel ein Symptomverhalten verringert haben) und Probleme überwunden haben, dann brauchen Sie auch keine weitere Unterstützung mehr, und es ist tatsächlich für Ihr Selbstverständnis und Ihr Selbstwertgefühl meist besser, wenn die Unterstützung unter diesen Bedingungen erkennbar nachlässt. Ihr Therapeut macht es Ihnen so leichter, dass Sie sich die Erfolge selbst zuschreiben können. ┉┉⟩ Szene 11

⊖ Weniger förderliche Bedingungen

Ihr Therapeut gibt Ihnen früh zu viel Verantwortung: Im Allgemeinen sollte die Motivation zur Veränderung von Ihnen selbst ausgehen. Dieser Anspruch kann Sie aber überfordern, wenn Sie in Bezug auf eine Veränderung noch sehr ambivalent, also hin- und hergerissen sind. Leider sehen sich nicht alle Therapeuten in der Verantwortung, Sie schrittweise und behutsam zu einem veränderten Verhalten zu motivieren. Manche appellieren bereits von Beginn an an Ihre Selbstverantwortung als Patientin oder Patient („Sie können sich ändern, wenn Sie es wollen! Übernehmen Sie Verantwortung für Ihr Leben/ Ihr Verhalten usw.) und verhalten sich so, als seien Sie bereits in der Lage, alle wichtigen Entscheidungen selbst zu

Szene 11: „… auch ohne meine Hilfe."

Patientin: Mein Sohn verhält sich immer noch so frech zu mir, ich fasse es manchmal nicht. Ich weiß wirklich nicht, woher er das hat. Es ist doch wohl so einiges schief gelaufen in der Erziehung. Er hat einfach überhaupt keinen Respekt … vor mir nicht, aber vor anderen auch nicht.

Therapeutin: Wir haben ja im letzten Jahr häufig über Ihren Sohn gesprochen. Und darüber, wie Sie sich ihm gegenüber verhalten können oder sollten. Tatsächlich haben Sie Ihr Verhalten geändert und haben so auch letztlich die ganze damalige Situation verändert. Es ist ja nicht so, als hätte sich da nichts getan…
Ja schon. Das Wichtigste war natürlich, dass er endlich ausgezogen ist. Das hätte ich alleine nicht geschafft.

Im Ergebnis haben Sie es aber geschafft. Vielleicht haben unsere Gespräche Ihnen dabei geholfen. Aber geschafft haben Sie es alleine.
Kann sein. Aber er ist mir so fremd geworden. Ich dachte damals ja, wenn ich ihn nicht mehr jeden Tag um mich habe, dann bessert sich unser Verhältnis wieder. Das ist aber nicht passiert. Er ist immer noch unglaublich aggressiv. Oder er ignoriert mich.

Ja, wir haben erlebt, dass der Auszug nicht gleich auch die Beziehung verändert hat, die Sie zu Ihrem Sohn haben.
Deshalb glaube ich wirklich, dass ich noch viele Stunden bei Ihnen brauche, bis ich da endlich mal

┉┉⟩

Fortsetzung Szene 11:

zur Ruhe komme ... bis ich zu ihm ein Verhältnis habe, wie ich das vorstelle. Ein normales Mutter-Sohn-Verhältnis, wie andere Mütter das auch zu ihren Kindern haben. Warum sollte das bei mir so schwer sein?

Mein Eindruck ist eher, dass Ihr Sohn seinen Weg erst einmal so gehen wird, wie er es für richtig hält. Und ich sehe nicht, dass er sich auf diesem Weg mit Ihnen abstimmen möchte. Eher das Gegenteil.... Und wenn das so ist, dann kann es vielleicht für Sie nur noch darum gehen, das zu akzeptieren. Wir haben das ja im letzten halben Jahr schon oft besprochen. Eigentlich sind Sie auf Ihrem Weg doch auch schon ziemlich weit gekommen .... oder nicht?
Ich will es aber irgendwie auch nicht so stehen lassen. Ich verstehe ihn einfach nicht.

Ich kann mir vorstellen, wie es Ihnen damit geht. Aber was Sie beschreiben, ist andererseits auch

keine Krankheit ... es ist auch keine psychische Störung, zumindest keine, die man psychotherapeutisch behandeln müsste. Es sind Erfahrungen, die heute viele Eltern mit ihren Kindern machen. Aber es geht mir schlecht damit .... sehr sogar.

Therapeutin: Hm. Sie haben mir aber im letzten halben Jahr auch gezeigt, dass Sie mit Belastungen umgehen können. Ich denke zum Beispiel an die Spannungen mit Ihrer Kollegin, den Ärger mit den Behörden... das haben Sie doch alles ziemlich souverän gemeistert... oder nicht?
Das hilft mir aber bei meinem Sohn herzlich wenig.

Es fühlt sich bestimmt noch nicht alles gut an. Aber manche Probleme bleiben uns einfach auch erhalten und ärgern uns weiter. Ich kann mir zumindest vorstellen, dass Sie stark genug sind, hier Ihren eigenen Weg zu finden....
...?

Ja, auch ohne meine Hilfe.

treffen. Ein solcher Therapeut überfordert Sie leicht dadurch, dass er zu stark an Ihr willentliches Verhalten appelliert und mögliche Widersprüche oder Ambivalenzen vernachlässigt. Nach neuerem Verständnis sollten Psychotherapeuten aber immer auch Motivationskünstler sein, die Ihnen nicht zu wenig, aber auch nicht zu viel Verantwortung für die Prozesse in der Therapie übertragen.

Ihr Therapeut verliert sich in Erklärungen: Wenig förderlich ist es, wenn die Gespräche allein den Charakter von Informationsveranstaltungen haben, in denen Sie vor allem über Ihre Probleme berichten und im Gegenzug

darüber informiert werden, was Sie anders machen können oder sollten. Bedenken Sie, dass Psychotherapie keine Schulstunde ist, auch keine Lehrveranstaltung, sondern der Versuch, über eine therapeutische Beziehung einen veränderten Umgang mit sich selbst zu finden.
⟶ Szene 12

Ihr Therapeut lässt es zu, dass nur Probleme und keine Lösungen besprochen werden: Das kann leicht passieren, wenn Sie immer wieder neue Themen, Probleme und Krisensituationen in der Therapie vorbringen und so dazu beitragen, dass Sie beide den Ereignissen gewissermaßen immer nur hinterherlaufen. Es wird

Szene 12: „Passen Sie mal auf!"

Therapeut: Ich hatte Ihnen ja erläutert, dass Sie versuchen sollten, diese Situationen anders zu deuten. Ihre Ängste kommen wahrscheinlich aus einer Zeit, in der Sie psychisch überfordert waren. Es hilft aber nichts, wenn Sie die Gefühle und Gedanken aus dieser Zeit eins zu eins auf heute übertragen.

Patientin: Ja, ich habe ja auch versucht, anders mit meinem Chef umzugehen.

Sie sollten verstehen, dass Ihr Denken Ihr Verhalten steuert.... und ... ich sage mal: ein richtiges, vernünftiges Denken wird Sie auch in die richtige Richtung führen. Wenn Sie denken, dass Sie es nicht schaffen werden, dann werden Sie es wahrscheinlich auch nicht schaffen. Wenn Sie etwas ändern wollen, müssen Sie in eine andere Richtung denken, es zumindest versuchen...wie wir es besprochen hatten.

Sie sagen das so leicht.

Nun ja, es hilft schon, wenn man sich vorab klarmacht, was man erreichen will. Je klarer man ein Ziel im Blick hat, umso höher ist die Chance, dass man es auch erreicht. Wenn Sie sich zum Beispiel solche Situationen wie die mit Ihrem Chef lebendig vorstellen, dann sollte schon allein dadurch Ihre Angst automatisch zunehmen. Und sie werden erkennen, dass sie sich durch Ihr Denken und die begleitenden körperlichen Prozesse aufschaukelt. Daran können Sie arbeiten.

Eigentlich habe ich mir solche Situationen noch nicht vorgestellt.... ich weiß auch nicht ....

Das wäre aber sinnvoll. Sie würden dann auch unmittelbar spüren, dass die Angst immer eine körperliche und eine mentale Seite hat. Sie könnten dann erst mal über die Körperspannung Einfluss nehmen, etwa über Entspannungsübungen.

Ja ... ich weiß...

Durch Entspannungsübungen können Sie der Angst entgegenwirken... und den Teufelskreis der Angst durchbrechen.

Wen?

Den Teufelskreis der Angst. Darunter versteht man ... usw.

---

schwer werden, unter diesen Bedingungen eine neue Richtung zu finden. Zwar fühlen Sie sich als Patientin oder Patient nach solchen Sitzungen vielleicht vorübergehend „erleichtert". Doch wenn da nichts anderes ist als die kurzfristige Entlastung und Erleichterung dadurch, dass Sie sich einmal „aussprechen" konnten oder „Ihnen jemand zugehört hat", dann handelt es sich eher nicht um Psychotherapie im engeren Sinne. Denn allein das Reden und die „Aussprache" über ständig wechselnde Probleme ändern meist wenig. Im Spiegel der Motivation und der gewünschten „mittleren Schwierigkeiten" ist das „sich aussprechen" eher eine Unterforderung, die hilflos machen kann.

Ihr Therapeut zeigt immer und für alles Verständnis und Wertschätzung. Eine ständige wohlwollende Unterstützung im Sinne von Solidarität, positiver Wertschätzung, Bestätigung und demonstrativer Einfühlung in Ihre Schwierigkeiten („Ich verstehe Sie gut, Sie haben es nicht leicht") und Ihre Bemühungen („Das machen Sie gut, ich staune, wie Sie das schaffen", „Ich verstehe nicht, warum Ihre Umwelt

Ihnen so viele Probleme macht, an Ihnen liegt es nicht.") kann dazu führen, dass Sie sich als Patientin oder Patient an so viel Wärme und Unterstützung gewöhnen und diese nicht mehr missen wollen. Zwar kann sich ein solches Therapeutenverhalten gut anfühlen, es kann Ihnen so aber auch erschwert werden, später wieder auf eigenen Füßen zu stehen und die Therapie zu beenden.

Ausrichtung an Ressourcen: Was ist förderlich – und was nicht?

Was fördert Ihre Fähigkeiten und Potenziale? Gesunde beziehungsweise ungestörte, normale Eigenschaften und Verhaltensweisen sollten immer in die Behandlung gestörten oder abweichenden Erlebens und Verhaltens einbezogen werden. Auch Ihre Behandlung sollte daher auf Ihren gesunden Eigenschaften und Fähigkeiten (Ressourcen) aufbauen, um so mit den gestörten Verhaltensweisen oder Symptomen besser beziehungsweise wirksamer umgehen zu können. Ganz gleich, was alles nicht richtig funktioniert, jeder Mensch hat immer noch eine Vielzahl von intakten Funktionen und Fähigkeiten, auch wenn er sie nicht immer unmittelbar spürt oder sieht. Günstig kann alles sein, was sie darin unterstützt, sich der gesunden beziehungsweise intakten Anteile ihres Körpers, Ihrer Psyche und ihrer sozialen Beziehungen bewusst zu werden und diese weiter auszubauen. Auf diese Weise kann sich die Bedeutung ihrer problematischen Anteile und Verhaltensweisen wie von selbst wieder verringern. In der Psychotherapie wird die Ausrichtung auf alles, was noch funktioniert, als „Ressourcenorientierung" bezeichnet. In diesem Sinne sollte auch das Verhalten Ihres Therapeuten oder Ihrer Therapeutin „ressourcenorientiert" sein: auf die Förderung all

dessen ausgerichtet, was noch gut funktioniert oder was zur Veränderung genutzt („utilisiert") werden kann.

Ressourcenorientierte Fragen: Erhaltene Fähigkeiten und Interessen nutzen

Die folgenden Fragen können Hinweise darauf sein, dass Ihr Therapeut daran interessiert ist, dass Sie Ihre Fähigkeiten und Potentiale so weit wie möglich zur Überwindung Ihrer psychischen Probleme nutzen:

- Was läuft gut bei Ihnen und kann so bleiben, wie es ist?
- Was können Sie besonders gut, wo liegen Ihre Stärken?
- Welche Beziehungen zu anderen Menschen geben Ihnen Halt?
- Wofür interessieren Sie sich?
- Was haben Sie bisher (in Ihrem Leben) erreicht, worauf sind Sie stolz?
- Wie haben Sie ähnliche Probleme in anderen Situationen schon gelöst?
- Wie schaffen Sie es, dass alles nicht noch schlimmer wird?
- Wann gab es in der letzten Zeit Situationen, in denen Ihr Problem weniger schlimm war?
- Woran haben Sie gemerkt, dass es Ihnen besser ging?

⊕ Förderliche Bedingungen

Ihr Therapeut unterstützt Sie, Ihre eigenen Ressourcen zu erkennen und zu nutzen. Es gibt viele Wege und Formen der Unterstützung, wie Sie sich Ihrer eigenen gesunden Anteile wieder bewusster werden und diese zur Veränderung zu nutzen können. Einige Beispiele:

+ Ihr Therapeut lenkt Ihren Blick immer wieder auf Eigenschaften, die sie haben, auch ohne sich dafür anstrengen zu müssen: zum Beispiel auf Ihr Aussehen, Ihre Interessen, Kenntnisse, Ihre Verlässlichkeit, Fröhlichkeit, Intelligenz, Freundlichkeit, Musikalität, Umgangsformen, Hobbies, Individualität, Ihren Charme oder was auch immer. All diese Eigenschaften können leicht genutzt werden, weil sie sie ohnehin schon haben.

+ Wenn Sie etwas an Ihrer Situation ändern wollen, dann wählt Ihr Therapeut dazu Verhaltensweisen aus, die Sie leicht ändern können, weil Sie diese bereits „unter Kontrolle" haben beziehungsweise gut selbst willentlich beeinflussen und steuern können. Dabei muss nicht immer ein direkter und sichtbarer Zusammenhang zu Ihrer Symptomatik (etwa Ängsten, Depressionen) bestehen. Häufig können Personen mit psychischen Störungen zum Beispiel problemlos ihr Gesundheitsverhalten verändern: zum Beispiel wie (viel) sie sich bewegen, wie, was und wann sie essen, wann, wie häufig und wie lange sie für Ruhe sorgen und schlafen, inwiefern sie sich um Körperhygiene oder um ihr Aussehen, ihre Kleidung, ihre Frisur oder andere Facetten ihres Äußeren kümmern, wie sie sich körperlich fit halten, ob und wie sie regelmäßig Entspannung im Alltag praktizieren, wie sie ihren Alltag und ihre Freizeit organisieren, wie sie Medien nutzen, welchen Hobbies sie nachgehen, wie oft sie sich wann und wo mit Freunden oder Bekannten treffen usw usw.
Sie können Ihr Verhalten in allen möglichen Lebensbereichen dazu nutzen, um

Ihre Gesundheit zu fördern oder um geeignete Voraussetzungen dafür zu schaffen, Ihre gesundheitlichen Probleme wirksam zu beeinflussen. Ressourcenorientierte Therapie nutzt Ihre vorhandenen Eigenschaften, Fähigkeiten und Gewohnheiten so gut es geht aus und führt Ihr problematisches Denken oder Verhalten so letztlich wieder unter Ihre Kontrolle zurück.

+ Wenn Sie ein bestimmtes problematisches Verhalten ändern wollen, dann verknüpft Ihr Therapeut es möglichst geschickt mit einem anderen Verhalten, das Sie gut können oder gern tun. Ein neues Denken oder Verhalten können Sie sich mit weniger Aufwand und Anstrengung aneignen, wenn es mit Prozessen oder Eigenschaften verbunden wird, an die Sie gewöhnt sind oder die ohnehin schon gut funktionieren. Wer pro Woche fünf mal ins Fitnessstudio geht, der kann vielleicht seine körperliche Fitness besser zum Abbau seiner Ängste nutzen als jemand, der seine Freizeit nur vor dem Fernseher verbringt. Wer sich jeden Abend mit Freunden trifft, der kann vielleicht seine sozialen Beziehungen besser zur Behandlung seines Alkoholproblems nutzen als jemand, der sich sozial isoliert hat. Wer regelmäßig begeistert bis in die Nacht arbeitet, der kann seine hohe Leistungsmotivation auch nutzen, um seine Schlafprobleme zu behandeln, vielleicht auch besser als jemand, der vor Langeweile nicht schlafen kann. Zu solchen Anpassungen der Therapie an Ihre persönlichen Gewohnheiten und Vorlieben sollte Ihr Therapeut Ihnen Hilfestellungen geben.

⊕ Ihr Therapeut veranschaulicht Ihnen den „Sinn" Ihres Problems, indem er es „positiv umdeutet". Wenn Sie beispielsweise sagen „Ich kann wegen meiner Depression nichts mehr tun", dann kann es sinnvoll sein, wenn er mit Ihnen gemeinsam herauszufinden versucht, wozu das vielleicht gut sein könnte, nichts mehr tun zu können. Auch wer den ganzen Tag im Bett liegt, kann „funktionieren": zum Beispiel als jemand, der seine Kräfte schont, sich Zeit für sich selbst nimmt, die richtige Position zum Liegen findet, der in der Lage ist, sich Leistungsanforderungen zu widersetzen, der für Aufmerksamkeit sorgt usw. Das klingt etwas witzig, ist aber durchaus ernst gemeint, weil alle psychischen Probleme je nach Kontext auch einen „Nutzen" haben können. Manchmal muss man dazu sehr genau hinsehen. Solche Deutungen können helfen, das eigentlich „Störende" oder „Kranke" in die „gesunden" und „funktionsfähigen" Teile der Person zu integrieren.
⤳ Szene 13

⊖ **Weniger förderliche Bedingungen**

Wenig förderlich ist es, wenn Ihre Therapeutin oder Ihr Therapeut…

⊖ … es zulässt, dass sich die Gespräche nur um das drehen, was bei Ihnen nicht funktioniert und dabei die problematischen Seiten Ihrer Person betont werden oder den größten Raum einnehmen. Wenn Sie durch solche Deutungen und Zuschreibungen dauerhaft verunsichert oder demoralisiert werden, dann ist ein solches Verhalten eher Ausdruck von therapeutischer Hilflosigkeit und ein Zeichen dafür, dass Sie nicht ganz auf dem richtigen Weg sind.

Szene 13: „Da muss man erst mal drauf kommen."

Patientin: Ich schiebe alles vor mir her, was ich eigentlich erledigen müsste. Ich kann einfach nichts beenden, kann nichts abschließen. Ich denke bei der Arbeit auch immer, ich habe vielleicht noch nicht alles bedacht, habe vielleicht was übersehen, das macht mich total unruhig. Deshalb stapeln sich bei mir die unerledigten Geschäfte… haufenweise. Es ist eigentlich, wenn ich ehrlich bin, das totale Chaos. Zum Glück macht mir keiner so richtig Druck, die Sachen endlich mal abzuschließen. Andererseits ….

Therapeut: … ja andererseits wäre es vielleicht eine Hilfe, wenn Ihnen jemand etwas mehr Druck machen würde? Ihr Chef zum Beispiel.
Ja, das ist möglich. Vielleicht warte ich darauf. Ich sage aber immer schon: sorry, tut mir leid, ich weiß, ich hätte, … ich müsste, … ich bin noch nicht dazu gekommen …, morgen, … und so weiter. Die Leute kennen mich ja, und deshalb lassen sie mich auch so weiterlaufen.

Sind ja nette Leute.
Wie man's nimmt.

Fortsetzung Szene 13:

Na immerhin scheinen die ja auf Ihrer Seite zu stehen. Die könnten Ihnen das Leben ja auch schwermachen.
Ja ja, ich weiß.

Aber so rücksichtsvoll, wie zum Beispiel Ihr Chef sich verhält, das ist ja nicht selbstverständlich…
Das tut mir ja auch leid.

Andererseits sorgt er so ja auch in gewisser Weise dafür, dass er in Ihnen einen seiner besten Mitarbeiter hat.
Wie meinen Sie das?

Na, wer die Prozesse in der Schwebe hält und keine Entscheidungen trifft, der trifft ja auch keine falschen Entscheidungen. So heißt es doch … oder nicht? Sie machen so ja auch keine Fehler. Oder zumindest weniger Fehler. Ich weiß, dass das etwas seltsam oder auch witzig klingt, aber wenn wir uns nur die Ergebnisse anschauen, dann sinkt so doch das Risiko zu falschen Entscheidungen. Sie machen so einfach weniger Fehler, das ist doch auch was!
Das gibt jetzt aber ein schräges Bild.

Ich sage ja nicht, dass das die einzige Deutung ist. Ich schaue mir einfach an, wie sich Ihr Verhalten insgesamt auswirkt … oder auswirken könnte. Und mir fällt auf, dass jemand, der keine Entscheidungen trifft, …. dass jemand, der keinen Prozess beendet, eigentlich auch nicht dafür zur Rechenschaft gezogen werden kann, dass oder warum er die Entscheidung so oder so getroffen hat. Sie müssen sich auf diese Weise nicht mit

Begründungen und Erklärungen für Entscheidungen rumschlagen, sondern nur mit einem Problem, dass nämlich die Entscheidung noch auf sich warten lässt. Das macht es irgendwie übersichtlicher… denke ich gerade. Außerdem lösen sich manche Probleme ja auch von selbst, wenn man lange genug wartet. Das ist manchmal auch eine effektive Methode, wenn man sowieso nicht alle Aufgaben bewältigen kann. Vielleicht muss man nicht immer bewusst entscheiden oder beenden.
Sie tun jetzt ein bisschen so, als würde ich das extra machen. Als hätte ich mir das alles ausgesucht. Was meinen Sie, wie sehr mich diese unerledigten Angelegenheiten belasten.

Ich bin mir sicher, dass Sie das belastet. Sonst säßen wir ja nicht hier. Aber jedes psychische Problem hat zwei Seiten, da bin ich mir auch sicher, und deshalb bin ich gerade auf der Suche…
Na gut, dass sich einige Probleme von selbst lösen, da haben Sie schon recht.

Das heißt natürlich nicht, dass es sich gut anfühlt … diese vielen unerledigten Baustellen … ganz im Gegenteil.
Ne, … aber es stimmt natürlich auch, dass ich mich so schütze … auf irgendeine Weise. Aber ich kann es eben nicht anders.

Ich weiß … man muss ja jetzt auch nicht gleich was daran ändern. Es ist einfach ein Weg, den Sie gefunden haben, um mit Druck umzugehen…. es ist Ihr Weg …. Ihre Erfindung. Da muss man erst mal drauf kommen….

⊖ ... die Gespräche so führt, dass die derzeitige problematische oder belastende Situation als das direkte Ergebnis von früheren, im Nachhinein nicht mehr änderbaren Ereignissen dargestellt werden mit der Folge, dass Sie durch die Sitzungen noch deprimierter, demoralisierter und hilfloser werden. Wenn – wie es in Psychotherapien häufig der Fall ist – Ihr Blick auf frühere belastende Ereignisse oder Erfahrungen gelenkt wird, dann sollte Ihr Therapeut es nicht versäumen, Ihre belastenden Erinnerungen mit stabilisierenden Erfahrungen und Eigenschaften zu verknüpfen. Andernfalls erhöht sich das Risiko, dass Sie durch die Auseinandersetzung überfordert werden und nicht von der Therapie profitieren.

⊖ ... Ihnen in den Gesprächen den Eindruck vermittelt, als seien die gesunden und funktionsfähigen Anteile Ihrer Person für die Behandlung ihrer psychischen Probleme irrelevant. Auch so kann der verzerrte Eindruck entstehen, dass Ihre gesundheitlichen Probleme letztlich unveränderbar seien.

Evidenzbasiert: Was empfiehlt die Wissenschaft?

In der Wissenschaft ist „Evidenz" (im Allgemeinen eine Bezeichnung für Unwiderlegbarkeit oder Gewissheit) ein Begriff, der besagt, dass allgemeine Aussagen oder Annahmen (zum Beispiel über die Wirksamkeit medizinischer oder psychotherapeutischer Methoden) nur so weit zutreffen, wie ihre Gültigkeit durch (wiederholte) kontrollierte wissenschaftliche Studien belegt ist. Die wissenschaftliche Evidenz für die Gültigkeit einer Aussage ist normalerweise umso stärker, je umfangreicher und überzeugender sie durch verschiedene kontrollierte Untersuchungen an möglichst vielen Personen gestützt wird. In Medizin und Psychotherapie bezeichnet Evidenzbasierung die Ausrichtung von Behandlungsmaßnahmen und -entscheidungen an gesicherten Erkenntnissen. Schwache oder fehlende Evidenz liegt dann vor, wenn zum Beispiel nur eine einzelne Person aufgrund ihrer persönlichen Erfahrungen von der Richtigkeit einer Annahme überzeugt ist (etwa, dass eine bestimmte Behandlungsmethode wirksamer ist als eine andere), sonst aber nichts über die Wirkungen der Methode bekannt ist. Ebenso spricht man von fehlender Evidenz, wenn für eine Behandlungsmethode nachgewiesen wurde, dass sie keinen Effekt auf die Erkrankung oder Symptomatik hat.

Behandlungsleitlinien lösen nicht alle Probleme

Wirksamkeitsnachweise gibt es für verschiedene Behandlungsmethoden. Sie sind in sogenannten evidenzbasierten (Behandlungs-) Leitlinien dokumentiert. Psychotherapeuten und Ärzte sind gehalten, sich in ihrer Behandlung an diesen Leitlinien zu orientieren. Unter *www.awmf.org/awmf-online-das-portal-der-wissenschaftlichen-medizin* können Sie sich über sämtliche aktuellen Behandlungsleitlinien informieren.

Behandlungsleitlinien gibt es vor allem für medikamentöse und psychotherapeutische Methoden. Beide Methodengruppen sind umfangreich untersucht, und für beide Therapieangebote gibt es auch vielfältige Wirksamkeitsnachweise. Trotzdem spiegeln auch wissenschaftlich basierte Therapieleitlinien **nicht nur objektive Erkenntnisse** zur Wirksamkeit der Methoden wider, sondern auch die **wirtschaftlichen Bedingungen und Interessen** des Wissenschaftsbetriebs sowie verschiedener Interessensgruppen in der Krankenversorgung.

Auf den nächsten Seiten stellen wir die Inhalte ausgewählter Behandlungsleitlinien vor, die sich vielleicht auf Ihre Behandlung beziehen. Wichtig zu wissen: Wissenschaftliche Nachweise erfordern meist präzise Umschreibungen der Behandlungsmethoden. Nur so können die unter Standardbedingungen erzielten Wirkungen in der Fachwelt systematisch miteinander verglichen werden. Bei Medikamenten (Wirkstoffkombinationen), Dosierung. Darreichungsform) ist das meist leichter als beim Vergleich psychotherapeutischer Methoden. Denn die Wirkung einer psychotherapeutischen Behandlung hängt nicht nur davon ab, ob zum Beispiel tiefenpsychologisch oder verhaltenstherapeutisch behandelt wurde, sondern auch von anderen „unspezifischen" Einflüssen, die mit der Therapiemethode wenig zu tun haben (etwa die Qualität der therapeutischen Beziehung, der Erfahrung des Therapeuten, von seinen Kommunikationsfähigkeiten usw.). Psychotherapie ist insofern bei psychischen Störungen

nicht generell weniger wirksam als eine medikamentöse Behandlung. **Allein die Voraussetzungen für Wirksamkeitsnachweise sind bei einer Psychotherapie meist komplexer, weil hier andere Anforderungen gestellt werden.**

Eine weitere Einschränkung betrifft die praktische Bedeutung der „wissenschaftlichen Evidenznachweise" für die Behandlung des einzelnen Patienten. Meist werden wissenschaftliche Evidenz- beziehungsweise Wirksamkeitsnachweise anhand großer Stichproben aus den befragten Personengruppen gewonnen. Eine Wirkung, die an einer großen Stichprobe statistisch nachgewiesen wurde (zum Beispiel „Freundlichkeit des Therapeuten wirkt in Therapien normalerweise positiv"), kann aber im Einzelfall unbedeutend sein. Zugleich kann eine Bedingung, für die aufgrund ihrer Komplexität vielleicht noch kein erheblicher Wirksamkeitsnachweis erbracht werden konnte (zum Beispiel die Fähigkeit von Therapeuten, Ressourcen in ihren Patienten zu entdecken), für die Behandlung des Einzelnen sehr wichtig sein.

In einer konkreten Behandlung kann es immer dann problematisch werden, wenn sich die persönlichen Erfahrungen und Überzeugungen des Behandlers z.B. zur Wirksamkeit einer bestimmten Behandlungsmethode nicht mit dem decken, was nach wissenschaftlichem Kenntnisstand als gesichert (evident) gilt. Tatsächlich lassen viele Leitlinien für das konkrete therapeutische Vorgehen im Einzelfall noch große Spielräume, sodass häufig auch nicht evidenzbasierte Maßnahmen vorgeschlagen bzw. durchgeführt werden. Dies gilt auch in der Psychotherapie. Umso wichtiger ist es, dass Sie als Betroffene oder Betroffener sich selbst ein Bild von der

Eignung der Methoden und Maßnahmen machen und Ihren eigenen Behandlungsprozess aktiv mitgestalten.

Psychotherapie – bei psychischen Störungen meist das Mittel der Wahl

Letztlich haben die Praktiken der Wissenschaft in Verbindung mit den Interessen einzelner Leistungsanbieter dazu geführt, dass die Wirkungen von Medikamenten mit größerem Aufwand untersucht wurden als die Wirkungen psychotherapeutischer Prozesse. In den evidenzbasierten Behandlungsleitlinien nehmen Ergebnisse zu Medikamentenwirkungen daher relativ breiten Raum ein. Sie sind auch fast immer an den Anfang platziert, so als seien ihre Wirkungen wichtiger. Auf diese Weise entsteht häufig der unzutreffende Eindruck, als könne man psychische Störungen generell am besten behandeln, indem man den (Hirn-)Stoffwechsel medikamentös beeinflusst.

Tatsächlich sind aber in den meisten Fällen dauerhaft veränderte Bewältigungsprozesse und eine verbesserte eigene Steuerungsfähigkeit entscheidend, um psychische Störungen wirksam zu behandeln. **Dies gelingt in der Regel bei leichten und mittelschweren psychischen Störungen durch psychotherapeutische Maßnahmen besser als durch Medikamente.** Entsprechend haben sich bei nahezu allen leichteren bis mittelschweren behandlungsbedürftigen psychischen Störungen psychotherapeutische Methoden auch als wirksam erwiesen. Sie sind in diesen Fällen daher auch die Methode der Wahl. Bei schweren psychischen Störungen sollten in der Regel psychotherapeutische und pharmakologische Methoden miteinander kombiniert werden.

Die folgenden Empfehlungen beschreiben nur Maßnahmen mit hohen wissenschaftlichen Evidenzgraden. Bezeichnet wird das, was die Behandler in jedem Einzelfall tun sollten.

Behandlungsempfehlungen bei depressiven Störungen

Depressive Störungen sind durch eine depressive (stark gedrückte, niedergeschlagene) Stimmung, erhebliche Antriebslosigkeit und den Verlust von Interesse und Freude an normalerweise angenehmen Tätigkeiten gekennzeichnet. Typische depressive Zustände sind von intensiven Gefühlen innerer Leere bestimmt, die mit Entscheidungs- und Handlungsschwierigkeiten und körperlichen Beschwerden einhergehen können.

Die die folgenden Maßnahmen gelten bei Depressionen als "gesichert wirksam":

- Ihr Therapeut informiert Sie über das Störungsbild, über Behandlungsmöglichkeiten und über Selbsthilfe- und Angehörigengruppen.
- Bei einer leichten depressiven Episode führt er unterstützende Gespräche.
- Bei länger andauernder depressiver Störung wird Ihnen eine medikamentöse Therapie, bei schwererem Verlauf eine Kombinationsbehandlung mit medikamentöser Therapie und Psychotherapie angeboten.
- Falls Ihnen Antidepressiva verordnet wurden, sollen Sie diese mindestens 4 bis 9 Monate über die Remission (Rückbildung) einer depressiven Episode hinaus einnehmen.
- Bei akuter Gefährdung, sich das Leben zu nehmen, sollten Sie notfallmäßig in psychiatrische Behandlung überwiesen werden.

Keine Empfehlungen auf der höchsten Evidenzstufe enthalten die Leitlinien dazu, welche Art von Psychotherapie optimal geeignet ist. Hier gilt aus der Psychotherapieforschung, dass diejenigen Maßnahmen besonders sinnvoll sind, die auf eine schrittweise Veränderung der depressiven Denk- und Verhaltensgewohnheiten zu gesteigerter Aktivität, verbesserter Selbststeuerungsfähigkeit und einen weniger negativ verzerrten Blick auf die Welt unter Einbezug persönlicher Ressourcen ausgerichtet sind. Angestrebt werden sollte auch ein neues Verständnis für ungünstige Verhaltensmuster (Symptome, Symptomverhalten), häufig mit der Ausrichtung, sich mit belastenden Erfahrungen und Gewohnheiten aus der eigenen Vergangenheit zu versöhnen.

Behandlungsempfehlungen bei Angststörungen

Von Angststörungen spricht man, wenn Betroffene entweder dauerhaft oder anfallsartig von Gefühlen intensiver Angst beherrscht werden. Die Ängste können zum Beispiel auf bestimmte Situationen bezogen sein, etwa auf Spinnen oder Höhen oder Räume ohne Fluchtmöglichkeit (Phobien), auf die Möglichkeit, jetzt zu sterben (Panikstörung) oder an einer lebensbedrohlichen Krankheit zu leiden (Hypochondrie) oder auch ständig ohne erkennbaren Grund (generalisierte Angststörung) in extremer Form vorhanden sein. Die Betroffenen leiden unter diesen Ängsten und meiden meist auch Situationen, durch die solche Ängste ausgelöst oder verschlimmert werden können.

Die folgenden Maßnahmen gelten bei Angststörungen als "gesichert wirksam":

■ Die betroffenen Patienten sollten über die Ursachen der Störung und über Therapiemethoden informiert werden.

■ Verhaltenstherapie gilt als die Methode der Wahl. Bei Angststörungen, bei denen die Ängste „wie aus heiterem Himmel" oder ohne bestimmte Auslösesituationen auftreten („Panikstörung"), sollten sich die Maßnahmen auf eine Verbesserung Ihrer Bewältigungsfähigkeiten ausrichten. Als Patientin oder Patient sollten Sie lernen, den Umgang zum Beispiel mit körperlicher Anspannung, innerer Unruhe oder panikartig "katastrophisierendem" Denken anders als bisher zu regulieren. Bei Angststörungen mit bestimmten Auslösesituationen (Phobien) konzentriert sich die Behandlung darauf, dass Sie auf Angst auslösende Situationen zugehen und lernen, Ihren Fluchtimpulsen zu widerstehen. Diese Maßnahmen sollten in der Therapie nicht nur besprochen, sondern in der Realität und im Beisein des Therapeuten auch konkret und praktisch durchgeführt werden.

■ Eine psychodynamische Therapie kann Ihnen angeboten werden bei erfolgloser Verhaltenstherapie oder wenn Sie dies ausdrücklich wünschen. Allerdings ist auch bei einer tiefenpsychologischen Therapie die Konfrontation mit Angstgefühlen oder angstauslösenden Bedingungen das Mittel der Wahl. Wenn Ihr psychodynamisch ausgerichteter Therapeut Ihr Angst- und Vermeidungsverhalten stärkt oder die Behandlung dazu führt, gewohnte krankhafte oder belastende Denk- und Verhaltensmuster durch die Suche nach möglichen Ursachen oder Erklärungen dauerhaft zu stabilisieren, dann ist eine solche Behandlung nicht zu empfehlen.

■ Wenn Sie an einer Panikstörung oder einer Agoraphobie (extreme Ängste an Orten, in denen Fluchtmöglichkeiten eingeschränkt sind) oder einer sozialen Phobie (massive Ängste vor und Unsicherheit im Umgang mit anderen Menschen) leiden, dann sollte Ihr behandelnder Arzt Ihnen sogenannte SSRIs (Citalopram, Escitalopram, Paroxetin oder Sertralin) oder die Substanz Venlafaxin zur Behandlung anbieten. Patienten mit einer generalisierten Angststörung (die Betroffenen machen sich ständig über alles Mögliche Sorgen und äußern Befürchtungen) sollen die SSRIs Duloxetin oder Venlafaxin angeboten werden.

Psychopharmaka können bei dauerhaft erhöhtem Angstniveau oder immer wieder auftretenden Panikattacken sinnvoll sein. Sie können aber auch neue Probleme dadurch schaffen, dass sie den Leidensdruck und damit auch die Motivation der Betroffenen vorübergehend verringern, sich mit ängstigenden Situationen oder unangenehmen Gefühlen im notwendigen Umfang zu konfrontieren.

Letztlich ist bei allen Angststörungen die aktive Konfrontation mit der Angst oder mit Angst auslösenden Situationen zu empfehlen. Die Analyse der Hintergründe und möglichen Ursachen für übertriebene (neurotische) Ängste erzeugt meist geringere Wirkungen. Angst wird dadurch aufrechterhalten, dass ängstigende Situationen vermieden und die Betroffenen vor ihren Ängsten „weglaufen". Therapeuten sollten ihre Angstpatienten daher unterstützen, sich den übertriebenen Ängsten zu stellen, auf

diese zuzugehen, sich den Gefühlen der Bedrohung auszusetzen und diese auszuhalten, dabei das Irrationale der Ängste zu erkennen beziehungsweise zu erfahren und möglichst lange in den gefürchteten Situationen zu verbleiben. Generelles Ziel einer Angsttherapie ist es, dass Sie sich als Patientin oder Patient an gefürchtete oder gemiedene Situationen so weit gewöhnen, dass die Angst von selbst nachlässt.

Nicht zu empfehlen sind bei dauerhaften oder immer wiederkehrenden Angstzuständen „Beruhigungsmittel" (Benzodiazepine) wegen des erhöhten Suchtrisikos. Ihre schnelle angstlösende Wirkung verführt dazu, sie immer wieder zu nehmen. Dadurch kann eine Gewöhnung (sogenannte Toleranzerhöhung) eintreten, das heißt die Betroffenen brauchen immer mehr dieser Substanz, um die gleiche beruhigende Wirkung zu erzielen. Benzodiazepine sollten nur dann erwogen werden, wenn die übertriebenen Ängste in gelegentlichen Ausnahmesituationen auftreten (zum Beispiel in einer Prüfungssituation).

Behandlungsempfehlungen bei Zwangsstörungen

Zwangsstörungen sind dadurch gekennzeichnet, dass die Betroffenen bestimmte Gedanken oder Verhaltensweisen immer wieder zeigen (müssen), obwohl ihnen die Unsinnigkeit dieser Verhaltensweisen „eigentlich klar" ist. Typisch sind Zwänge, immer wieder etwas kontrollieren zu müssen oder sich immer wieder waschen zu müssen. Wenn der Zwang nicht ausgeübt werden kann, treten meist übertriebene Ängste auf vor den möglichen Folgen dieses unterlassenen Verhaltens.

Bei einer Zwangsstörung versprechen die folgenden Behandlungsangebote eine positive Wirkung:

■ Eine kognitive Verhaltenstherapie (KVT) einschließlich Exposition und Reaktionsmanagement sollte die erste Wahl sein.

■ Eine ausschließlich medikamentöse Therapie ist nur dann angezeigt, wenn Sie als Patientin oder Patient eine kognitive Verhaltenstherapie (KVT) ablehnen, wenn eine solche Behandlung nicht Ihrer Nähe angeboten wird oder wenn wegen der Schwere der Symptomatik keine KVT durchgeführt werden kann.

■ Falls eine medikamentöse Therapie angezeigt ist, sollen sogenannte selektive Serotonin Wiederaufnahme-Hemmer (SSRIs: Escitalopram, Fluoxetin, Fluvoxamin, Paroxetin, Sertralin) angeboten werden. Diese Mittel beeinflussen den Hirnstoffwechsel.

■ Der Wirkstoff Clomipramin ist etwa gleich wirksam wie SSRI-Präparate, soll jedoch aufgrund der Nebenwirkungen bei Patienten mit Zwangsstörungen nicht als erste Wahl zum Einsatz kommen.

■ Trizyklische Antidepressiva (außer Clomipramin) sind zur Behandlung von Patienten mit einer Zwangsstörung nicht wirksam und sollen daher nicht eingesetzt werden.

■ Buspiron ist zur Behandlung von Patienten mit Zwangsstörung nicht wirksam und soll daher nicht eingesetzt werden. Benzodiazepine (Beruhigungsmittel) sind in der Behandlung von Patienten mit Zwangsstörung nicht wirksam.

Bei Zwängen ist eine Psychotherapie demnach das Mittel der Wahl, sofern sie den Patienten dabei unterstützt, sich mit Auslösesituationen für das Zwangsverhalten zu konfrontieren und Alternativen zum Zwangsverhalten vermittelt. Vor diesem Hintergrund sollten Sie insbesondere bei schweren Zwängen nach Möglichkeiten suchen, ungünstige äußere Umstände (zum Beispiel kein geeigneter Therapeut in Ihrer Nähe) auszugleichen (etwa eine stationäre Behandlung). Als Patientin oder Patient sollten Sie in jedem Fall lernen, neues (das heißt, normales, ungestörtes) Verhalten einzuüben, entsprechend sollte die Therapie Sie in diesem Übungs- und Gewöhnungsprozess unterstützen. Motivieren und Durchhalten sind entsprechend wichtige Bestandteile der Therapie, begleitet von neuen Denk- und Verhaltensmustern, die es Ihnen erleichtern, mit den auftretenden Ängsten und Spannungsgefühlen anders (besser) als bisher umzugehen. Medikamente, vor allem selektive Serotonin-Wiederaufnahme-Hemmer (SSRI), können dabei eine ergänzende Hilfe sein.

Behandlungsempfehlungen bei belastungsbedingten psychischen Störungen

Von belastungsreaktiven Störungen spricht man, wenn die Betroffenen auf belastende (etwa Verlust, Krankheit) oder traumatisierende (zum Beispiel Vergewaltigung, Krieg) Erfahrungen dauerhaft psychische Störungen entwickeln. Häufig stehen dabei Ängste, Depressionen oder körperliche Beschwerden im Vordergrund. Die sogenannte Posttraumatische Belastungsstörung ist eine mögliche Folgereaktion auf mindestens ein traumatisches Ereignis (wie etwa gewalttätige Angriffe, Entführung, Geiselnahme, Terroranschlag, Krieg,

Folter, Leben im Konzentrationslager), die an der eigenen Person, aber auch an fremden Personen erlebt werden können. Die Betroffenen leiden unter sich unwillkürlich aufdrängenden, belastenden Erinnerungen an das Trauma (Intrusionen), Erinnerungslücken, Schreckhaftigkeit, dauerhaft erhöhtem Angstgefühl, Vermeidung von Situationen, die an das Trauma erinnern könnten, sowie unter emotionaler Taubheit (Interesseverlust, Teilnahmslosigkeit).

■ Zur Behandlung sollte zunächst der individuelle Stabilisierungsbedarf abgeklärt werden. Denn nicht alle Personen, die einer traumatischen Situation ausgesetzt waren, benötigen die gleiche Unterstützung.

■ Ziel einer Traumatherapie ist letztlich immer die Konfrontation mit der Erinnerung an das auslösende Trauma beziehungsweise die "Integration" dieser Erinnerungen unter geschützten therapeutischen Bedingungen. Da Psychopharmaka dies nicht leisten können, soll Psychopharmakotherapie nicht als alleinige Therapie der posttraumatischen Belastungsstörung eingesetzt werden.

■ Der Fokus der Therapie liegt auf der Bearbeitung traumatisch fixierter Erinnerungen und Gefühle. Was "Bearbeitung" genau meint, ist in den Leitlinien nicht näher präzisiert. Eine konfrontative Traumabearbeitung setzt immer äußere Sicherheit (also Sicherheit vor erneuter Verfolgung oder Traumatisierung) und eine hinreichend gute Fähigkeit voraus, eigene Gefühle regulieren zu können.

■ Traumatherapie endet in der Regel nicht mit der Traumabearbeitung. Wenn nötig, sollte

die Psychotherapie zur Unterstützung von Trauer, Neubewertung und sozialer Neuorientierung fortgeführt werden.

Traumabearbeitende Verfahren sollen nicht eingesetzt werden bei Personen, die ...

■ unangenehme Gefühle schlecht aushalten können,
■ dazu neigen, Erfahrungen abzuspalten beziehungsweise aus dem Bewusstsein "auszublenden",
■ dazu neigen, sich selbst zu verletzen oder zu schädigen oder die sich vom traumatischen Ereignis nicht distanzieren können.
■ den Verlust zur Realität verloren haben (psychotisch sind),
■ selbstmordgefährdet sind (akute Suizidalität)
■ eine erneute Traumatisierung riskieren, wenn ein Kontakt zum Täter (bei körperlichen Übergriffen oder Schädigungen) besteht.

Behandlungsempfehlungen für Menschen mit Alkoholabhängigkeit

Störungen in Form von Sucht beziehungsweise Abhängigkeit von Alkohol oder Drogen zählen zu den häufigsten psychischen Störungen bei Männern. Von Alkoholabhängigkeit spricht man, wenn die Betroffenen ein sehr starkes Verlangen nach Alkohol haben, sie die Einnahme von Alkohol nur schwer kontrollieren können, wenn Entzugssymptome auftreten, sobald die Substanz nicht mehr in der nötigen Dosierung eingenommen wird und wenn immer mehr Alkohol benötigt wird, um die gleiche psychische Wirkung zu erzielen (sogenannte Toleranzerhöhung). Typischerweise werden andere Lebensbereiche mit fortschreitender Abhängigkeit immer weiter vernachlässigt.

Für die folgenden Empfehlungen gilt bei Alkoholabhängigkeit ein relativ hoher Grad an Evidenz und Verbindlichkeit:

■ Bei Patienten mit problematischem Gebrauch von Alkohol (regelmäßiger oder zeitweise verstärkter Alkoholkonsum) ohne Alkoholabhängigkeit soll eine Kurzzeitbehandlung von bis zu 5 Therapiesitzungen durchgeführt werden. Bei Alkoholabhängigen ist die Wirkung einer so kurzen Maßnahme bislang nicht erwiesen, sie gilt daher nicht als Erfolg versprechend.

■ Bei Alkoholabhängigkeit sollte eine körperliche Entzugsbehandlung nach einem festen Entzugsplan unter ständiger ärztlicher Kontrolle durchgeführt werden. Die Behandlung sollte medikamentös unterstützt werden. Zur Behandlung des Alkoholentzugssyndroms eignen sich angstlösende Beruhigungsmittel (Benzodiazepine).

■ Gleiches gilt bei erhöhtem Risiko für einen alkoholbedingten Entzugsanfall, bei schweren alkoholbedingten Folgeerkrankungen (zum Beispiel Leberschädigung), bei erfolgloser ambulanter Entgiftung und bei erhöhtem Selbsttötungsrisiko. In allen diesen Fällen soll eine stationäre Entzugsbehandlung („Entgiftung") angeboten werden.

■ Eine sogenannte „qualifizierte Entzugsbehandlung" beinhaltet Maßnahmen zur Förderung der Änderungsbereitschaft, der Änderungskompetenz und der Stabilisierung der Abstinenz (Verzicht auf Alkohol). Die in diesen Begriff gefassten verhaltensbezogenen beziehungsweise psychotherapeutischen Maßnahmen sollen Ihnen dann

angeboten werden, wenn Sie als Patientin oder als Patient weiterführenden (Entgiftungs-)Maßnahmen ablehnend gegenüberstehen.

■ Nach dem Entzug (Postakutbehandlung) soll Alkoholabstinenz das primäre Therapieziel sein. Ist dies nicht möglich, soll eine Verringerung des Alkoholkonsums angestrebt werden, um den gesundheitlichen Schaden möglichst zu begrenzen.

■ Kognitive Verhaltenstherapie soll in der Behandlung von Kindern und Jugendlichen mit alkoholbezogenen Störungen angeboten werden. Etwas schwächer nachweislich wirksam, aber ebenfalls zu empfehlen sind bei Kindern und Jugendlichen Familientherapien, also der Einbezug der Familie und ihrer sozialen Regeln in die Therapie.

Insgesamt enthalten die vielen Therapiestudien kaum gesicherte Erkenntnisse dazu, welche konkreten therapeutischen Strategien und Maßnahmen zu welchem Zeitpunkt der Therapie sinnvoll und Erfolg versprechend sind. Entsprechend gelten die oben ausgeführten Hinweise zur Gestaltung psychotherapeutischer Prozesse.

Behandlungsempfehlungen für Menschen mit schweren psychischen Störungen

Für Menschen mit schweren psychischen Störungen wie zum Beispiel Schizophrenie, schwerer Depression oder Manie (Manie zeigt sich in einem ständigen unkontrollierbaren und getriebenen Erleben und Verhalten der Betroffenen), schweren Angst- oder Zwangsstörungen oder schweren Persönlichkeitsstörungen wurde eine eigene Leitlinie erstellt. Sie enthält Angaben zu Wirksamkeitsnachweisen verschiedener therapeutischer und rehabilitativer Maßnahmen. In den genannten Fällen ist Psychotherapie nur ein Baustein in einem ganzen Bündel von Maßnahmen, das in seiner Gesamtheit helfen soll, die Steuerungs- und Handlungsfähigkeit der Betroffenen zu erhalten und sie zu einem möglichst selbstbestimmten Leben zu motivieren.

Die folgenden Empfehlungen stellen eine Auswahl dar, die Ihnen als psychisch Kranker oder psychisch Krankem helfen können, die Qualität der Ihnen angebotenen Hilfen zu beurteilen:

- Je nach Art und Schwere der psychischen Störung sollte die Behandlung in einer therapeutischen Gemeinschaft mit anderen Patienten erwogen werden.

- Wenn Behandlungsabbrüche drohen, dann sollten die Patienten auch an ihrem Wohnort von Behandlern aufgesucht werden.

- Verschiedene Behandlergruppen (Ärzte, Psychotherapeuten, Sozialarbeiter, Ergotherapeuten usw.) sollten sich zu „multiprofessionellen Teams" zusammenschließen und ihre Maßnahmen für jeden Patienten aufeinander abstimmen.

- Berufsbezogene Maßnahmen sollten darauf ausgerichtet sein, dass die betroffenen Patienten Ihren Arbeitsplatz nicht verlieren.

- Es sollte, wenn möglich, verhindert werden, dass Betroffene dauerhaft in einer geschützten Wohn- oder Arbeitseinrichtung für psychisch Kranke untergebracht („institutionalisiert") werden.

- Betreutes Wohnen (Wohnen in Gemeinschaften psychisch Kranker) sollte gemeindenah sein, damit die Betroffenen Gelegenheit haben, andere soziale Kontaktmöglichkeiten zu erhalten oder zu fördern.

- Jeder Betroffene hat ein Recht darauf, Informationen zu seiner Erkrankung, deren Ursachen, zum Krankheitsverlauf und zu verschiedenen Behandlungsalternativen zu erhalten.

- Hilfen zur eigenen Lebensgestaltung, zur Selbstversorgung, zur Gestaltung der sozialen Beziehungen in der Familie und am Arbeitsplatz haben einen hohen Stellenwert in der Behandlung. Bei sozialen Beeinträchtigungen sollen Trainings zur Verbesserung sozialer Kompetenzen durchgeführt werden.

- Bei Patienten mit Schizophrenie, die zeitweise an einem erheblichen „Realitätsverlust" (Wahnvorstellungen, seltsame, bizarre oder realitätsferne Ideen, irrationale Verfolgungsideen u.a.) leiden, sowie bei schwer depressiven Patienten sollten unterstützend zu medikamentösen Behandlung sport- und bewegungstherapeutische („körpertherapeutische") Maßnahmen durchgeführt werden.

Generell gilt: Je schwerer die psychische Störung und je gravierender ihre Auswirkungen auf den Alltag und das Leben der Betroffenen, um so unwahrscheinlicher ist es, dass Psychotherapie allein für eine Veränderung ausreicht. Hier müssen sich verschiedene Maßnahmen ergänzen, die sowohl veränderte Umweltbedingungen, als auch Veränderungen in der Person beziehungsweise im Verhalten der Person miteinander verbinden.

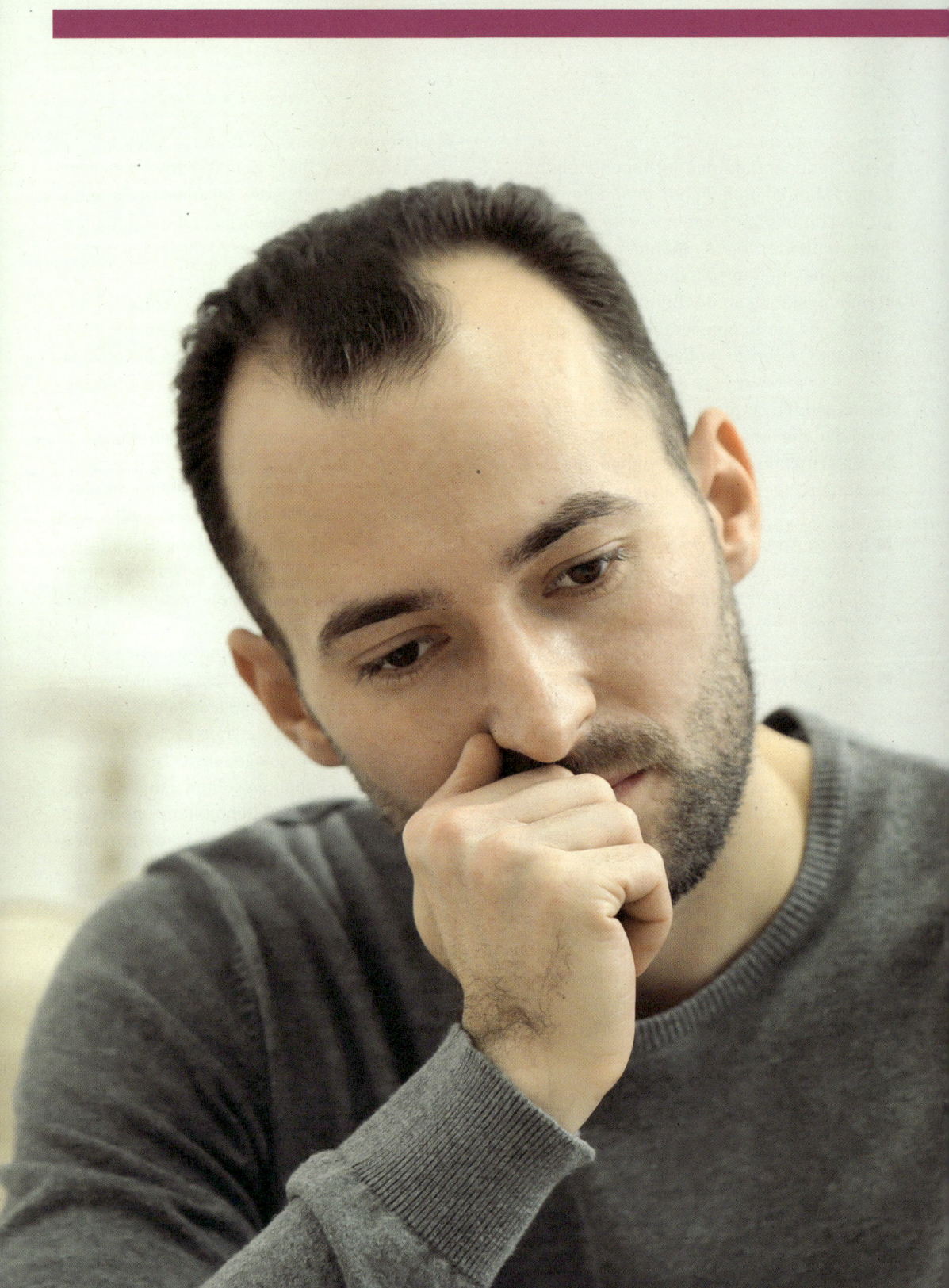

Psychotherapie: Zweifel, schwierige Situationen und Abbrüche

Im Folgenden sind einige Situationen beschrieben, die sich im Verlauf einer Psychotherapie ergeben können. Obwohl sie mitunter für die Betroffenen unangenehm sind, können sie auch zur Klärung oder zu einem besseren Verständnis der Probleme beitragen.

Hilft mir das wirklich? Kritische Situationen erkennen und mitgestalten

Nur selten verläuft eine Psychotherapie von Anfang bis Ende geradlinig und komplikationslos. In allen Phasen kann es Schwierigkeiten geben. Beispielsweise können Probleme oder Konflikte auftreten durch die Art und Weise, wie Ihr Therapeut oder Ihre Therapeutin mit Ihnen umgeht, durch die Auswahl der Themen, die Festlegung von Zielen, die Auswahl und Umsetzung geeigneter Methoden und vieles mehr. Die Liste möglicher Probleme ist lang, entsprechend sind Zweifel am Vorgehen und Kritik am Ablauf in einer Psychotherapie auch nichts Ungewöhnliches.

Wenn Sie aber wiederholt das Gefühl haben, dass die Entwicklung in die falsche Richtung geht, dann ist es an Ihnen, aktiv einzugreifen und dem Geschehen eine andere Richtung zu geben. Psychotherapie ist immer ein gemeinsamer Abstimmungsprozess, den Sie aktiv mitgestalten. Scheuen Sie sich daher nicht, Zweifel oder Kritik am Vorgehen in der Therapie offen anzusprechen. Manchmal kann es auch notwendig sein, noch etwas Geduld aufzubringen und sich noch weiter auf die Prozesse einzulassen, bevor Sie sie kritisieren oder vielleicht auch zurückweisen. Das Äußern von Vorbehalten und kritischen Einwänden gehört aber zum Alltag in einer Psychotherapie. Wenn Ihre Zweifel oder Bedenken dauerhaft bestehen bleiben, dann kann es auch notwendig werden, die Therapie abzubrechen oder den Therapeuten zu wechseln.

„Ich weiß nicht, ob das richtig angekommen ist …"

Wenn Sie den Eindruck haben, dass Ihr Therapeut Ihr Problem nicht richtig versteht

Wenn Sie über mehrere Sitzungen hinweg das Gefühl haben, mit Ihren Problemen nicht ver-

standen zu werden, dann ist dies ein gewichtiger Einwand gegen die Art oder die Gestaltung
der Therapie. Prüfen Sie Ihren Eindruck daher
genau und schieben Sie ihn nicht beiseite in
der Hoffnung, dies werde sich irgendwann von
selbst geben. Wenn ein Therapeut Ihnen nicht
zeigen kann, dass er Ihre Schwierigkeiten wirklich erfasst hat und sich auch dafür interessiert, dann fehlt eine wichtige Voraussetzung
für eine therapeutische Beziehung. Gebraucht
er dann noch eine Sprache, die Ihnen fremd
erscheint, benutzt er viele Fach- oder Fremd-
worte, die Sie nicht oder nur teilweise verstehen, dann sind dies weitere Einwände, über
die Sie nicht hinweggehen sollten. Ihr Therapeut sollte sich ernsthaft bemühen, für Sie
verständlich zu formulieren. Fragen Sie also
nach, wenn Worte gebraucht werden, die Sie
nicht kennen. Haken Sie ein, was gemeint ist,
wenn unklare Andeutungen gemacht werden.
Und sagen Sie es auch, wenn Sie wiederholt
das Gefühl haben, Ihr Therapeut nehme Ihre
Schwierigkeiten nicht ernst oder interessiere
sich nicht für Ihr Problem.

„Und das soll was bringen?"

Wenn Sie Zweifel an den vorgeschlagenen Maßnahmen haben

„Stundenlang hat er nur zugehört. Dann hat
er vorgeschlagen, ich solle mal allein ohne
meinen Mann in Urlaub fahren. Wie komme ich
dazu? Das kann ich doch nicht einfach tun!"
Wie Sie mit Zweifeln dieser Art umgehen können, hängt von vielen Einflüssen ab; zum Beispiel davon, welche Erfahrungen Sie bisher mit
solchen Maßnahmen gemacht haben und in
welcher Phase der Therapie Sie sich befinden.
Wenn Sie gleich zu Beginn starke Einwände

gegen das Vorgehen haben, dann stimmen
meist wichtige Voraussetzungen nicht, die für
einen erfolgreichen Therapieverlauf nötig sind.
Möglicherweise wird der Therapeut Ihre Motivation und Bereitschaft zur Therapie infrage
stellen, wenn Sie ihm bereits früh zu erkennen
geben, dass Sie an den Erfolg von Maßnahmen
nicht glauben. Ein Therapeut sollte dann seine
Bemühungen nicht einfach fortsetzen, sondern
sich vor allem mit Ihrer Behandlungsmotivation beschäftigen: Warum wollen Sie die Therapie? Was versprechen Sie sich davon? In jedem
Fall wird er Ihre Einwände ernst nehmen.

Grundlegende, tiefe Zweifel am therapeutischen Vorgehen sind mehr oder weniger das
Aus für die Therapie. Ein Konflikt kann beispielsweise entstehen, wenn ein Therapeut Sie
immer wieder nach vergangenen Erlebnissen
aus Ihrem Elternhaus oder Ihrer Biografie fragt,
Sie selbst aber entschlossen sind, sich mit
diesen Erfahrungen nicht in der Therapie zu
beschäftigen, weil Sie sich davon nichts versprechen. Oder er versucht, mit Ihnen Vereinbarungen zu treffen, wie Sie sich in der
Zwischenzeit bis zur nächsten Sitzung gegenüber Ihren aufsässigen Kindern verhalten
sollen. Sie sind aber der festen Überzeugung,
dass Ihnen dieses Experiment mehr schaden
als nutzen wird. Kompetente Therapeuten
werden Ihren Wunsch respektieren und nichts
mit Ihnen unternehmen, was Sie nicht wirklich
wollen und (lernen) können. Darüber hinaus
gibt es kaum allgemeine Regeln, die Ihnen als
Laie vorhersagen, ob Vorschläge von Therapeuten Erfolg versprechend sind oder nicht.
Verlassen Sie sich auf Ihr Gefühl und bringen
Sie Ihre Bedenken zur Sprache.

„Lieber nicht – vielleicht wird er sauer …"
....
Wenn Sie sich scheuen, Kritik an der Therapie oder am Therapeuten zu äußern

Respekt schadet weder in einer Therapie noch in anderen sozialen Beziehungen. Wenn aber Ihr Respekt vor dem Therapeuten so groß wird, dass Sie verunsichert sind und es aus Angst nicht wagen, etwas Kritisches zur Therapie oder zum Vorgehen des Therapeuten zu sagen, dann läuft etwas falsch.

Für Zurückhaltung in solchen Situationen kann es verschiedene Gründe geben. Manche Patienten sind gefangen von der Annahme, dass ein Therapeut, der sich anstrengt und sein Bestes versucht, nicht durch Kritik noch frustriert werden dürfe. Lieber reagieren sie daher versteckt, indem sie zum Beispiel nicht mehr richtig mitarbeiten oder sich entziehen. Wahrscheinlich ist dieses Verhalten aber nicht einmal die zweitbeste Lösung.

Machen Sie Ihre Unsicherheiten und Ängste lieber aktiv zum Thema in der Therapie, auch und gerade dann, wenn diese sich auf die Therapeutin oder den Therapeuten selbst beziehen. Überwinden Sie sich und sprechen Sie Ihre Befürchtungen direkt an. Wenn Ihnen das leichter fällt, können Sie auch indirekt darauf hinweisen. Zum Beispiel indem Sie ausführen, dass Sie Angst vor Ablehnung oder vor befürchteten negativen Reaktionen anderer schon aus anderen Beziehungen kennen. Vielleicht vermeiden Sie auch sonst Situationen, in denen Sie sich unbeliebt machen könnten. Wenn ja, dann sollten Sie umso mehr die Therapie nutzen, um hier ein neues Verhalten auszuprobieren. Ein kompetenter Therapeut wird Ihnen für die Hinweise dankbar sein und konstruktiv darauf eingehen. Ihr Mut und Ihre Überwindung werden vermutlich belohnt werden.

„Natürlich hat alles zwei Seiten"
....
Wenn es Ihnen im Therapieverlauf vorübergehend schlechter geht

Nicht selten müssen neue Erfahrungen und Entwicklungen durch zusätzliche Anstrengungen, mitunter auch durch zusätzliche Symptome oder Beschwerden, erkauft werden. Beispiel: Eine Frau, die immer sehr behütet und gut versorgt gelebt hat, stellt im Laufe ihrer Ehe fest, dass sie sich bis zur Selbstaufgabe den Bedürfnissen anderer Menschen, insbesondere denen ihres Ehemannes, angepasst und unterworfen hat. Sie merkt, dass sie durch ihre Unterordnung immer depressiver und ängstlicher geworden ist. In der Therapie wird sie entscheiden müssen, ob sie die gewohnte Rolle beibehalten oder lieber versuchen möchte, sich daraus zu lösen. Therapeuten wissen: Sehr wahrscheinlich wird es vorübergehend zusätzliche Streitigkeiten und Auseinandersetzungen mit dem Ehemann geben, wenn sie weniger Rücksicht auf ihn nimmt. Vielleicht wird sie sich durch diese Konflikte eine Zeitlang schlechter fühlen, gleichzeitig lernt sie aber in der Therapie, dass diese Schritte möglich und für sie sinnvoll sein können.

Was aber ist „vorübergehend"? Natürlich sollte die Aussicht bestehen, dass es Ihnen durch zusätzliche Belastungen langfristig bessergehen wird. Warum sonst sollten Sie eine vorübergehende Verschlechterung in Kauf nehmen?

Fragen Sie also, wenn bevorstehende zusätzliche Probleme angedeutet oder angekündigt werden, was genau damit gemeint ist und wie der zeitliche Verlauf dieser Belastungen einzuschätzen ist. Wenn Ihre Therapie mit 30 bis 50 Sitzungen veranschlagt wird und Sie haben nach 10 bis 15 Sitzungen das Gefühl, dass es Ihnen auch infolge der Therapiekontakte noch schlechter als früher geht, dann sollten Sie das ansprechen.

Manche Therapeutinnen und Therapeuten halten es für notwendig, dass Sie sich immer wieder an belastende und kränkende Erfahrungen aus der Vergangenheit erinnern. Viele Fachleute gehen aber auch davon aus, dass diese Annahme nicht generell zutrifft, da wiederholte belastende Erinnerungen positiven Veränderungen auch im Weg stehen können. Wägen Sie also die Vor- und Nachteile dieser therapeutischen Strategie für sich ab und entscheiden Sie dann über die Fortführung der Therapie.

„Ist Ihre Ehe glücklich?"

....
Wenn Therapeuten Dinge oder Erfahrungen erfragen, die Sie lieber für sich behalten wollen

Manche Patientinnen und Patienten befürchten, in der Therapie zu sehr unter dem Druck zu stehen, bestimmte Dinge sagen oder tun zu müssen. Gerade die Unsicherheit am Anfang löst solche Ängste aus: Was wird er mich fragen? Muss ich alles sagen? Muss ich mich auch mit Themen beschäftigen, die mir zuwider sind oder die ich für unwichtig halte? Muss ich auf Fragen antworten, die mir unangenehm oder peinlich sind? Vielleicht wird ein Therapeut Ihnen erläutern, warum er

es für wichtig hält, darüber zu sprechen. Beispielsweise kann er im Laufe der Behandlung den Eindruck gewinnen, dass die Ängste, die jemand beschreibt, möglicherweise auf eine früher erlebte Vergewaltigung zurückzuführen sind. Oder ein Therapeut vermutet, dass die ehelichen Schwierigkeiten, die eine Patientin beschreibt, zum großen Teil auf den Alkoholismus des Ehemannes zurückzuführen sind. So werden Verbindungen gezogen, die Ihnen auf den ersten Blick vielleicht unangenehm, peinlich oder auch nicht ganz geheuer sind. In allen diesen Situationen gilt für Sie die Regel: Was Sie für sich behalten wollen, das behalten Sie für sich. Es besteht in einer Therapie kein Zwang, auf alle Fragen zu antworten. Eine Therapie ist keine Beichte, vielmehr steht es Ihnen frei, ob Sie überhaupt etwas zu einem bestimmten Thema sagen wollen und auch, was Sie konkret sagen wollen.

Auf der anderen Seite sollte eine Therapie Ihnen natürlich die Gelegenheit bieten, über andere (bisher gemiedene) Themen zu sprechen. Ebenso sollten Sie die Chance sehen, über belastende Themen auf eine neue Art und Weise mit einer anderen Person zu sprechen. Gerade dafür sind Therapeuten schließlich ausgebildet, und diese Gelegenheit sollten Sie nutzen.

„Eigentlich nicht so gerne ..."

....
Wenn Sie sich gedrängt fühlen, Dinge zu tun, die Ihnen peinlich oder unangenehm sind

Grundsätzlich gilt hier dasselbe wie im vorigen Abschnitt. Mitunter kann es aber das Ziel der Therapie sein, dass Sie sich zu unangenehmen oder peinlichen Verhaltensweisen überwinden.

Wenn Sie zum Beispiel an Unsicherheit oder Angst vor anderen Menschen leiden, dann wird etwa eine Verhaltenstherapie darauf abzielen, dass Sie sich absichtlich in solche für Sie unangenehme Situationen begeben, um sich darin zurechtzufinden. Natürlich sollten Sie vorher genügend darauf vorbereitet und auch zur Durchführung motiviert sein. Beispielsweise kann Ihre Therapeutin oder Ihr Therapeut Sie bei Ängsten vor anderen Menschen auffordern, fremde Leute auf der Straße anzusprechen oder sich irgendwie auffällig in der Öffentlichkeit zu verhalten. Sie sollen so lernen, mit unangenehmen oder schwierigen Situationen umzugehen und zugleich feststellen, dass die befürchteten unangenehmen Konsequenzen ausbleiben.

Manchmal sind therapeutische Techniken auch einfach nur ungewohnt. Zum Beispiel fordern manche Therapeuten ihre Patienten auf, sich vorzustellen, dass „auf dem leeren Stuhl vor Ihnen Ihre Angst sitzt", mit der Sie ein Gespräch führen sollen. Wenn Ihnen ein solcher Vorschlag zu künstlich und fremdartig erscheint, dann müssen Sie ihn natürlich nicht befolgen. Alle Verhaltensweisen setzen Ihr Einverständnis voraus. In diesem Sinn sollten Sie die Anregungen und Interpretationen Ihrer Behandler auch verstehen: Es sind Vorschläge, keine Befehle.

Es kann auch Situationen geben, in denen Ihre Therapeutin oder Ihr Therapeut Sie körperlich berührt. Manche (wenige) Therapeuten bringen Mitgefühl oder Nähe zum Ausdruck, indem sie ihre Patienten zum Beispiel am Arm berühren, ihnen über den Rücken streichen oder sie umarmen. Bei körperorientierten Therapien kann dies auch häufiger geschehen. Wenn Ihnen die Nähe unangenehm ist, weisen Sie sie unmissverständlich zurück.

„Bin ich wirklich so krank?"

Wenn Sie das Gefühl haben, dass die Therapie zu sehr um Ihre Schwächen kreist

Dass in einer Psychotherapie Ihre Probleme und Schwierigkeiten zunächst im Vordergrund stehen und auch ausführlich behandelt werden müssen, dürfte kaum verwundern. Schließlich sind sie es, die Sie zu einer Therapie veranlassen.

Zusätzliche Schwierigkeiten können jedoch entstehen, wenn in der Therapie nichts anderes geschieht, als Probleme zu beschreiben, sie zu deuten und zu anderen Problemen in Beziehung zu setzen, kurzum: Wenn Sie mit Ihrem Therapeuten über nichts anderes mehr reden als darüber, was alles nicht funktioniert. Wenn Ihr Therapeut beispielsweise dazu neigt, in allen Ihren Verhaltensweisen, Erfahrungen oder Gedanken nur noch Zeichen von Schwäche, Unsicherheit, Angst, Hilflosigkeit, Unfähigkeit, Gestörtheit oder Willenlosigkeit zu sehen, dann kann es für Sie unnötig schwer werden, sich Ihrer eigenen Kräfte wieder bewusst zu werden und diese zur Lösung Ihrer Probleme einzusetzen.

Auch die Fachbegriffe der Psychotherapie können etwas Entmutigendes haben, vor allem dann, wenn Sie nicht genau wissen, was sich dahinter verbirgt (zum Beispiel Sätze wie „Sie haben eine Persönlichkeitsstörung, ... zu wenig Selbstbewusstsein, ... Ihnen fehlt der Antrieb ... fehlt die soziale Kompetenz, ... Sie sind nicht konfliktfähig"). Wenn sich solche Sätze in der

Therapie häufen, dann steigt das Risiko, dass wichtige therapeutische Wirkfaktoren nicht umgesetzt werden: die Stärkung Ihrer Behandlungsmotivation und die Ausrichtung an Ihren persönlichen Fähigkeiten und Stärken (⤳ Ressourcen, Seite 17).

Es ist also gerechtfertigt, wenn Sie gegen ein Verhalten des Therapeuten Einwände vorbringen, das Sie nur noch schwach, krank, hilflos, überfordert oder unfähig aussehen lässt. Sprechen Sie es offensiv in der Therapie an, wenn Sie wiederholt das Gefühl haben, dass Ihr Therapeut Sie entmutigt, schwächt oder demoralisiert.

„So werden wir nicht recht weiterkommen"

Wenn Ihr Therapeut Sie auffordert, sich konsequenter an getroffene Vereinbarungen zu halten

Solche Erfahrungen sind vor allem in einer Verhaltenstherapie möglich, weil hier mit Vereinbarungen oder „Hausaufgaben" gearbeitet wird. Wenn Sie zum Beispiel an einer Essstörung leiden, kann ein Verhaltenstherapeut mit Ihnen verabreden, dass Sie sich in der kommenden Woche an einen ganz bestimmten Essrhythmus oder eine bestimmte Essgeschwindigkeit halten sollen. Wenn Sie depressiv sind und morgens nicht aus dem Bett kommen, dann können Sie zum Beispiel absprechen, dass Sie an wenigstens drei Tagen in der Woche vor neun Uhr aufstehen. Vereinbarungen dieser Art sind dann sinnvoll, wenn sie tatsächlich einen Bezug zum Problem haben, wenn Sie diesen Bezug auch sehen können und wenn Sie entschlossen sind, die Vereinbarungen einzuhalten. Wenn Sie sich nicht danach richten, nehmen Sie Ihrem Therapeuten

quasi sein Handwerkszeug weg. Insofern ist es berechtigt, wenn er es mit der Befolgung von Vereinbarungen genau nimmt.

Meist wird das bisherige Vorgehen noch einmal sorgfältig überprüft, wenn Sie sich nicht an Vereinbarungen gehalten haben. Ihr Therapeut wird nach den Gründen und Motiven dafür fragen. Es kann dann sinnvoll sein, weniger schwierige Verhaltensweisen abzusprechen oder in kleineren Schritten vorzugehen.

„Und was soll ich tun?"

Wenn Sie sich konkretere Hinweise und Anleitung wünschen

Manche Psychotherapeuten stehen in dem Ruf, zwar viel zu verstehen, aber wenig Konkretes zur Veränderung oder Lösung des Problems beizutragen. Insbesondere bei Therapien, die auf ein verändertes Problemverständnis ausgerichtet sind (wie die psychoanalytische Therapie oder die Gesprächstherapie), ist dies naheliegend. Hier können Sie leicht den Eindruck gewinnen, als hätten die Therapeuten zu wenig zu sagen. Umgekehrt werden Therapeuten – richtigerweise – davon überzeugt sein, dass Ihre persönliche Einschätzung oder Bewertung des Problems das Entscheidende ist. Insofern werden sie es auch vermeiden, Ihnen Lösungen in Form von Anleitungen oder Ratschlägen vorzugeben.

Wie sehr ein Therapeut Ihnen Konkretes bietet, ist sowohl durch seine therapeutische Ausrichtung als auch durch seine persönliche Art bestimmt. In der Regel werden Sie psychoanalytisch oder gesprächstherapeutisch ausgerichtete Psychotherapeuten kaum dazu veranlassen können, Ihnen viele konkrete Anweisungen oder Ratschläge zu geben. Überlegen Sie daher frühzeitig, ob Sie in der Therapie konkrete Anleitungen wünschen oder eine Person, die gemeinsam mit Ihnen ein anderes Verständnis für Ihre Probleme entwickelt.

„Das nennen Sie Mitarbeit?"

Wenn Sie sich von Ihrem Therapeuten provoziert fühlen

Nicht alle Therapeutinnen und Therapeuten verhalten sich immer nur geduldig, einfühlsam und wohlwollend. Manche zeigen sich auch betont distanziert, manche konfrontieren ihre Patientinnen und Patienten mit neuen Themen oder provozieren sogar zu neuen Sichtweisen, manche zeigen sich zeitweise ungeduldig und wieder andere versuchen es mit Humor, Übertreibungen oder überspitzten Botschaften. Schon diese Zusammenstellung zeigt, dass es die Vielfalt an Gesprächsstilen und Dialogformen, die wir aus dem Alltag kennen, vermutlich auch in psychotherapeutischen Kontakten gibt.

Tatsächlich geht man heute nicht mehr davon aus, dass nur ein einziger (zum Beispiel einfühlsamer) Gesprächsstil therapeutisch wirksam sein kann. Um zur Auseinandersetzung mit Veränderungen anzuregen, können ganz unterschiedliche Stile sinnvoll sein, gegebenenfalls auch solche, durch die Sie sich möglicherweise provoziert fühlen. Das Gefühl, vom Therapeuten provoziert (beziehungsweise herausgefordert) zu werden, ist daher erst einmal nicht grundsätzlich problematisch.

Allerdings setzen Provokationen als therapeutische Strategie immer eine positive und tragfähige Beziehung zwischen Patient und Therapeut voraus. Wenn Sie sich schon gleich zu Beginn nicht ernst genommen fühlen, Sie mit schwer verdaulichen Deutungen konfrontiert werden oder Sie sehr früh das Gefühl haben, der Therapeut mache sich über Sie oder Ihre Beschwerden lustig, dann ist dies eher keine therapeutische Strategie. Ebenso passen Provokationen nicht in eine emotional ohnehin schon angespannte Situation, etwa wenn Sie gerade unzufrieden mit Ihrem Therapeuten oder dem Therapieverlauf sind. Therapeuten (sollten) wissen, dass die Kunst der Konfrontation und Provokation immer in der Wahl des richtigen Zeitpunkts und der richtigen Dosierung liegt, also darin, wie viel sie ihren Patienten an neuen Deutungen oder an Vorschlägen zu welchem Zeitpunkt zumuten. Stärker konfrontierende oder provozierende Therapeuten kombinieren ihre Provokationen sehr häufig mit Humor. Dies kann eine sehr sinnvolle Strategie sein. Die besten Provokationen gehen dann im gemeinsamen Lachen unter und führen therapeutisch doch weiter.

„Wie lange das dauert!"

Wenn Sie sich schnellere Erfolge wünschen

Bekanntlich wirkt Psychotherapie nicht sofort. Etwas Zeit werden Sie schon mitbringen müssen. Auch Therapeuten selbst haben es unterschiedlich eilig damit, Veränderungen in Gang zu bringen. Manche von ihnen verwenden bevorzugt Methoden, die in dem Ruf stehen, schnell zu wirken (zum Beispiel Hypnose). Andere gehen davon aus, dass die Ungeduld ihrer Patientinnen und Patienten selbst ein Problem ist, das behandelt werden muss.

Allzu viel Geduld müssen und sollten Sie für Ihre Therapie jedoch nicht aufbringen. Forschungsergebnissen zufolge sind therapeutische Effekte normalerweise am Anfang einer Therapie besonders stark ausgeprägt. Nach etwa 20 bis 40 Sitzungen sollten Wirkungen in der Regel deutlich werden – durch eine Verringerung der Symptome, einen deutlich verbesserten Umgang mit den Symptomen oder durch andere Erleichterungen im Alltag. Machen Sie also Ihrer Ungeduld – wenn sie denn nach etwa 20 bis 30 Sitzungen ohne spürbare Veränderungen auftreten sollte – ruhig etwas Luft.

„Ein toller Typ ...“
....
Wenn Sie Ihre Therapeutin oder Ihren Therapeuten persönlich näher kennenlernen möchten

Von außen betrachtet erinnert einiges in einer Therapie an eine freundschaftliche Beziehung: Zwei Menschen treffen sich regelmäßig, sie unterhalten sich intensiv über persönliche Probleme, gehen aufeinander ein und versuchen, gemeinsam Probleme zu bewältigen. Da ist es nicht verwunderlich, wenn sich unter diesen Bedingungen auch Sympathie und Zuneigung entwickeln. Dies kann bisweilen so weit gehen, dass sich Patientinnen und Patienten in ihre Therapeutin oder ihren Therapeuten verlieben.

Sollten Sie Ihren Therapeuten oder Ihre Therapeutin näher kennenlernen wollen, dann können Sie dies in der Therapie ansprechen; Sie können es aber auch für sich behalten oder mit anderen bereden. In aller Regel wird ein Psychotherapeut Ihre Bedürfnisse nach näherem persönlichem Kontakt zurückweisen, d. h., er wird Ihnen zum Beispiel keine persönlichen

Briefe schreiben oder zurückschreiben, er wird sich nicht abends mit Ihnen zum Essen verabreden oder Ihnen Geschenke machen. Es mag sein, dass ein Therapeut Ihnen auf Nachfrage Informationen über persönliche Merkmale oder über die eigene Lebenssituation gibt. Weitergehende Annäherungen sind jedoch aus der Sicht seriöser Psychotherapieverfahren nicht zulässig.

Das bedeutet nicht, dass Psychotherapeuten in den Annäherungsbedürfnissen, die einige ihrer Patienten äußern, nur ein Problem sehen. Ganz im Gegenteil werten manche Therapeuten diese Wünsche sogar als ein Zeichen dafür, dass die Therapie gut funktioniert. Dennoch gehen auch diese Therapeuten auf die Bedürfnisse ihrer Patienten nicht ein, denn eine persönliche, insbesondere sexuelle Beziehung zwischen Patienten und Therapeuten gilt als Tabu und Kunstfehler.

„Ich denke nur noch an die nächste Sitzung ...“
....
Wenn Sie den Eindruck haben, zu sehr von den Therapiesitzungen abhängig zu sein

Manche Patientinnen und Patienten entwickeln im Verlauf einer Psychotherapie das Gefühl, von den Sitzungen abhängig zu sein. D. h., sie warten immer wieder auf das nächste Treffen und haben das Empfinden, sich eigentlich nur während dieser Termine so geben zu können, wie sie sich fühlen. Eine solche Abhängigkeit wird dann stärker ausgeprägt sein, wenn die Sitzungen sehr häufig sind, Sie den Therapeuten sehr mögen und sonst niemanden haben, mit dem Sie ähnlich intensiv über Ihre Probleme sprechen können. Grundsätzlich muss es kein Fehler sein, wenn Sie vorübergehend das Gefühl haben, in gewisser Weise von den Sitzungen abhängig zu sein. Es zeigt, dass Sie sich auf neuen Wegen befinden, für die Sie vorerst noch Unterstützung brauchen. Und es zeigt auch, dass Sie die Treffen ernst nehmen.

Andererseits kann es nicht Sinn einer Psychotherapie sein, Ihr ganzes Denken, Fühlen und Handeln auf unabsehbare Zeit nur auf Ihre Therapie zu beziehen. Sinnvoll wird dieser hohe Stellenwert nur dann sein, wenn Sie die Therapie als eine vorübergehende Phase begreifen. Sie können zum Beispiel Abstand gewinnen, indem Sie die Zeiträume zwischen den Sitzungen verlängern oder das Ende der Therapie gedanklich vorwegnehmen. Oft ist es auch angebracht zu versuchen, Erfahrungen aus der Therapie verstärkt im Alltag umzusetzen. So kann die Bedeutung der einzelnen Therapiesitzungen für Sie abnehmen.

„Wie du dich verändert hast …"

Wenn Sie sich über positive Veränderungen freuen, aber Ihre Umwelt nicht so recht mitspielt

Durch eine Psychotherapie kann sich vieles verändern. Diese Veränderungen können sowohl Sie selbst, als auch Ihre Umwelt, Ihre Freunde, Ihren Partner, Familienangehörige, Arbeitskollegen oder andere Personen in Ihrer Umgebung betreffen. Sie sollten sich darauf einstellen, dass die Reaktionen darauf nicht immer und bei allen Beteiligten durchweg positiv ausfallen. Ein Beispiel mag das illustrieren: Stellen Sie sich eine junge Frau vor,

die infolge der Therapie selbstbewusster gegenüber ihrer Familie und ihren mit im Haus lebenden Eltern auftritt. Sie beginnt, auch mal allein etwas in ihrer Freizeit zu unternehmen. Dem Ehemann und ihren Eltern missfällt diese Entwicklung. Es wird ihr vorgeworfen, auf diese Weise neue Probleme in der Familie zu schaffen. Im ungünstigen Fall bekommt sie daraufhin ein schlechtes Gewissen und zweifelt am Wert der Therapie

Schwierigkeiten mit der Umwelt kann es immer dann geben, wenn Sie infolge der Therapie Ihr Verhalten zum Nachteil anderer (Bekannter, Verwandter, Arbeitskollegen oder Freunde) ändern: Wenn Sie sich zum Beispiel durchsetzungsfreudiger oder weniger rücksichtsvoll verhalten als früher. Manchmal werden dann aufgrund der Reaktionen anderer sogar mühsam erreichte Entwicklungen lieber wieder rückgängig gemacht.

Allgemeine Regeln, wie dieses Problem zu bewältigen ist, gibt es nicht. Eine Therapie, die einseitig darauf setzt, dass Sie nur noch Ihre eigenen Interessen verfolgen, ist ebenso wenig zu empfehlen wie eine Therapie, die einseitig auf verstärkte Rücksichtnahme und Anpassung an fremde Interessen zielt. Vieles spricht dafür, wichtige Personen aus Ihrer Umgebung bereits während der Therapie in geplante Veränderungen mit einzubeziehen. Wenn das nicht oder nur schwer möglich ist, sollten Sie mögliche Reaktionen Ihrer Umwelt frühzeitig bedenken und diese bei der Planung und Umsetzung neuer Verhaltensweisen berücksichtigen. Ihr Therapeut wird Sie dabei unterstützen.

Chance nicht genutzt:
Risiken für therapeutische Misserfolge

Nach wissenschaftlichen Schätzungen brechen zwischen 10 und 25 Prozent der Patientinnen und Patienten bereits in der probatorischen Phase ab. Weitere 30 Prozent brechen die Behandlung zu Beginn der Therapie ab und etwa 20 bis 50 Prozent werden in der vorgesehenen Zeit nicht erfolgreich behandelt und gelten daher als „Misserfolge". Bei manchen erfolglos Behandelten verfestigt sich durch Abbrüche oder Misserfolge der Eindruck, von einer Psychotherapie generell nicht profitieren zu können. In ca. 5 bis 10 Prozent aller Fälle kommt es im Verlauf einer Behandlung sogar zu Verschlechterungen. Dies können zum Beispiel neue Probleme im Umgang mit anderen Menschen sein, aber auch neue psychische Störungen. Zum Beispiel kann jemand, der trotz psychischer Probleme noch einigermaßen stabil ist, durch eine unangemessen schnell konfrontierende Behandlung vorübergehend psychisch labilisiert werden und daraufhin vermehrte psychische Symptome entwickeln („dekompensieren"). Insbesondere bei Therapiemethoden, die starke emotionale Reaktionen hervorrufen, müssen solche Risiken beachtet werden.

Wann steigt das Risiko für therapeutischen Misserfolg?

Das Risiko für Abbrüche oder Misserfolge ist nicht für alle Bedingungen und Personengruppen gleich. Es kann steigen, wenn

■ Ihre psychischen Probleme bereits in der Jugend aufgetreten sind und schon lange andauern,
■ Ihre Therapiemotivation und Ihre Erwartung an einen Erfolg der Therapie gering sind,
■ Sie wenige stützende Beziehungen zu anderen Menschen haben oder generell verstärkt Probleme im Umgang mit anderen Menschen haben oder
■ wenn Sie mehrere psychische Störungen gleichzeitig haben.

Auch die Art Ihres Störungsbildes kann den Erfolg der Therapie beeinflussen. Zum Beispiel ist das Misserfolgsrisiko höher, wenn Sie an einer chronischen Depression, einer Zwangsstörung oder einer Persönlichkeitsstörung leiden, als zum Beispiel bei einer Phobie (Angst vor bestimmten Situationen).

Risiken durch Eigenschaften des Therapeuten
Das Risiko eines vorzeitigen Abbruchs oder therapeutischen Misserfolgs steigt ebenso an, wenn Ihre Therapeutin oder Ihr Therapeut

■ wenig therapeutische Erfahrung hat,
■ wenig Einfühlungsvermögen zeigt,
■ sich generell unsicher in zwischenmenschlichen Beziehungen fühlt (was für Sie aber nur schwer zu beurteilen ist),
■ in der Therapie von Ihnen zu schnell zu viel fordert,
■ das Ende der Therapie zu abrupt und ohne stützende Übergänge gestaltet.

Die Zusammenstellung gibt Hinweise, wie Sie das Risiko eines vorzeitigen Abbruchs oder eines therapeutischen Misserfolgs selbst abschätzen können. Einige der Risiken können Sie selbst beeinflussen, andere nicht. Wenn Sie eines der genannten Risiken gedanklich immer wieder beschäftigt oder Sie an der Mitarbeit in der Therapie hindert, dann sollten Sie offensiv damit umgehen und dies in der Therapie ansprechen.

„Alles klar, bis nächste Woche!"
....
Risiken von Langzeitbehandlungen

Psychotherapie ist bekanntlich auf längere Zeit ausgerichtet, die meisten Behandlungen dauern zwischen 45 und 70 Sitzungen. Durch die regelmäßigen Treffen in einem geschützten Rahmen, die Möglichkeit, über längere Zeit mit einer vertrauten Person über persönliche Themen sprechen und gemeinsam persönliche Probleme lösen zu können, fühlen sich manche Patientinnen und Patienten verleitet, möglichst lange in Therapie zu bleiben oder auf eine Verlängerung zu drängen. Durch eine längere Dauer kann sich allerdings auch das Risiko erhöhen, letztlich unselbstständiger und abhängiger von der Therapie oder vom Therapeuten zu werden. Durch eine Therapie, die zur Routine wird, kann die Fähigkeit schwächer werden, Probleme aus eigener Kraft und Initiative zu lösen.

Erhöht ist dieses Risiko in Therapien, bei denen der Fokus ganz überwiegend auf der Beziehung zur Therapeutin oder zum Therapeuten liegt und die konkreten Auswirkungen auf Symptome und Beschwerden im Alltag weitgehend ignoriert werden. Dies ist bei psychoanalytischen und tiefenpsychologischen Therapien stärker der Fall als bei einer Verhaltenstherapie oder systemisch ausgerichteter Behandlung. Die Vertreterinnen und Vertreter psychoanalytischer und tiefenpsychologischer Therapie tun sich meist auch eher schwer mit eindeutigen Kriterien für therapeutischen Fortschritt oder für das Ende der Therapie.

Manche Therapien werden nicht deshalb fortgesetzt, weil die Patienten noch erheblich an ihren Symptomen oder Konflikten leiden, sondern einfach deshalb, weil die Beteiligten sich an die Kontakte gewöhnt haben, klare Kriterien für das Beenden der Therapie fehlen oder weil die von der Krankenkasse bewilligte Stundenzahl noch nicht ausgeschöpft wurde.

Über die notwendige Länge einer Psychotherapie existieren keine verbindlichen Regeln. Der Wissenschaftliche Beirat Psychotherapie, ein Gremium zu Fragen der psychotherapeutischen Versorgung, kommt zu dem Ergebnis, dass eine Psychotherapie über 100 Stunden den Aufwand normalerweise nicht rechtfertigt. Langfristig angelegte Dauertherapien (über 80 bis 100 Sitzungen) liefern nach aktuellem Kenntnisstand kaum nennenswerte zusätzliche Hilfe.

„Always look on the bright side ...?"
....
Über Risiken des positiven Denkens

In fast allen Therapien wird versucht, die Denk- und Interpretationsgewohnheiten der Patientinnen und Patienten positiv zu beeinflussen. Die Idee: Nicht die Welt ist schlecht oder deprimierend, nicht die objektiven Bedingungen machen uns krank, sondern die Art und Weise, wie wir die Welt wahrnehmen und interpretieren. Die Vorstellung, dass wir uns unsere Welt selbst „konstruieren", ist für viele Menschen plausibel, sie kann mit unzähligen Beispielen veranschaulicht werden und wird daher leicht akzeptiert.

Etablierte Therapien, die von dieser Annahme ausgehen, versuchen die Patienten auf den Unterschied zwischen der „realen" und der wahrgenommenen Wirklichkeit hinzuweisen. Meist werden Sie veranlasst, Ihre verzerrten oder unpassenden Denkmuster zuerst an der Realität zu prüfen, bevor Sie sie übernehmen beziehungsweise für gültig halten. In der Verhaltenstherapie spricht man von „kognitiver Umstrukturierung", in systemischen Ansätzen von „Reframing". Zum Beispiel kann ein depressiver Patient fest davon überzeugt sein, ein durch und durch unfähiger Familienvater zu sein. Macht man die Überzeugung „durch und durch unfähig" aber an konkreten Merkmalen fest, wie zum Beispiel an der Zeit für die Familie, Unterstützung der Kinder, der Zufriedenheit oder dem schulischen Erfolg der Kinder usw., dann stellt sich unter Umständen heraus, dass die Überzeugung eine unzutreffende Verallgemeinerung darstellt.

Durch Abgleich mit der Realität oder mit anderen „realistischen" Überzeugungen können verzerrte Denkmuster wieder entzerrt und an die Wirklichkeit angepasst werden. Dieses Vorgehen wird bei der Behandlung ganz unterschiedlicher psychischer Störungen angewendet.

Probleme können allerdings entstehen, wenn das vermeintlich „richtige" Denken zur absoluten Norm erhoben, wenn es nicht mehr kritisch hinterfragt und auch nicht mehr an der Realität geprüft wird. Risiken gehen hier vor allem von Vertretern des sogenannten positiven Denkens oder von selbst ernannten "Motivationstrainern" aus. Deren Botschaft lautet: Wenn wir die Welt positiv interpretieren, dann wird sie auch positiv für uns sein und alle Probleme werden verschwinden, wir werden glücklich und erfolgreich sein. Auch manche Bestsellerautoren machen sich diese Sicht vom „amerikanischen Traum" zu eigen und wenden sie auf Lebensprobleme aller Art und damit auch auf psychische Störungen an.

Hier liegen Risiken, weil die zentrale Botschaft in ihrer radikalen und absoluten Form schlicht falsch ist, sie spiegelt ein Wunschdenken wider, das sich zur Behandlung psychischer Störungen nicht eignet. Natürlich kann nicht jeder Mensch allein durch seinen Willen alles erreichen, was er gerne möchte, und man kann sich belastende oder widrige äußere Umstände oder innere Konflikte und Widersprüche auch nicht durch positives Denken „wegreden". Eine Depression verschwindet nicht einfach, indem man geistig die Seite wechselt und den erlebten Sinnverlust zum sinnhaften Glückserleben umtauft.

Wenn Sie also wegen psychischer Symptome oder Konflikte therapeutische Hilfe suchen,

» Er sagte, ich kann alles erreichen, wenn ich nur wirklich dran glaube. Die Kraft meines Unterbewussten sei einfach stärker als alles andere. «

Teilnehmer eines Seminars zum positiven Denken

dann sollten Sie sich vor Augen halten, dass „positives Denken" in seiner radikalen Form nicht mehr ist als eine therapeutische Geschäftsidee, die nicht wirklich befreit, sondern Betroffene eher zur Abhängigkeit vom Therapeuten oder von der Therapie verleitet. Die Versprechungen des positiven Denkens vernebeln den Blick dafür, dass das Denken immer an der Wirklichkeit geprüft werden muss. Sie vereinfachen unzulässig, weil sich die Widersprüche und Konflikte vieler Patientinnen und Patienten nicht dadurch lösen lassen, dass man sie leugnet.

Das Unterbewusste

Oft wird „dem Unterbewussten" in diesem Zusammenhang eine geradezu magische Kraft zugesprochen. Das Un- oder Unterbewusste wird gern als schillernder Begriff für die zentrale und alles entscheidende Instanz verwendet, eine geheimnisvolle Größe, die wir in uns tragen. Es kann für alles Mögliche stehen: für das Wahre, das Ganze, unsere Lebenskraft und Energie, für Gesundheit, das Gute, die Gesamtheit aller Erfahrungen, die Weisheit des Körpers oder des Geistes usw. Buchtitel zum positiven Denken wie zum Beispiel „Kraftzentrale Unterbewusstsein – Der Weg zum positiven Denken" oder „Hilfe aus dem Unbewussten – der spirituelle Weg zum Erfolg" suggerieren, das Un- oder Unterbewusste sei der Schlüssel zu jedem (therapeutischen) Erfolg.

Dass unbewusste Prozesse in unserem Leben eine wichtige Rolle spielen, ist kaum zu bestreiten. In unserem Organismus laufen ja tatsächlich die allermeisten körperlichen Prozesse ohne unsere bewusste Steuerung ab, und auch die meisten unserer geistigen und psychischen Prozesse organisieren sich ohne unser aktives Zutun.

Daraus folgt aber nicht, dass das „Unterbewusste" uns immer nur richtige Entscheidungen für alle Lebenslagen liefert. Insbesondere dann nicht, wenn es quasi als ein Nebel beschrieben wird, aus dem sich jeder nach Belieben bedienen kann. Ebenso folgt daraus nicht, dass ein Therapeut genau wissen kann, wie die Signale des Unterbewussten zu interpretieren sind.

Leider lassen manche unseriösen Therapeuten viele ihrer Patienten hoffen, sie bekämen durch die Therapie oder den Therapeuten den Schlüssel zum Verständnis ihres Unterbewussten geliefert und könnten auf diese Weise alle psychischen Probleme lösen.

Zwar müssen verwendete Bilder und Begriffe vom „Unbewussten" in der Therapie nicht automatisch schädlich oder problematisch sein, sie bergen aber das Risiko übertriebener Erwartungen und Hoffnungen. Nicht selten mindern sie die Bereitschaft von Betroffenen, lösbare Probleme selbst und mit eigener Anstrengung zu überwinden.

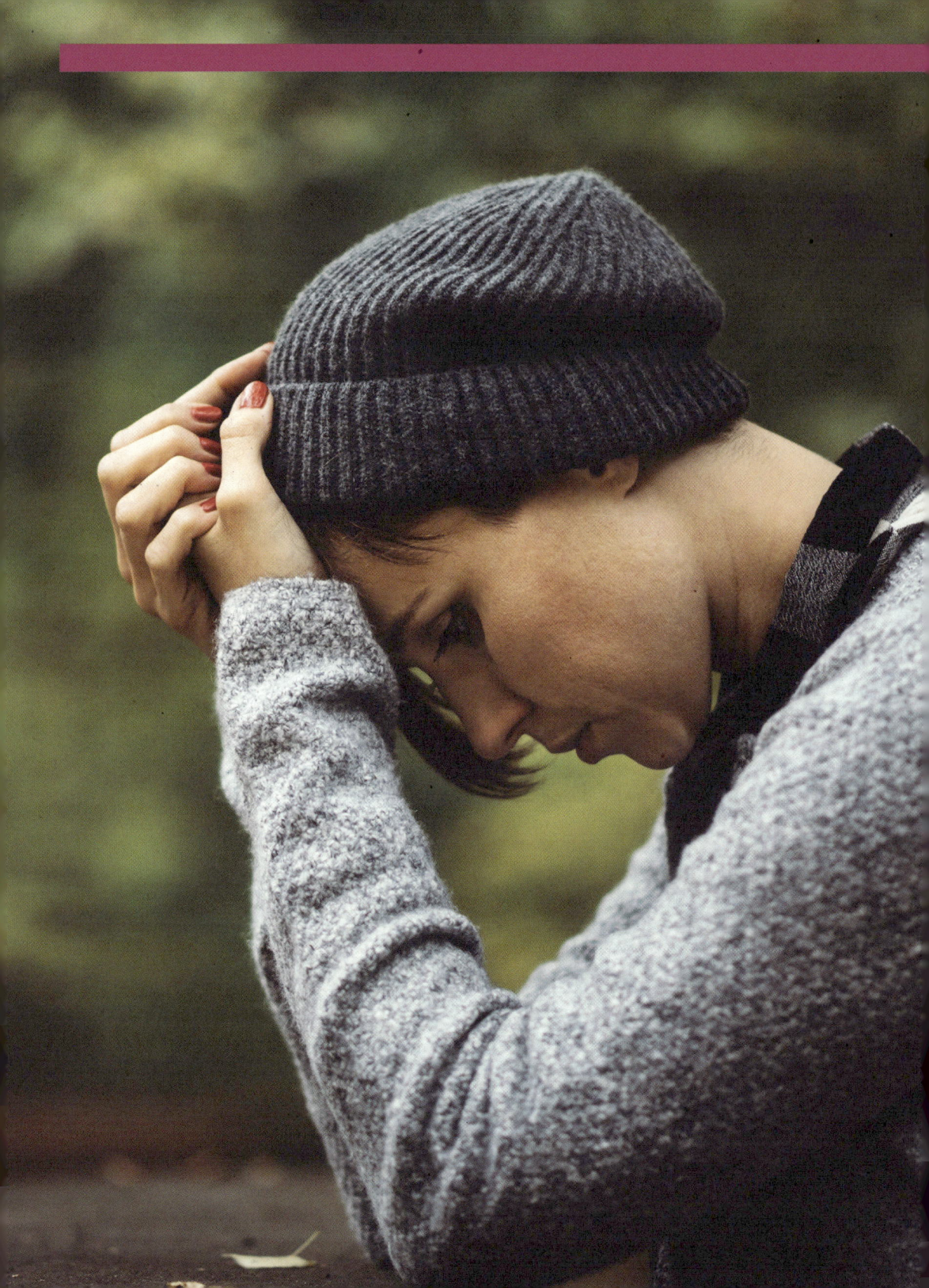

Der Psychomarkt

Bisher haben wir uns mit professioneller Psychotherapie beschäftigt, die als Dienstleistung von ärztlichen und psychologischen Therapeutinnen und Therapeuten angeboten wird. Davon zu unterscheiden sind Angebote des freien und unkontrollierten Psychomarktes.

Esoteriker, Zauberer und Heilsversprecher

Der freie Psychomarkt bietet Lebenshilfe in nahezu jeder Form, Wege zur Selbsterfahrung, Hilfen zur Persönlichkeitsentwicklung bis hin zu (Wunder-)Heilungen von Krankheiten und Störungen.

Möglicherweise haben Sie bereits Erfahrungen mit solchen Angeboten gemacht: zum Beispiel mit Büchern zur Lebenshilfe, mit Beratungsangeboten im Internet oder im Fernsehen oder mit Angeboten von „alternativen Therapeuten", „Wahrsagern" oder „Heilern". In Zeitschriften und im Internet finden Sie unter Überschriften wie „Psycho", „Gesundheit" oder „Seminare" Angebote wie Bach-Blütentherapie, Astrologische Psychologie, Geistheilen, Lichtarbeit, Arbeit mit Engeln, Transformationen usw.

Grundsätzlich sollten Sie wissen, dass auf dem freien Psychomarkt (außerhalb des Krankenkassensystems) so gut wie keine gesetzlichen Regelungen existieren, wer aufgrund welcher

beruflichen Qualifikation mit welchen Methoden arbeiten darf. Jeder, der möchte und sich dazu befähigt fühlt, kann seine Dienste anbieten – unabhängig davon, ob er dafür qualifiziert ist. Und auch unabhängig davon, ob es sich dabei um nachweislich wirksame Methoden handelt. Leider ist der Begriff des „Therapeuten" nicht gesetzlich geschützt, das heißt, jeder kann seine persönlichen Überzeugungen zum richtigen therapeutischen Vorgehen unter diesem Titel vermarkten. Genau genommen ist es daher bedeutungslos, ob sich jemand als „Therapeut" bezeichnet. Etwas aussagestärker ist in diesem Zusammenhang der Begriff des „Heilers", der immer Anlass zu kritischer Zurückhaltung sein sollte. In aller Regel bezeichnet der Begriff nicht mehr als eine Verkaufsstrategie von Personen mit ausgesprochen zweifelhaften „Behandlungs"-Methoden.

Die Tatsache, dass der allgemeine Psychomarkt fast nicht geregelt ist, bedeutet im Übri-

>> *Spirituelle Psychotherapie: Erkennen und Transfor-mieren unbewusster blockierender Glaubensmuster, die unser Leben ungewollt bestimmen; Kontaktaufnahme und Arbeit mit der eigenen Seele und dem Inneren Kind; Rückführung in die frühe Kindheit und in früheres Leben; Clearings (fremde Energien in uns ins Licht entlassen); Rebirthing; Atem-, Energie- und Körperarbeit, Heilung spirituell-psychischer Probleme und der daraus resultie-renden physischen Symptome ...* <<

Anzeige in einer „alternativen" Stadtzeitung

gen nicht, dass alle oder die Mehrzahl der an-gebotenen Dienstleistungen von zweifelhaftem Wert sind oder negative Auswirkungen haben müssen. So umstritten ein Teil der angebote-nen Dienstleistungen auch sein mag, für den pauschalen Vorwurf, sie seien grundsätzlich schädlich, liegen derzeit keine Anhaltspunkte vor. Zu diesem Schluss kommt zumindest eine Enquête-Kommission des Deutschen Bundes-tages, die sich mit dem Thema „Sogenannte Sekten und Psychogruppen" befasst hat. Nachgewiesen ist allerdings, dass einige Ange-bote und Praktiken bei leicht beeinflussbaren oder psychisch beeinträchtigten Personen negative Veränderungen hervorrufen können. Im Einzelfall können „alternative Therapien" sogar zu erheblichen andauernden gesund-heitlichen Schäden führen, sie können dazu beitragen, dass sich Ängste, Depressionen, Süchte, Verhaltensstörungen und insbeson-dere Wahnvorstellungen durch ungeeignete und unprofessionell durchgeführte Beeinflus-sungen verstärken.

„Ich sehe was, was du nicht siehst"
Die Risiken der Zauberwelten

Magie und Zauberei haben Konjunktur. Nicht erst seit Harry Potter ist die Freude großer Be-völkerungsteile an magischen Zauberwelten, in denen alles möglich ist und am Ende meist das Gute gewinnt, weit verbreitet. Ob magisch-esoterische Verfahren oder Heilungsrituale bei psychischen Störungen aber wirksam sind oder nicht, kann derzeit nicht beantwortet werden, weil sie bisher nicht ausreichend un-tersucht wurden. Allerdings sind die Methoden in der Regel so konzipiert, dass eine wissen-schaftliche Überprüfung gar nicht erst infrage kommt, weil das zugrunde gelegte Erklärungs-modell entrückt und realitätsfern ist.

Wie funktioniert Esoterik?
Magisch-esoterische Ansätze sind dadurch gekennzeichnet, dass sie eine einheitliche Er-klärung für alle Vorgänge in der Welt anbieten. Vorgänge in der belebten und der unbeleb-ten Natur, geistige und körperliche Prozesse

werden nach gleichen oder zumindest sehr ähnlichen Maßstäben beschrieben. Insbesondere wird geistigen Prozessen eine körperliche Wirkung zugeschrieben, Fantasie wird zur Wirklichkeit, psychische Zusammenhänge werden in der Sprache der Physik (zum Beispiel als Ströme oder Energien) und physikalische Vorgänge in der Sprache der Psychologie beschrieben (zum Beispiel die Annahme, ein Gewitter, eine Virusinfektion oder die zufällige Begegnung mit einem anderen Menschen habe jeweils einen vorherbestimmten „Sinn"). Vor diesem Hintergrund bieten viele esoterische „Behandlungsangebote" magische oder religiöse Wunderwelten, die sich einem rationalen und kritischen Zugang entziehen und die langfristig Hilfesuchende eher schwächen als stärken. Sie sind von dem Wunsch getragen, ein Erklärungsmodell für alle Phänomene dieser Welt zu liefern. Oft setzen sie alles zu allem in Beziehung und verkünden einen tieferen Sinn, der aus ihrer Sicht alles zusammenhält. Dies kommt dem Bedürfnis vieler Menschen nach Sinn und Verstehen entgegen.

Die Motive der Anbieter

Die Neigung, wirklichkeitsferne Lösungen für alltägliche Probleme und für psychische Störungen anzubieten, kann entweder für psychische Probleme sprechen, die die Leistungsanbieter mit sich selbst haben, oder für wirtschaftliche Interessen. Wer zum Beispiel Engel, Energiestrahlen, Verstorbene, Sternkonstellationen, geheimnisvolle Kräfte, wundersame mediale Fähigkeiten oder andere skurrile Merkmale oder Vorstellungen als therapeutische Wirkmechanismen anpreist und diese Wirkungen anderen Menschen zur „Heilung" vermitteln will, der sagt damit allein etwas

über seinen persönlichen Glauben aus. Oder er sieht darin eine profitable Geschäftsidee.

Sinnsuche aus eigener psychischer Not?

Nüchtern betrachtet finden sich intensive Auseinandersetzungen mit wirklichkeitsfernen Lösungen gehäuft bei Personen mit schizophrenen oder anderen schweren psychischen (psychotischen) Störungen. Eine Person mit einer Schizophrenie kann zum Beispiel fest davon überzeugt sein, mit einer göttlichen Heilkraft ausgestattet zu sein, weil sie Stimmen halluziniert, die ihr dies einreden. Solche Personen können im Alltag durchaus zeitweise unauffällig und leistungsfähig erscheinen, sie können intelligent und zielstrebig sein und sogar Texte oder Bücher über ihre besonderen Merkmale oder „Fähigkeiten" schreiben. Es wäre aber ein Fehler, von der Leistungsfähigkeit dieser Personen im Alltag auf die Gültigkeit ihrer bizarren oder wahnhaften Vorstellungen zu schließen. Und es wäre ein noch größerer Fehler, von solchen Personen, die wundergläubige Anhänger und psychisch Hilfsbedürftige um sich zu versammeln suchen, therapeutische Wirkungen zu erwarten.

Das Geschäft mit dem „Wunderglauben"

Aus gutem Grund ist es professionellen Ärzten und Psychotherapeuten in Deutschland verboten, aktiv für ihre Dienstleistungen zu werben. Für Anbieter magisch-esoterischer Dienstleistungen gilt diese Regelung nicht, sie betreiben daher Werbung in eigener Sache und verfügen auch über professionelle Verkaufsstrategien. Typischerweise versetzen sie sich in die Situation ihrer Kunden, sprechen deren Ängste und Bedürfnisse offensiv an und werben mit plausiblen Beispielen, durch die sich Hilfesuchende verstanden und angezogen fühlen. Nicht selten präsentieren sie sich als Geheimnisträger, als „Heiler", „Medium" oder „Therapeut". Sie geben ihren Zuhörern, Lesern und Kunden zu verstehen, dass sie den Schlüssel hätten, mit dem die komplizierte, widersprüchliche, schmerzhafte und für Uneingeweihte unverständliche Welt enträtselt werden könne. Meist bleiben die Versprechungen aber vage und unbestimmt. Als Lösung für Leiden und Seelenschmerz bieten sie den Eintritt in ihre wundersame Welt an.

Um „therapeutische" Hilfen, Entscheidungshilfen bei Lebensproblemen aller Art oder Antworten auf zentrale Fragen (Wie bin ich? Warum bin ich so, wie ich bin? Was soll ich tun? Was kann ich hoffen/erwarten?) auf esoterischer Grundlage erhalten zu können, ist der regelmäßige Kontakt zu anderen Gläubigen notwendig. Esoterische Zugänge unterscheiden sich ja gerade bewusst von den gewohnten Denkweisen anderer Menschen. Daher werden immer wieder andere gesucht, die den eigenen Glauben teilen. So verstärkt sich der Eindruck von der Normalität und Gültigkeit des eigenen (verzerrten) Denkens.

„Esoterische" Ansätze sind keine Alternative

Aus Sicht einer seriösen, wissenschaftlich begründeten Psychotherapie sind einige der genannten Mechanismen ausgesprochen problematisch. Esoterische Annahmen führen sehr häufig in eine therapeutische Sackgasse. Sie verstärken die Hoffnung vieler Hilfesuchender nach unrealistisch einfachen Lösungen und zwingen sie letztlich, in einer Blase mit anderen zu leben, die ihre Überzeugungen teilen. So steigt das Risiko, sich immer mehr von der Wirklichkeit und auch vom Bewusstsein eigener Fähigkeiten und Stärken zu entfernen.

Als psychisch Unbelasteter kann man in solchen Angeboten vielleicht ein Spiel sehen. So wie viele Leute astrologische Vorhersagen spielerisch verfolgen und als eine Form der Unterhaltung, nicht aber als Lebenshilfe oder gar Therapie deuten. Allerdings fühlen sich ausgerechnet Personen mit stärkeren psychischen Störungen von Helfern und Heilern aus esoterischen Kreisen besonders angesprochen. Die Verkaufsstrategien, die Verheißungen immerwährender Harmonie oder tiefer Erkenntnis, die einfachen Erklärungsmodelle und Rituale, durch die das Glück greifbar nah erscheint – all diesen Einflüssen können sich gerade psychisch labile oder kranke Personen oft nur schwer entziehen.

Speziell für psychisch stärker beeinträchtigte Personen sind diese Methoden nicht geeignet, und hier liegen tatsächlich auch Risiken für...

- eine Verstärkung der psychischen Symptome und Beeinträchtigungen.
- eine Verringerung eigener Urteils- und Entscheidungsfähigkeit.
- ein schwindendes Vertrauen in die eigenen Fähigkeiten und Kräfte.
- eine weitere Abkehr und Entfremdung von der Wirklichkeit.

Wer also dauerhaft an behandlungsbedürftigen psychischen Störungen leidet und aus eigener Kraft keinen Ausweg findet, für den eignen sich die folgenden Angebote – auch wenn sie als „Therapien" oder Entscheidungshilfen für Lebensprobleme verkauft werden – mit großer Wahrscheinlichkeit nicht: Astrologie, Aromatherapie, Aura Soma, Bach-Blütentherapie, Chakra-Therapie, Channeling, Edelsteintherapie, Familienaufstellungen,

Farbtherapie, Feng Shui, Homöopathie, I Ging, Kinesiologie, Klangtherapie, Numerologie, Pendeln, Spirituelle Heilung, Radiästhesie, Reiki, Reinkarnationstherapie, Tarot. Die Liste ist nicht vollständig.

Auch Religion ist keine Psychotherapie

Die Zunahme religiöser Themen in der Öffentlichkeit und die umfassende Bedeutung, die manche Gläubige ihrer Religion zubilligen, hat dazu beigetragen, dass vermehrt auch religiöse Rituale (Beten, Gottesdienste, Bekenntnisse) und Glaubenssätze als geeignet für die Behandlung oder Bewältigung psychischer Störungen angesehen werden. Insbesondere streng religiöse Therapeutinnen und Therapeuten unterliegen dabei dem Risiko, die Bedeutung, die sie magischen und geistlichen („spirituellen") Vorstellungen beimessen, an ihre Patienten weiter zu geben. Manche betonen, dass religiöse Überzeugungen selbstverständlich auch das Erleben von Krankheit, Gesundheit und Therapie prägen und daher das religiöse Denk- und Wertesystem – als eine Ressource – in die Behandlung insbesondere gläubiger Patienten einbezogen werden müsse.

Tatsächlich können religiöse Glaubensvorstellungen je nach Art und Kontext eine ergänzende Ressource im therapeutischen Prozess sein. Vom Grundsatz her gelten aber die für esoterische Ansätze genannten Vorbehalte auch für religiös ausgerichtete Therapien. In allen Fällen sind Beziehungsideen, also irreale Überzeugungen zum Beispiel über die eigene Beziehung zu Gott oder anderen Vorstellungen (Teufel, Exorzismus), in einer Therapie ebenso (wenig) sinnvoll wie die Bezugnahme auf astrologische Sternenkonstellationen, kosmische Energiefelder, magische Edelsteine oder eingebildete Kontakte zu verstorbenen Ahnen usw.

„Psycho"-Literatur

Auf dem Büchermarkt tummeln sich eine Reihe esoterischer Ratgeber. Wenn Sie sich aufgrund eigener psychischer Probleme oder Symptome dafür interessieren, sollten Sie sich in folgenden Fällen eher nicht zur Übernahme der vermittelten Botschaften verführen lassen:

Im Text wird behauptet, dass alles, was wir erleben, einen vorherbestimmten, festgelegten Sinn habe, den wir uns durch die Lektüre des Buches erschließen könnten. Zum Beispiel seien Krankheiten Ausdruck einer persönlichen Schuld oder eines vorherbestimmten Schicksals. Oder „Strahlen", „Energiefelder", aber auch bestimmte Ereignisse aus der Lebensgeschichte werden ursächlich direkt in Beziehung gesetzt zu psychischen Symptomen oder Persönlichkeitsmerkmalen.

Es wird behauptet, dass die vorgestellte Methode auf alle Probleme gleichermaßen erfolgreich angewendet werden könne. Beispiel: das positive Denken. Ganz gleich, ob es sich um psychische, soziale, körperliche, berufliche, finanzielle oder andere Schwierigkeiten handelt, ob diese stark oder wenig belasten usw., das neue Denken wird als die Lösung für alle Probleme verkauft.

Es wird behauptet, alle Schwierigkeiten seien auf ein einziges, grundlegendes Problem wie zum Beispiel „psychische Blockaden" oder „negative Ströme" zurückzuführen. Auch eine Deutung wie „Alle psychischen Probleme sind letztlich auf Angst zurückzuführen" ist so nicht haltbar. Problematisch sind solche Vereinfachungen deshalb, weil sie kaum Möglichkeiten einer kritischen Überprüfung bieten.

Es wird behauptet, die im Text verkündete „Wahrheit" schließe andere Perspektiven und Zugänge aus. Glaubens- und Sektengemeinschaften neigen zu solchen Forderungen. Wer glauben möchte, seine Depressionen seien eine Strafe für Sünden, die er in einem früheren Leben begangen hat, der wird sich kaum mit anderen Erklärungen für die Depressionen beschäftigen. Autoren auf der Suche nach weiteren Anhängern sind daher bemüht, alternative Sichtweisen auszuschließen.

Wie erkennen Sie unqualifizierte oder unseriöse Angebote und Anbieter?

Wer sich auf dem freien Beratungs- und Therapiesektor umsieht, sollte seriöse von weniger seriösen Angeboten unterscheiden können. Wir haben zu Ihrer Orientierung einige Punkte zusammengestellt, wie Sie therapeutische Angebote prüfen können.

Folgende Besonderheiten sprechen gegen die Seriosität des Anbieters:

Es wird eine Behandlungsform praktiziert, die wissenschaftlich bisher nicht untersucht wurde oder erwiesenermaßen unwirksam ist. Esoterisch-spirituelle Praktiken haben diesen Nachweis in der Regel nicht erbracht.

Der Anbieter hat für seine Tätigkeit keine eigene Ausbildung absolviert, sondern sich durch Selbststudium oder die Teilnahme an einigen Kursen oder Seminaren ein spezielles Wissen angeeignet. Deshalb: Fragen Sie nach,

wenn Sie in einer Kursausschreibung keine Angabe zur Qualifikation des Kursleiters oder Therapeuten finden.

Ihnen werden Heils- oder Glücksversprechen gemacht, Ihr psychisches Problem werde bald und ohne eigene Anstrengung verschwinden.

Sie werden aufgefordert, sich die Erklärungen oder Bewertungen des Anbieters („Therapeuten") ganz zu eigen zu machen, ohne zu prüfen, inwiefern Ihnen diese plausibel und mit Ihren eigenen Überzeugungen vereinbar sind. Will Ihnen ein „Therapeut" zum Beispiel weismachen, dass die Strahlen der Erde oder geheimnisvolle unsichtbare Kräfte oder Energien Ihre Beschwerden verursachen, dann sollten Sie die Seriosität dieser Bemühungen getrost infrage stellen. Schon wenn er von Ihnen fordert, etwas Bestimmtes zu tun oder zu denken, ohne Sie zu fragen, was Sie selbst davon halten, sollten Sie skeptisch werden. Schließlich sollen Sie selbst herausfinden, was gut und schlecht, richtig und falsch für Sie ist. Das Erlernen vorformulierter Wahrheiten gilt nicht als Psychotherapie.

Die Anbieterin oder der Anbieter betont immer wieder das Problematische Ihrer Person, zeigt Ihnen auf, wie schwach, hilflos, inkompetent, abhängig oder bedürftig Sie sind. Das bedeutet: Er oder sie orientiert sich nicht an dem, was Sie können, nicht an Ihren Fähigkeiten und Stärken, sondern einseitig und dauerhaft an Ihren Defiziten und Schwächen. Auf diese Weise können sich Ihr Selbstbewusstsein und Ihre innere Stärke nicht entwickeln. Entsprechend steigt das Risiko, eine Abhängigkeit zur Therapie oder zum Therapeuten zu entwickeln. Auch dies spricht für ein unprofessionelles Vorgehen.

Die Kosten für die Behandlung liegen erheblich über den üblichen Sätzen oder die Behandlung wird zeitlich nicht begrenzt. Seien Sie zurückhaltend, wenn Sie verleitet werden sollen, gegen regelmäßige Zahlungen über einen unbestimmten Zeitraum Therapie zu einer Dauereinrichtung in Ihrem Leben zu machen.

Grundsätzlich gilt, dass seriöse Anbieter oder Therapeuten Ihnen die Art ihres therapeutischen Vorgehens deutlich und plausibel machen können und das jeweilige konkrete Vorgehen einvernehmlich mit Ihnen abstimmen werden. Wenn eine Therapeutin oder ein Therapeut Sie drängt, dort Zusammenhänge und Wirkungen zu sehen, wo Sie beim besten Willen nichts Derartiges entdecken können, dann sollten Sie skeptisch bleiben. Nutzen Sie in diesem Fall immer die Möglichkeit, mehrere Anbieter oder Therapeuten kennenzulernen, bevor Sie sich für einen entscheiden.

Seriöse Psychotherapie ist dadurch gekennzeichnet, dass eine fachlich ausgewiesene Therapeutin oder ein ausgewiesener Therapeut Sie ermutigt und unterstützt, mit lösbaren Problemen selbst fertig zu werden. Vorübergehend kann diese Person für Sie ungewöhnlich wichtig und orientierungsstiftend werden. Gegen Ende der Therapie sollte diese Bedeutung für Sie jedoch wieder abnehmen.

Seriöse Therapie erkennen Sie daran, dass Ihre Probleme tatsächlich im Therapieverlauf nachlassen und Sie sich dabei Ihrer eigenen Kräfte wieder bewusster werden.

Ein guter Therapeut unterstützt Sie nicht länger als gerade notwendig und macht sich selbst am Ende überflüssig.

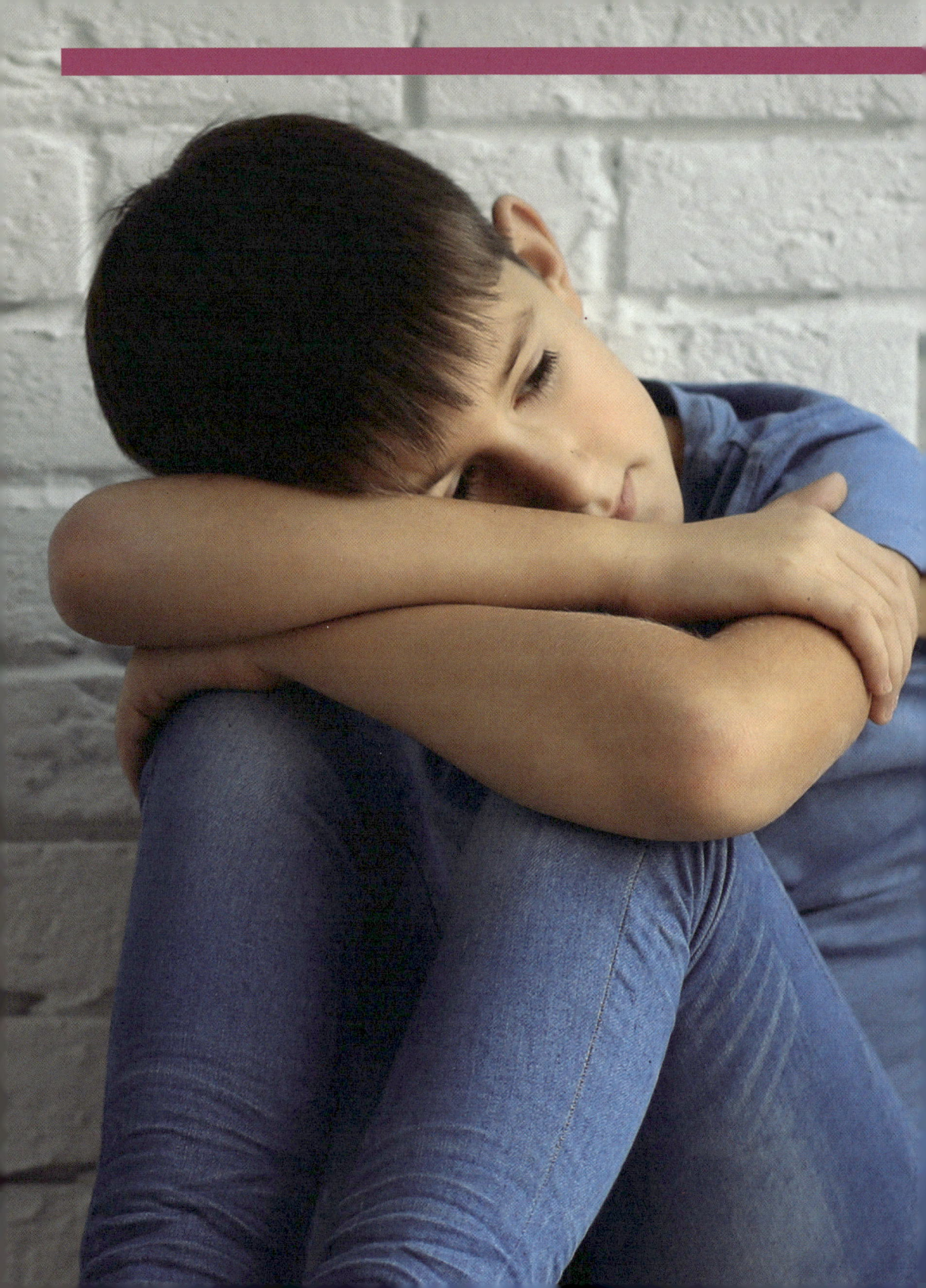

Anhang

Wo Sie weitere Informationen erhalten: Sofern nicht anders angegeben, erreichen Sie die nachfolgend genannten Institutionen zu den üblichen Bürozeiten und erhalten Informationen und Auskünfte.

Adressen, die weiterhelfen

Adressen und Informationen über alle kassenzugelassenen ärztlichen und psychologischen Psychotherapeuten sowie Kinder- und Jugendlichenpsychotherapeuten in Ihrer Nähe können Sie bei Ihrer Krankenkasse sowie über die Kassenärztlichen Vereinigungen (KV) erfragen. Bezirks- oder Kreisstellen der KV finden Sie in Ihrem Ort oder in der nächstgelegenen größeren Stadt/Kreisstadt (Adressen im örtlichen Telefonbuch oder über das Internet). Die Adressen auf Länderebene können Sie entweder im Internet unter *www.arzt.de/Arztsuche/index.html* abrufen oder erfragen bei:

Kassenärztliche Bundesvereinigung (KBV)
Herbert-Lewin-Platz 2, 10623 Berlin
Telefon 030/40 05-0, Fax 030/40 05-1590
www.kbv.de

Der Berufsverband Deutscher Psychologen e. V. (BDP) bietet einen – bis auf die Telefongebühren – kostenlosen Beratungs- und Informationsdienst an, der Ihnen ein Angebot zu einer psychotherapeutischen Behandlung in Ihrer Nähe nennen kann.

Psychotherapie-Informations-Dienst (PID)
Am Köllnischen Park 2, 10179 Berlin
Telefon 030/2 09 16 63 30, Fax 030/2 09 16 63 16
pid@psychologenakademie.de
www.psychotherapiesuche.de

Wenn Sie Therapeutinnen oder Therapeuten mit einer bestimmten therapeutischen Ausrichtung suchen, können Sie sich auch an die betreffenden Berufs-/Therapieverbände wenden (Seite 204 ff.). Falls es in Ihrer Nähe keine lokale Informations- und Kontaktstelle für Selbsthilfegruppen gibt, können Sie sich an diese überregional arbeitenden Organisationen wenden:

NAKOS
(Nationale Kontakt- und Informationsstelle zur Anregung und Unterstützung von Selbsthilfegruppen)
Otto-Suhr-Allee 115, 10585 Berlin
Telefon 030/31 01 89 80, Fax 030/31 01 89 70
selbsthilfe@nakos.de
www.nakos.de

Dachverband psychosozialer Hilfsvereinigungen e. V.
Thomas-Mann-Str. 49 a, 53111 Bonn
Telefon 02 28/63 26 46
dachverband@psychiatrie.de

Bundesverband der Angehörigen psychisch Kranker e. V.
Oppelner Str. 130, 53119 Bonn
Telefon 02 28/71 00 24 00
bapk@psychiatrie.de
http://www.psychiatrie.de/bapk

DAJEB – Deutsche Arbeitsgemeinschaft für Jugend- und Eheberatung e. V.
Neumarkter Straße 84 c, 81673 München
Telefon 089/4 36 10 91, Fax 089/4 31 12 66
info@dajeb.de
www.dajeb.de

BKE – Bundeskonferenz für Erziehungsberatung e. V.
Herrnstraße 53, 90763 Fürth
Telefon 09 11/97 71 40, Fax 09 11/74 54 97
bke@bke.de
www.bke.de

Wer sich über die Struktur der psychotherapeutischen Versorgung in Deutschland und die bestehenden Fach- und Interessengruppen informieren möchte, der kann dies mit wenig Aufwand im Internet tun. Es existieren viele Fachverbände, die zum Beispiel über Zulassungsbestimmungen und die Ausbildung von Therapeuten, über Entwicklungen in einzelnen Therapieverfahren, über Adressen von Therapeutinnen und Therapeuten in Ihrer Nähe, regionale Besonderheiten der psychotherapeutischen Versorgung, rechtliche Veränderungen zur Psychotherapie oder Informationsveranstaltungen zu psychotherapeutischen Themen informieren. Folgende Internet-Adressen können für Sie interessant sein:

www.psychotherapie.org
www.neurologen-und-psychiater-im-netz.de
www.kinderpsychiater.org
www.bpm-ev.de
www.bvdn.de
www.bv-psychiater.de
www.dgpm.de
www.dggpp.de
www.dgkjp.de
www.dgppn.de

Und hier einige Fachgesellschaften mit Adresse:

Bundesverband der Vertragspsychotherapeuten e. V. (BVVP)
Württembergische Straße 31, 10707 Berlin
Telefon 030/88 72 59 54, Fax 030/88 72 59 53
bvvp@bvvp.de
www.bvvp.de

Deutsche Gesellschaft für Kinder- und Jugendpsychiatrie und Psychotherapie e. V. (DGKJP)
Reinhardtstraße 27 B, 10117 Berlin-Mitte
Telefon 030/27 58 15 38
geschaeftsstelle@dgkjp.de
www.dgkjp.de

Deutsche Gesellschaft für Psychiatrie, Psychotherapie und Nervenheilkunde (DGPPN)
Reinhardtstraße 27 B, 10117 Berlin
Telefon 030/24 04 77 20, Fax 030/24 04 77 229
sekretariat@dgppn.de
www.dgppn.de

Deutsche Gesellschaft für Psychosomatische Medizin und Ärztliche Psychotherapie e. V. (DGPM)
Jägerstraße 51, 10117 Berlin
Telefon 030/20 64 82 43, Fax 030/20 65 39 61
info@dgpm.de
www.dgpm.de

Deutsche Gesellschaft für Psychoanalyse, Psychotherapie, Psychosomatik und Tiefen-psychologie e. V. (DGPT)
Kurfürstendamm 54/55, 10707 Berlin
Telefon 030/8 87 16 39 30, Fax 030/8 87 16 39 59
psa@dgpt.de
www.dgpt.de

Deutsche Gesellschaft für Systemische Therapie und Familientherapie e. V. (DGSF)
Jakordenstraße 23, 50668 Köln
Telefon 02 21/61 31 33, Fax 02 21/9 77 21 94
info@dgsf.org
www.dgsf.org

Deutsche Gesellschaft für Verhaltenstherapie e. V. (DGVT)
Corrensstraße 44-46, 72076 Tübingen
Telefon 0 70 71/94 34-0, Fax 0 70 71/94 34 35
dgvt@dgvt.de
www.dgvt.de

Deutscher Psychotherapeutenverband e. V. (DPTV)
Am Karlsbad 15, 10785 Berlin
Telefon 030/23 50 09-0, Fax 030/23 50 09-44
bgst@dptv.de
www.dptv.de

GwG Gesellschaft für Personzentrierte Psychotherapie und Beratung e.V
Melatengürtel 125a, 50825 Köln
Telefon 02 21/9 25 90 80, Fax 02 21/92 59 08-19
gwg@gwg-ev.org
www.gwg-ev.org

Gutachterkommissionen und Schlichtungsstellen der Landes- ärztekammern

Bei den Landesärztekammern sind Gutachter- kommissionen und Schlichtungsstellen ein- gerichtet, an die sich jeder wenden kann, der sich falsch behandelt oder durch eine Behand- lung geschädigt fühlt. Ziel dieser Einrichtungen ist die außergerichtliche Einigung zwischen Arzt und Patient. Die Adressen der für Sie zu- ständigen Gutachterkommission beziehungs- weise Schlichtungsstelle können Sie bei der Bundesärztekammer (BÄK) erfragen oder unter der Internet-Adresse der BÄK im Internet recherchieren:

Bundesärztekammer
Herbert-Lewin-Straße 1, 10623 Berlin
Telefon 030/40 04 56-0
info@baek.de
www.bundesaerztekammer.de

Psychotherapeutenkammern

Die Psychotherapeutenkammern, die auf der Grundlage des 1999 verabschiedeten Psycho- therapeutengesetzes in jedem Bundesland eingerichtet werden, sind teilweise erst im Auf- bau begriffen. Einen Überblick über die bereits eingerichteten Psychotherapeutenkammern finden Sie im Internet unter folgender Adresse:
www.dptv.de

Sektenbeauftragte der Kirchen

Ansprechpartner können Sie zum Beispiel in Ihrer Pfarrgemeinde oder bei der Telefonseel- sorge erfragen.

Die Telefonseelsorge ist rund um die Uhr unter den Telefonnummern 08 00/111 01 11 oder 08 00/111 02 22 zu erreichen.

Forum für kritische Psychologie e. V.
Forstweg 11, 93358 Train-St.Johann
Telefon 0 94 44/8 70 96 56
fkpsych@ymail.com
www.fkpsych.de

Aktion für Geistige und Psychische Freiheit e. V. (AGPF)
Rottstrasse 24, 45127 Essen
AGPF@AGPF.de
www.AGPF.de

Vielerorts gibt es spezielle Kriseninterven- tionsdienste (meist bei den Sozialpsychiatri- schen Diensten der Gesundheitsämter oder bei Psychiatrischen Kliniken und Psycho- therapeutischen Ambulanzen). Adressen erhalten Sie zum Beispiel beim Gesundheits- amt, bei der Telefonseelsorge oder der Telefonauskunft.

Adressen der Verbraucherzentralen

Verbraucherzentrale Baden-Württemberg e. V.
Paulinenstraße 47
70178 Stuttgart
Telefon 07 11/66 91-10, Fax 07 11/66 91-50
www.vz-bawue.de

Verbraucherzentrale Bayern e. V.
Mozartstraße 9
80336 München
Telefon 0 89/5 39 87-0, Fax 0 89/53 75 53
www.vz-bayern.de

Verbraucherzentrale Berlin e. V.
Hardenbergplatz 2
10623 Berlin
Telefon 0 30/2 14 85-0, Fax 0 30/2 11 72 01
www.vz-berlin.de

Verbraucherzentrale Brandenburg e. V.
Babelsberger Straße 12
14473 Potsdam
Telefon 03 31/2 98 71-0, Fax 03 31/2 98 71-77
www.vzb.de

Verbraucherzentrale Bremen e. V.
Altenweg 4
28195 Bremen
Telefon 04 21/1 60 77-7, Fax 04 21/1 60 77 80
www.verbraucherzentrale-bremen.de

Verbraucherzentrale Hamburg e. V.
Kirchenallee 22
20099 Hamburg
Telefon 0 40/2 48 32-0, Fax 0 40/2 48 32-290
www.vzhh.de

Verbraucherzentrale Hessen e. V.
Große Friedberger Straße 13–17
60313 Frankfurt/Main
Telefon 0 69/97 20 10-900, Fax 0 69/97 20 10-40
www.verbraucher.de

Verbraucherzentrale Mecklenburg-Vorpommern e.V.
Strandstraße 98
18055 Rostock
Telefon 03 81/2 08 70-50, Fax 03 81/2 08 70-30
www.verbraucherzentrale-mv.eu

Verbraucherzentrale Niedersachsen e. V.
Herrenstraße 14
30159 Hannover
Telefon 05 11/9 11 96-0, Fax 05 11/9 11 96-10
www.vz-niedersachsen.de

Verbraucherzentrale Nordrhein-Westfalen e. V.
Mintropstraße 27
40215 Düsseldorf
Telefon 02 11/38 09-0, Fax 02 11/38 09-216
www.verbraucherzentrale.nrw

Verbraucherzentrale Rheinland-Pfalz e. V.
Seppel-Glückert-Passage 10
55116 Mainz
Telefon 0 61 31/28 48-0, Fax 0 61 31/28 48-66
www.vz-rlp.de

Verbraucherzentrale des Saarlandes e. V.
Trierer Straße 22
66111 Saarbrücken
Telefon 06 81/5 00 89-0, Fax 06 81/5 00 89-22
www.vz-saar.de

Verbraucherzentrale Sachsen e. V.
Katharinenstraße 17
04109 Leipzig
Telefon 03 41/69 62 90, Fax 03 41/6 89 28 26
www.vzs.de

Verbraucherzentrale Sachsen-Anhalt e. V.
Steinbockgasse 1
06108 Halle
Telefon 03 45/2 98 03-29, Fax 03 45/2 98 03-26
www.vzsa.de

Verbraucherzentrale Schleswig-Holstein e. V.
Andreas-Gayk-Straße 15
24103 Kiel
Telefon 04 31/5 90 99-0, Fax 04 31/5 90 99-77
www.vzsh.de

Verbraucherzentrale Thüringen e. V.
Eugen-Richter-Straße 45
99085 Erfurt
Telefon 03 61/5 55 14-0, Fax 03 61/5 55 14-40
www.vzth.de

Verbraucherzentrale Bundesverband e. V.
Markgrafenstraße 66
10969 Berlin
Telefon 0 30/2 58 00-0, Fax 0 30/2 58 00-518
www.vzbv.de

Literatur

Es gibt eine Vielzahl von Büchern zum Umgang mit Lebensproblemen und psychischen Störungen – allerdings von unterschiedlicher Qualität. Aus der Fülle der Angebote haben wir Ihnen eine Auswahl geeigneter Ratgeber zusammengestellt.

Allgemeine Orientierung über psychische Probleme und Psychotherapie

Colin Goldner: Die Psychoszene – Therapien zwischen Seriosität und Scharlatanerie. Augsburg 2000

Petra Hunold: Selbstbewusster Umgang mit psychiatrischen Diagnosen: ein Ratgeber. Bonn 2000

Informationen zu einzelnen Störungsbildern

Hyperaktivität und Aufmerksamkeitsstörungen (ADS, ADHS)

Manfred Döpfner: Ratgeber hyperkinetische Störungen: Informationen für Betroffene, Eltern, Lehrer und Erzieher. Göttingen 2007

Edward M. Hallowell, John Ratey: Zwanghaft zerstreut. Die Unfähigkeit aufmerksam zu sein. Reinbek 2005

Ängste und Angststörungen

Hans-Ulrich Dombrowski: Angst erfolgreich überwinden. München 2001

Lydia Birgit Fehm: Wenn Schüchternheit krank macht: ein Selbsthilfeprogramm zur Bewältigung sozialer Phobie. Göttingen 2008

Jürgen Hoyer u. a.: So überwinden Sie Prüfungsängste. Göttingen 2007

Jürgen Hoyer: Ratgeber Generalisierte Angststörung: Information für Betroffene und Angehörige. Göttingen 2007

Reneau Z. Peurifoy: Angst, Panik und Phobien. Ein Selbsthilfe-Programm. Bern 2006

Sigrun Schmidt-Traub: Angst bewältigen: Selbsthilfe bei Panik und Agoraphobie. Berlin 2008

Doris Wolf: Ängste verstehen und überwinden. Mannheim 2005

Depressionen

David Burns: Fühl dich gut. Angstfrei mit Depressionen umgehen. Trier 2002

Martin Hautzinger: Ratgeber Depression. Informationen für Betroffene und Angehörige. Göttingen 2006

Ulrich Hegerl, Svenja Niescken: Depressionen bewältigen – die Lebensfreude wiederfinden. Stuttgart 2008

Nicolas Hoffmann: Depression: Informationsmaterial für Betroffene und Patienten. Lengerich 2002

Günter Niklewski, Rose Riecke-Niklewski. Depressionen überwinden – Niemals aufgeben! 7. Auflage. Berlin 2016

Doris Wagner-Neuhaus: Depressionen. Ratgeber für Angehörige. Bonn 2003

Essstörungen

Sylvia Baeck: Essstörungen: Leitfaden für Eltern, Angehörige, Partner, Freunde, Lehrer und Kollegen. Bundeszentrale für Gesundheitliche Aufklärung. Köln 2004

Monika Gerlinghoff, Herbert Backmund: Wege aus der Essstörung. Stuttgart 2004

Verena Böning: Ausbrechen. Bulimie verstehen und überwinden. München 2001

Walter Vandereycken: Magersucht und Bulimie: ein Ratgeber für Betroffene und ihre Angehörigen. Bern 2003

Silja Vocks, Tanja Legenbauer: Wer schön sein will, muss leiden? Wege aus dem Schönheitswahn – ein Ratgeber. Göttingen 2005

Beate Guldenschuh: Wege aus der Essstörung. 56 Frauen berichten. Innsbruck u. a. 2001

Bipolare Störung (Manie und Depression)

Monica Ramirez Basco: Manie und Depression – Selbsthilfe bei bipolaren Störungen. Bonn 2007

Thomas Bock: Achterbahn der Gefühle: mit Manie und Depression leben lernen. Bonn 2007

Rosa Geislinger: Bipolare Störungen (manisch-depressive Erkrankungen): Ratgeber für Betroffene und Angehörige. Norderstedt 2005

Heinz Grunze: Die bipolaren Störungen, Manisch-depressive Erkrankungen: Ratgeber für Betroffene und ihre Angehörigen. Stuttgart 2001

Ehe- und Partnerschaftskrisen

Joachim Engl, Franz Thurmaier: Wie redest du mit mir? – Fehler und Möglichkeiten in der Paarkommunikation. Freiburg 2009

Persönlichkeitsstörungen

Andreas Knuf: Borderline – das Selbsthilfebuch. Bonn 2009

Jerold J. Kreisman, Hal Straus: Zerrissen zwischen Extremen. Leben mit einer Borderlinestörung. Hilfe für Betroffene und Angehörige. München 2008

Paul T. Mason: Schluss mit dem Eiertanz – Für Angehörige von Menschen mit Borderline. Bonn 2009

Rainer Sachse: Selbstverliebt, aber richtig – Paradoxe Ratschläge für das Leben mit Narzissten. Stuttgart 2008

Mike Smith: Hilfen für Menschen mit selbstverletzendem Verhalten: Arbeitsbuch. Bonn 2009

Psychose

Helene Beitler: Familienleben mit psychosekranken Kindern: ein Ratgeber für Eltern. Bonn 2004
Helene Beitler: Psychose und Partnerschaft. Bonn 2000

Daniel Hell: Schizophrenien: ein Ratgeber für Patienten und Angehörige. Berlin 2008

Andrea Knuf, Anke Gartelmann: Bevor die Stimmen wiederkommen. Vorsorge und Selbsthilfe bei psychotischen Krisen. Bonn 2009

Schlafstörungen

Dieter Riemann: Ratgeber Schlafstörungen. Informationen für Betroffene und Angehörige. Göttingen 2003

Selbstwertprobleme

Rolf Merkle: Lass dir nicht alles gefallen. Mannheim 2003

Friederike Potreck-Rose: Von der Freude, den Selbstwert zu stärken. Stuttgart 2009

Somatoforme Störungen und chronische Schmerzen

Birgit Kröner-Herwig: Ratgeber Rückenschmerz. Informationen für Betroffene und Angehörige. Göttingen 2004

Elisabeth Rauh, Winfried Rief: Ratgeber Somatoforme Beschwerden und Krankheitsängste. Göttingen 2006

Ulf Werner: Alarmsignal Schmerz. Seelische Ursachen von Schmerzen verstehen. Freiburg 2004

Süchte und Abhängigkeiten

Reinhold Aßfalg: Alkoholabhängigkeit und ihre Überwindung: ein Weg aus der Sackgasse. Wuppertal 2000

Karin Elsesser: Ratgeber Medikamentenabhängigkeit. Informationen für Betroffene und Angehörige. Göttingen 2005

Nils Greve u. a.: Umgang mit Psychopharmaka – Ein Patienten-Ratgeber. Bonn 2007

Johannes Lindenmeyer: Lieber schlau als blau – Entstehung und Behandlung von Alkohol- und Medikamentenabhängigkeit. Weinheim 2005
Wilhelm Feuerlein u. a.: Wenn Alkohol zum Problem wird. Stuttgart 1999

Trauma

Aphrodite Matsakis: Wie kann ich es nur überwinden? Ein Handbuch für Trauma-Überlebende. Paderborn 2004

Ulrike Schäfer u.a.: Hilfe und Selbsthilfe nach einem Trauma: Ein Ratgeber für Menschen nach schweren seelischen Belastungen und ihre Angehörigen. Göttingen 2006

Zwangsstörungen

Lee Baer: Der Kobold im Kopf. Die Zähmung der Zwangsgedanken. Bern 2008

Susanne Fricke, Ivar Hand: Zwangsstörungen verstehen und bewältigen. Hilfe zur Selbsthilfe. Bonn 2007 Stichwortverzeichnis

Nicolas Hoffmann: Wenn Zwänge das Leben einengen. Mannheim 2004

Hans Reinecker: Ratgeber Zwangsstörungen. Informationen für Betroffene und Angehörige. Göttingen 2006

Katarina Stengler: Zwänge verstehen und hinter sich lassen. Stuttgart 2007

Register

Impressum

Herausgeber

Verbraucherzentrale Nordrhein-Westfalen e. V.
Mintropstraße 27, 40215 Düsseldorf
Telefon 02 11/38 09555, Fax 02 11/38 092
publikationen@verbraucherzentrale.nrw
www.verbraucherzentrale.nrw

Mitherausgeber

Verbraucherzentrale Hamburg e. V.
(Adressen ⤑ Seite 170)

Autor
Priv.-Doz. Dr. Ralf Dohrenbusch, Bonn

Lektorat
Heike Plank, Werl-Holtum

Koordination
Frank Wolsiffer

Fachliche Betreuung
Regina Behrendt

Umschlaggestaltung
Ute Lübbeke, www.LNT-design.de

Gestaltungskonzept
Kommunikationsdesign Petra Soeltzer, Düsseldorf

Layout und Produktion
Kommunikationsdesign Petra Soeltzer, Düsseldorf

Titelfoto
plainpicture/beyond

Fotos (Innenteil)
fotolia: Seite 12: Africa Studio, Seite 28: Focus
Pocus LTD, Seite 40: Tomsickova, Seite 42: Africa
Studio, Seite 48: fotomek, Seite 53: chagin,
Seite 54: WavebreakMediaMicro, Seite 75:
Serg Zastavkin, Seite 88: Syda Productions,
Seite 100: anetlanda, Seite 104: sergeyzapotylok,
Seite 142: Africa Studio, Seite 156: wstockstudio,
Seite 164: Africa Studio

Druck
CPI books GmbH, Leck

Gedruckt auf 100 % Recyclingpapier

Redaktionsschluss: März 2017

Noch Fragen?

Die Beratung der Verbraucherzentralen

Die Experten der Verbraucherzentrale beraten Sie individuell, kompetent und unabhängig – unter anderem zu folgenden Themen:

- Recht
- Geld und Kredit
- Immobilienfinanzierung
- Versicherungen
- Gesundheit und Pflege
- Medien und Telekommunikation
- Energie

www. **Alle Informationen über eine persönliche Beratung erhalten Sie unter www.verbraucherzentrale.de oder in Ihrer Beratungsstelle.**

Die Ratgeber der Verbraucherzentrale:
Unabhängig. Kompetent. Praxisnah.

IGeL-Angebote beim Arzt

„Individuelle Gesundheits-Leistungen" (IGeL) müssen Patienten
selbst bezahlen. Manche sind sinnvoll, mit anderen wird einfach
nur abkassiert. Der Ratgeber gibt anbieterunabhängige Orientierung auf dem IGeL-Markt und hilft Patienten, ärztliche Angebote
– Preise, Nutzen und Risiken – richtig einschätzen. Mit ausführ-
lichen Tipps für das Gespräch mit dem Arzt.

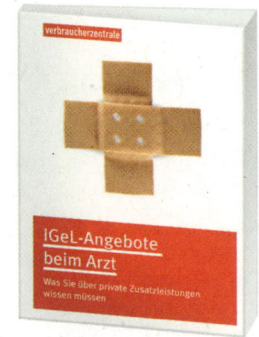

1. Auflage 2015, 200 Seiten, 12,90 Euro

Ihr gutes Recht als Patient

Klärt ein Arzt unzureichend über Behandlungsrisiken oder -alter-
nativen auf, ist die Abrechnung nicht in Ordnung, verweigert die
Krankenkasse Leistungen oder bietet eine Arztpraxis ihre Extras
nur gegen Bares an, stehen Patienten und Versicherte vor einem
Problem. Sie müssen um die Durchsetzung ihrer Ansprüche
kämpfen – vorausgesetzt, sie kennen ihre Rechte. Welche Rechte
Patienten haben und wie sie ihre Ansprüche geltend machen
können, zeigt dieser Ratgeber.

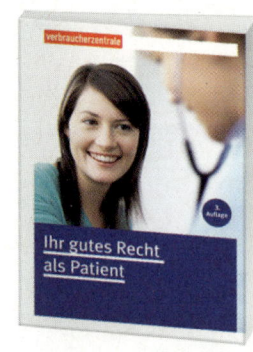

3. Auflage 2013, 200 Seiten, 9,90 Euro

Ratgeber Zähne

Rund 90 Millionen zahnärztliche Behandlungen gibt es jährlich in
Deutschland. Und fast immer müssen Patienten zumindest einen
Teil der Kosten selbst tragen: Was wird über die Krankenkasse,
was privat abgerechnet? Was tun bei möglichen Behandlungsfeh-
lern? Der Ratgeber hilft bei der Überprüfung der Zahnarztrechnung
und der Qualitätskontrolle. Mit Vor- und Nachteilen von Zahn-
zusatzversicherungen.

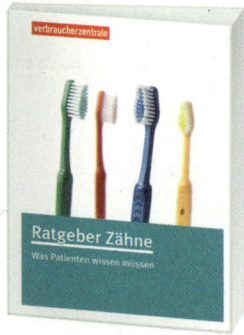

1. Auflage 2016, 192 Seiten, 14,90 Euro

Das Vorsorge-Handbuch

Die wichtigsten Vollmachten und Verfügungen, die jeder haben sollte, in einem praktischen Ratgeber: Patientenverfügung, Vorsorgevollmacht, Betreuungsverfügung. Dazu das Wichtigste zum Erbrecht, mit Mustertestamenten. Mit einfachen, praktischen Erläuterungen und allen notwendigen Vorlagen zum Heraustrennen und Abheften. So schaffen Sie Sicherheit für sich und Ihre Angehörigen.

2. Auflage 2017, 184 Seiten, 12,90 Euro

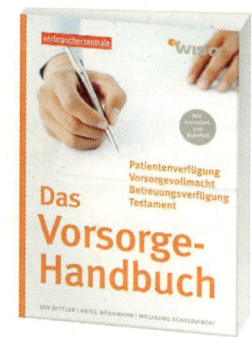

Richtig versichert

Für überflüssige und zu teure Versicherungen wird eine Menge Geld ausgegeben. Dieser Ratgeber informiert darüber, welche Versicherungen Sie wirklich brauchen, im Berufs- und Privatleben, bei der Altersvorsorge, beim Immobilienbesitz oder auf Reisen – und welche Sie getrost kündigen können. Gezeigt wird auch, wie Sie aus falschen oder zu teuren Versicherungen wieder herauskommen.

1. Auflage 2016, 184 Seiten, 16,90 Euro

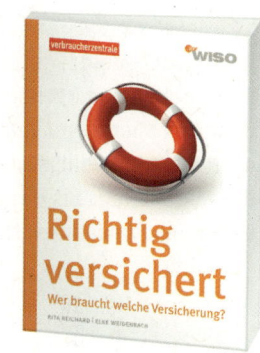

Berufsunfähigkeit gezielt absichern

Wer vorzeitig aus dem Arbeitsleben ausscheidet, ist durch die gesetzliche Rentenversicherung wenig oder gar nicht mehr abgesichert. Schutz bietet eine private Berufsunfähigkeitsversicherung. Das Buch zeigt den Weg zu einer guten Police und erklärt, was beim Versicherungsantrag wichtig ist.

1. Auflage 2016, 192 Seiten, 16,90 Euro

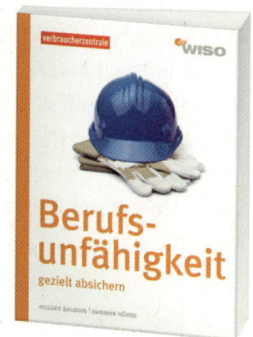

Trennung und Scheidung

Fast immer sind mit einer Trennung und Scheidung auch persönliche Enttäuschungen und Verletzungen verbunden. In dieser schwierigen Situation müssen dann von den einstigen Partnern noch grundlegende rechtliche und finanzielle Entscheidungen getroffen werden. Welche rechtlichen, finanziellen und steuerlichen Regelungen am Ende einer Ehe oder gleichgeschlechtlichen Lebenspartnerschaft zu beachten sind, zeigt dieser Ratgeber.

1. Auflage 2017, 240 Seiten, 14,90 Euro

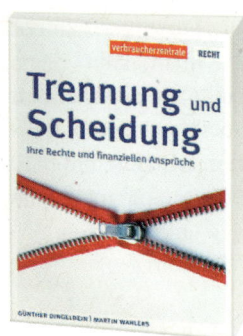

Was ich als Mieter wissen muss

Recht haben und Recht bekommen ist auch bei Problemen zwischen Mieter und Vermieter zweierlei. Dieser Ratgeber erklärt die Rechte und Pflichten im Wohnraummietrecht, vom Abschluss des Mietvertrags bis das Mietverhältnis mit Aus- oder Umzug endet. Mit Praxistipps, Musterbriefen und Formulierungsvorschlägen.

1. Auflage 2016, 380 Seiten, 16,90 Euro

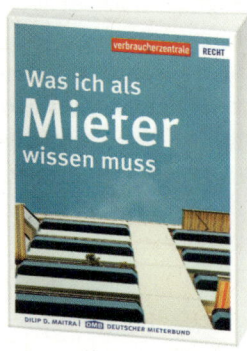

Meine Rechte als Nachbar

Haben Sie sich auch schon mal über die Bäume im Garten des Nachbarn geärgert? Oder ist die Garage der Stein des Anstoßes? Streitigkeiten mit Nachbarn kosten nicht nur Zeit und Nerven, sondern können auch teuer werden. Wir zeigen anhand vieler Beispiele aus der Praxis, wie sich solche Streitigkeiten beilegen lassen.

1. Auflage 2016, 224 Seiten, 14,90 Euro

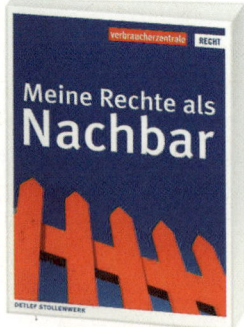

Mit Kindern essen

Was tun, wenn der Nachwuchs nur „Nudeln mit ohne Soße" und Pommes essen mag? Dieser Ratgeber zeigt, welche kindlichen Bedürfnisse das Essverhalten steuern, und erläutert, wie, wann und wo Eltern darauf Einfluss nehmen können. Mit rund 120 erprobten vegetarischen Familienrezepten.

1. Auflage 2016, 224 Seiten, 12,90 Euro

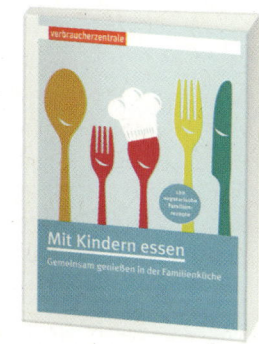

Fix Food

Zeitnot hält Sie vom Kochen ab und lässt Sie zu Fertigprodukten greifen? Dieses Buch schafft Abhilfe! Es zeigt, wie Sie auch mit wenig Zeit fantasievoll und gesund mit vielen frischen Zutaten kochen können. Mit schnellen Rezepten und einem Infoteil über „Fix Food"-Produkte aus dem Supermarkt und sinnvolle Küchengeräte.

2. Auflage 2015, 208 Seiten, 12,90 Euro

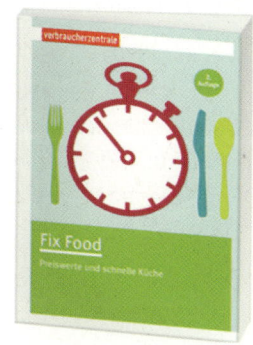

Achtung, Zucker!

Wo versteckt er sich? Und wie ersetzt man ihn sinnvoll? Zucker ist süß und schmeckt gut – und wir alle essen viel zu viel davon. Dieser Ratgeber schafft Klarheit: Er informiert über die verschiedenen Zuckerarten und Ersatzstoffe und klärt auf, wie gesundheitsschädlich Zucker wirklich ist. Welche Alternativen gibt es? Der Ratgeber bietet über 50 zuckerarme Rezepte zum Backen und Kochen und lädt zum Experimentieren mit Süßungsmitteln ein – Trockenfrüchten, Obst oder Sirupen.

1. Auflage 2016, 192 Seiten, 14,90 Euro

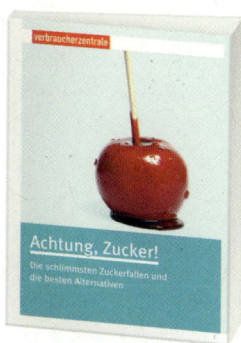

www. Mehr Bücher unter www.verbraucherzentrale.de